Ahlers **Restaurative Zahnheilkunde mit dem Artex-System**

M. Oliver Ahlers

Restaurative Zahnheilkunde mit dem Artex-System

Einsatz von Gesichtsbogen, Kieferrelationsbestimmung
und Artikulator zur individualisierten Therapie

2. Auflage

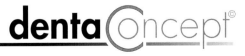

Arbeitsbuch 1

Impressum

Verfasser:

Dr. med. dent. M. Oliver Ahlers
Oberarzt, Abteilung für Zahnerhaltungskunde und Parodontologie
(Direktorin: Prof. Dr. Ursula Platzer)
Klinik und Poliklinik für Zahn-, Mund- und Kieferkrankheiten
Universitäts-Krankenhaus Eppendorf,
Martinistr. 52, D-20251 Hamburg

Erschienen als dentaConcept® Arbeitsbuch Bd. 1
Herausgeber der Buchreihe: Dr. M. Oliver Ahlers
Copyright © 1998 dentaConcept Verlag GmbH, Hamburg
Printed in Germany

Photos: D. Claußen, Hamburg, und K. Möller, Hamburg

Grafiken: M. Ahrweiler, Dr. A. Schult und Dr. M. O. Ahlers, Hamburg

Satz: M. Ahrweiler, Hamburg, auf Quark XPress

Belichtung: F1-EDV GmbH, Hamburg

Druck: Reset Grafische Medien GmbH, Hamburg
auf 100% chlorfrei gebleichtem Papier

Die Deutsche Bibliothek – CIP-Einheitsaufnahme

Ahlers, Marcus Oliver:
Restaurative Zahnheilkunde mit dem Artex-System : Einsatz von Gesichtsbogen, Kieferrelationsbestimmung und Artikulator zur individualisierten Therapie /
M. Oliver Ahlers. – 2.Aufl. – Hamburg : DentaConcept, 1998
(DentaConcept-Arbeitsbuch ; Bd. 1)
ISBN 3-933465-01-X

ISBN 3-933465-01-X 2. neubearb. und erw. Aufl.
(ISBN 3-00-000861-6 Erstausgabe im Selbstverlag)

Geleitwort zur 2. Auflage

Lange Zeit stand die Therapie mikrobiell verursachter Erkrankungen der Zahnhartsubstanz und später auch der Parodontien im Vordergrund zahnärztlicher Bemühungen. Angesichts veränderter gesellschaftlicher Rahmenbedingungen setzt hier mittlerweile ein Paradigmenwechsel ein. Wie in anderen medizinischen Disziplinen kommt es dabei zu einer Verlagerung des Tätigkeitsschwerpunktes auf die Prävention von Erkrankungen. Neben der Prophylaxe von Karies und Parodontopathien gewinnt dabei in gleichem Maße die Vemeidung von Funktionsstörungen und anderer Erkrankungen des Kauorgans an Bedeutung. Für die langfristig erfolgreiche Therapie von Patienten und Patientinnen mit Einzelzahnrestaurationen wie auch mit aufwendigem Zahnersatz ist daher das funktionsorientierte Arbeiten eine unabdingbare Voraussetzung.

Das vorliegende Arbeitsbuch bietet dafür eine konsequente Vorgehensweise auf der Grundlage aktuell in unserer Klinik eingesetzter Untersuchungs- und Therapieverfahren. Der Autor hat in übersichtlicher Art und Weise in gut gegliederten, sich ergänzenden Kapiteln und vielen bildhaften Darstellungen eine Systematik aufgezeigt, die auch bisher zurückhaltende „Funktionsanalysten" begeistern wird.

Das vorgestellte Verfahren dient in erster Linie der Versorgung funktionell unauffälliger Situationen und damit deren Erhalt oder gegebenenfalls sogar der Verbesserung. Die Sorge, durch eine nicht funktionsgerechte Restauration die Kiefergelenke zu belasten oder sogar langfristig zu schädigen, wird beim vorgegebenen konsequenten Arbeiten minimiert bis hinfällig werden.

Ein für Praktiker wichtiger Gesichtspunkt ist die eher einfache und dadurch schnelle Umsetzungsmöglichkeit der verschiedenen Arbeitsschritte. Die Teamarbeit zwischen Praxis und Labor steht durchgehend im Vordergrund und wird in Kombination mit dem integrierten Qualitätsmanagement zu hochwertigen Versorgungen führen. Die klare Struktur sowohl der Sprache als auch der Abbildungen wird dabei auch weniger Erfahrene sehr schnell überzeugen und für das Arbeitskonzept gewinnen können. Somit bin ich sicher, daß der Leserkreis die wünschenswerte „funktionelle Bewußtseinserweiterung" erfahren wird.

Prof. Dr. Ursula Platzer

Geschäftsführende Direktorin der Klinik und Poliklinik für Zahn-, Mund- und Kieferkrankheiten, Universitäts-Krankenhaus Eppendorf, Hamburg

Danksagung

Kein Werk dieses Umfanges entsteht – indirekt oder direkt – ohne die Unterstützung anderer. Mein besonderer Dank gilt *Prof. Dr. Ursula Platzer*, Direktorin der Abteilung für Zahnerhaltungskunde und Parodontologie in der ZMK-Klinik der Universität Hamburg für die Anregung zur Erstellung des Buches und für die kritische Durchsicht des Originalmanuskriptes.

Die enge Zusammenarbeit mit *Priv. Doz. Dr. Holger Jakstat*, im gleichen Hause Oberarzt der Abteilung für Zahnärztliche Prothetik (Dir.: *Prof. Dr. H.-D. Jüde*) ermöglichte dabei eine enge interdisziplinäre Abstimmung des Konzeptes.

Zahlreiche Informationen über die geometrische Auslegung und konstruktive Merkmale der beschriebenen Instrumente verdanke ich *Hans-Jürgen Gebert*, Fa. Girrbach Dental/F&E. Weitere Hintergrundinformationen, insbesondere zum Konzept der Gesichtsmittenhorizontale nach Guichet, stammen von *Prof. Dr. Wolfgang Freesmeyer*, Direktor der Abt. für Zahnärztliche Prothetik, FU Berlin.

Bereits die Erstauflage wäre in dieser Form und Aufmachung nicht ohne das Engagement von *Karl Girrbach* und *Sybille Didszun*, Fa. Girrbach Dental, sowie von *Beate Jelitzki*, med. Fachbuchhandlung JF Lehmanns, und *H.-G. Graeff* erfolgt. Die marken- und urheberrechtlichen Voraussetzungen haben *Dipl.-Ing. Günter Eisenführ* und *RA Rainer Böhm*, Patentanwälte Eisenführ, Speiser & Pa. geschaffen.

Mittels vieler neuer Fotos hat Dipl. Fotodesign. *Dagmar Claußen* meine speziellen Vorstellungen für diese Neuauflage sehr anschaulich umgesetzt. Die klinischen Aufnahmen haben besonders von der professionellen Geduld unserer Patientin *Clarissa Ahlers*, Moderatorin bei n-tv, profitiert. Auch *Berit Nitsche* möchte ich in diesem Zusammenhang herzlich danken. Die präzisen zahntechnischen Arbeiten hat *ZTM Klaus Möller* in seinem Studio Dental Hamburg Köhlinger & Möller GmbH hergestellt und fotografiert.

Der Textsatz, die digitale Bildverarbeitung, zahlreiche Grafiken und das gelungene Layout stammen erneut aus der Hand von *Michael Ahrweiler*. Weitere Grafiken zur Präparationstechnik und Restaurationsgestaltung hat *Dr. Andreas Schult* nach unseren gemeinsamen Vorstellungen sehr anschaulich gezeichnet. Wie bei der Erstauflage haben *Dr. Kay Fitjer* und Christina Zangemeister das fertige Manuskript noch einmal aufmerksam Korrektur gelesen.

Ihnen sowie allen indirekt Beteiligten möchte ich an dieser Stelle für die konstruktive und erfreuliche Zusammenarbeit herzlich danken.

Vorwort zur 2. Auflage

Innerhalb erstaunlich kurzer Zeit war die Erstauflage dieses Buches bereits vergriffen. Noch während der angekündigte Ergänzungsband zur klinischen Funktionsanalyse des Kauorgans in Zusammenarbeit mit Priv. Doz. Dr. Jakstat und anderen Autoren entsteht, ist daher eine Neuauflage erforderlich.

In diese fließen sowohl Anregungen aus dem Leserkreis als auch klinische und technische Neuentwicklungen ein. Besonders viel Resonanz fand die detaillierte Darstellung der Herstellung eines Plattenregistrats aus Autopolymerisat mit integriertem Aufbiß bei kontrollierter Bißsperrung. Neben der guten Übertragbarkeit in die Praxis waren hierfür offenbar auch die zahlreichen fotografischen Abbildungen verantwortlich.

Aus diesem Grund enthält die vorliegende Neuauflage eine Vielzahl zusätzlicher Grafiken und zahlreiche Photosequenzen aufeinanderfolgender Arbeitsschritte. Schwerpunkte bilden dabei die schädelbezügliche Übertragung der Oberkieferposition sowie das Vorgehen bei der Kieferrelationsbestimmung in zentrischer und exzentrischer Position. Nach wie vor gilt das Hauptaugenmerk des Buches der verständlichen Anleitung zum „praktischen Vorgehen". Hierzu dient neben der Neufassung des Kapitels zur arbiträren Gesichtsbogenübertragung eine aktuelle Ergänzung durch einen zusätzlichen Beitrag zur Kondylenpositionsanalyse. Ein Ausblick auf diesbezüglich erweiterte Anwendungsmöglichkeiten restaurativer Arbeitstechniken rundet nunmehr die Darstellung ab.

Verunsicherung besteht immer noch bezüglich der Indikation der einzelnen restaurativen Arbeitstechniken. Eine erweiterte Neufassung des Kapitels über die „Prinzipien der Restauration" beschreibt daher die Diagnostik, wie sie derzeit in der Hamburger Klinik eingesetzt wird. Die darauffolgenden Abschnitte geben Hinweise zum befundbezogenen Restaurationsdesign und beschreiben die Arbeitstechniken und -mittel, die zur Erreichung des Behandlungszieles erforderlich sind. Anstelle einer vollständigen Besprechung der wissenschaftlichen Literatur bildet eine überarbeitete Auswahl besonders lesenswerter englisch- und deutschsprachiger Titel den Anhang „Literatur". Darüber hinausgehende Empfehlungen und Hinweise zu Originalarbeiten sind vom Autor weiterhin erhältlich.

Dr. M. Oliver Ahlers

Vorwort zur 1. Auflage

Eine konsequent restaurativ orientierte Zahnheilkunde ist nur in enger Zusammenarbeit zwischen Zahnarzt bzw. Zahnärztin und dem zahntechnischen Labor zu verwirklichen. Diese Kooperation findet ihren sichtbaren Ausdruck in der gemeinsamen Benutzung von Instrumenten und Materialien, die alle der patientengetreuen Simulation des Kauorgans dienen. Die Voraussetzung für den erfolgreichen Einsatz dieser Instrumente ist neben ihrer indikationsgerechten Auswahl auch die Beherrschung der zugehörigen Arbeitstechniken. Das vorliegende Arbeitsbuch gibt studierenden und niedergelassenen Zahnmedizinern und eine umsetzbare Anleitung zum indikationsgerechten praktischen Vorgehen. Die detaillierte Beschreibung der Instrumente des Artex-Systems und ihrer Integration in das praktische Vorgehen gibt darüber hinaus auch Zahntechnikern und Zahntechnikerinnen wertvolle Hinweise.

Die vorliegende Monographie stellt ein Behandlungskonzept zur funktionsgerechten Restauration nicht funktionsgestörter Kauorgane vor. Die Darstellung aufwendigerer Verfahren zur kinematischen Lokalisation und Übertragung der Scharnierachse sowie der Analyse der Kondylenposition bleibt dem Folgeband „Rotographie und Kondylenpositionsanalyse" vorbehalten. Die eingehendere klinische Diagnostik auffälliger Funktionsbefunde erläutert das Arbeitsbuch „Klinische Funktionsanalyse des Kauorgans". Dieser Ergänzungsband enthält auch eine Übersicht über die verschiedenen Funktionsstörungen des Kauorgans sowie Hinweise zur Diagnostik und Therapie.

Die an den Anfang dieses Bandes gestellten Ausführungen zu den physiologischen und pathologischen Funktionen des stomatognathen Systems beschränken sich daher auf Hinweise zur aktuellen Nomenklatur. Dies dient dem Ziel, die praktische Arbeitsanleitung besser umsetzen zu können. Auf die vollständige Besprechung und Wiedergabe der einschlägigen Literatur wird verzichtet – sie bleibt, ebenso wie umfassendere Darstellungen der theoretischen Grundlagen der physiologischen und pathophysiologischen Funktion des Kauorgans, den einschlägigen Lehrbüchern und Periodika vorbehalten. Eine Auswahl besonders lesenswerter Werke ist hierzu im Anhang „Literatur" aufgeführt. Darüber hinausgehende Empfehlungen und Hinweise zu Originalarbeiten sind vom Autor erhältlich.

M. Oliver Ahlers

Restaurative Zahnheilkunde mit dem Artex-System

Einsatz von Gesichtsbogen, Kieferrelationsbestimmung und Artikulator zur individualisierten Therapie

Inhalt
2.Auflage

1. Funktion des Kauorgans

Dem Kauorgan kommt im menschlichen Organismus eine ganz besondere Rolle zu. Im Vordergrund steht zwar noch immer seine namensgebende Funktion im Rahmen der Nahrungsaufnahme. Im Laufe der Entwicklung hat sich das ehemals primitive Aufnahmeorgan zu einem hochdifferenzierten und leistungsfähigen, aber auch störanfälligen Organ entwickelt. Seine Weiterentwicklung zu einem *Anlagerungsgelenk* ermöglichte eine ungleich weitere Mundöffnung. Gemeinsam mit der Ausbildung einer leistungsfähigen Kaumuskulatur und effizienter Kauflächen stellte diese Anpassung offensichtlich einen Selektionsvorteil dar.

Die entsprechende Entwicklung erklärt sich unter anderem aus dieser biomechanischen Betrachtung und ist eine bewundernswerte Leistung der Natur. Auch aus zahnärztlicher Sicht könnte man diese eigentlich nur begrüßen, erleichtert sie doch die Behandlung endständiger Molaren durch den verbesserten Zugang erheblich. Über den Zugang zum Endodont hinaus bildet sie allerdings die Grundlage eines erheblichen therapeutischen Problems:

> **Die eindeutige Zuordnung des Unterkiefers zur Schädelbasis ist durch die Konstruktion des Kiefergelenkes als Anlagerungsorgan nicht mehr im wünschenswerten Maße gegeben.**

Dies allein wäre eigentlich noch kein Problem, zumal bei manchen Arten die Führung des Unterkiefers zum Oberkiefer sehr viel weniger exakt erfolgt. Im Falle des menschlichen Kauorgans kommt allerdings zusätzlich die *sensible Innervation* als Tastorgan hinzu.

> **Die extreme Feinsteuerung der Rezeptoren im Zahnhalteapparat bewirkt, daß schon kleinste Veränderungen der Kauflächen als Störfaktoren sensibel wahrgenommen werden.**

Die Kombination beider Entwicklungen bewirkt, daß störende Veränderungen der antagonistischen Kontaktbeziehungen dadurch entstehen können, daß nicht der einzelne Zahn allein sich verändert, sondern daß die Unterkieferposition im Verhältnis zur Schädelbasis variiert. Allerdings zeigen manche Patientenbeispiele, daß im Einzelfall fehlerhafte Zuordnungen selbst über lange Zeit beschwerdefrei toleriert werden.

Den Ausschlag bildet die dritte wesentliche Differenzierung der Gewebe des Kauorgans hin zu einem *mimischen Ausdrucksorgan*. Dies erfordert die enge Einbeziehung steuernder Einflüsse des limbischen Systems. Dieses Regelungssystem ist beim Menschen der reflektorischen Steuerung der Kaufunktion übergeordnet, erreicht aber in der Regel nicht die Ebene bewußter Wahrnehmungen. Urspünglich wirkt bei Ausdrucksvorgängen wie Anspannung, Angst, Wut, Enttäuschung, aber auch Freude speziell die Muskulatur des Kauorgans kurzzeitig unbewußt als Ausführungsorgan des limbischen Systems. Zum zahnärztlich-therapeutischen Problem wird dieser Mechanismus, weil in der modernen Industriegesellschaft bei einigen Patienten Streß die Aktivität des limbischen Systems dauerhaft erhöht. Die Grundlage hierfür können Überlastung, bestimmte Lebensereignisse bzw. -umstände sein wie auch unerfüllte Kinder- oder Karrierewünsche.

> Die Einflüsse des limbischen Systems können zu einer erhöhten oder dauernden Aktivität der Kaumuskulatur führen. Diese wiederum bewirkt zunächst eine Überlastung der betroffenen Muskulatur und kann in der Folge auch dentale, parodontale, ossäre und arthrogene Strukturen des Kauorgans einbeziehen. Die zunächst gesunde Funktion des Kauorgans wandelt sich zur destruktiven und/oder schmerzhaften *Dysfunktion*.

In bezug auf die kausale Verknüpfung der verschiedenen Faktoren ist von gegenseitigen Wechselbeziehungen zwischen Kaumuskulatur, Zahnhartsubstanzen, Zahnbett, Kiefergelenk und Psyche auszugehen. Die Zahnmedizin schrieb dabei in der Vergangenheit der Okklusion einen führenden Einfluß zu und konnte diesen auch neurophysiologisch belegen. In letzter Zeit treten allerdings Studien hinzu, die experimentell einen umgekehrten Weg bestätigen, in dem die Dysfunktion der Muskulatur okklusalen Problemen vorausgeht.

Zudem mehren sich die Hinweise, daß auch die Wirbelsäule enge Verbindungen zur Funktion des Kauorgans unterhält. Hierfür verantwortlich sind offenbar mechanische Zusammenhänge zwischen der Stellung der Halswirbelsäule sowie der Aktivität der Kaumuskulatur. Umgekehrt ist auch ein Einfluß der Bißlage auf die Körperhaltung beschrieben.

Zusammenfassend ist heute von engen Wechselbeziehungen zwischen Veränderungen der Zahnform und -stellung, der Muskulatur des Kauorgans und der Statik des Bewegungsapparates auszugehen, in die psychische Einflüsse auf verschiedenen Ebenen einstrahlen.

Das Ziel zahnärztlich-restaurativer Maßnahmen muß daher in erster Linie sein, zusätzliche Beeinträchtigungen dieses Zusammenspiels systematisch zu vermeiden. Die weiteren Kapitel dieses Arbeitsbuches beschreiben die Leitlinien der Indikationsstellung und Therapie, die dafür erforderlichen Instrumente und Materialien sowie das praktische restaurative Vorgehen.

Ein Problem waren dabei in der Vergangenheit die Vielzahl der zur Beschreibung der Kaufunktion existierenden, teilweise uneinheitlichen Begriffe. Die hierdurch verursachten Unklarheiten veranlaßten die Arbeitsgemeinschaft für Funktionsdiagnostik (AGF) in der Deutschen Gesellschaft für Zahn-, Mund- und Kieferheilkunde (DGZMK) 1991 zur Veröffentlichung neuer *Nomenklaturvorschläge*. Die wichtigsten dieser ursprünglich stichwortartigen Definitionen sind im nachfolgenden Textabschnitt erläutert. Das Ziel dieser Zusammenstellung soll dabei nicht der Ersatz einschlägiger Lehrbücher zur Physiologie und Pathophysiologie der Kaufunktion sein (Literaturhinweise hierzu im Anhang). Im Vordergrund steht vielmehr die erleichterte Umsetzung der Hinweise zum praktischen Vorgehen bei der „Restaurativen Zahnheilkunde mit dem Artex System".

1.1 Physiologische Funktion

Als *Okklusion* wird jeder Kontakt zwischen Zähnen des Ober- und Unterkiefers bezeichnet.

Sofern diese Zahnkontakte ohne Bewegungen des Unterkiefers erfolgen, handelt es sich dabei um eine *statische Okklusion*. Sofern dabei ein maximaler Vielpunktkontakt zustandekommt, ist die *maximale Interkuspidation* erreicht. Die gewohnheitsmäßig eingenommene statische Okklusion hingegen wird demgegenüber als *habituelle Okklusion* bezeichnet. Der früher in diesem Zusammenhang verbreitete Begriff „Schlußbiß" soll nicht mehr verwendet werden.

Im Normalfall ist die *habituelle Okklusion* identisch mit der mit der maximalen Interkuspidation und der cranialsten Position des Unterkiefers, wie sie Zahnarzt und Zahntechniker bei der Zuordnung der Situationsmodelle „von Hand" finden.

In manchen Fällen erreichen Patienten in habitueller Okklusion jedoch nicht den maximalen Vielpunktkontakt beider Zahnreihen. Bei gewohnheitsmäßigem („habituellem") Kieferschluß wird stattdesssen eine andere okklusale Position gewählt, die nicht der maximal möglichen Verschlüsselung der Zahnreihen entspricht - oder die Situationsmodelle lassen mehrere gleichrangige Zuordnungen jeweils „maximaler" Interkuspidation zu. Diese klinisch bedeutsame Problematik ist mit der ehemals verbreiteten Bezeichnung „Schlußbiß" nicht befriedigend darstellbar, weshalb der Begriff heute nicht mehr verwendet werden soll.

Eine ähnliche Situation gilt für die Bezeichnung der Unterkieferposition im Verhältnis zur Oberkieferzahnreihe und zur Schädelbasis. In diesem Zusammenhang von klinischer Bedeutung ist das heutige Verständnis der *zentrischen Kondylenposition* als „kranio-ventrale, nicht seitenverschobene Position beider Kondylen bei physiologischer Kondylus-Diskus-Relation und physiologischer Belastung der beteiligten Gewebe". Sofern diese zentrische Kondylenposition mit maximaler Interkuspidation einhergeht, wird die Situation als *zentrische Okklusion* bezeichnet. Andernfalls sollte der erste Zahnkontakt bei zentrischer Kondylenposition *zentrische Kontaktposition* (ZKP) heißen. Dieser Vorschlag Freesmeyers ist in den genannten Nomenklaturvorschlägen zwar nicht definiert, er ist jedoch sehr hilfreich, da nach den o.g. Ausführungen jegliche Okklusion in zentrischer Kondylenposition als „zentrische Okklusion" angesprochen werden könnte. Dies wäre klinisch aber nicht sinnvoll, da hier zwischen zwei verschiedenen Situationen zu unterscheiden ist: Der seltene Fall der zentrischen Kondylenposition bei gleichzeitiger maximaler Interkuspidation und der häufigere Fall, in dem diese Kondylenposition mit gleichmäßig abgestützten oder ungleichmäßigen pathologischen Vorkontakten einhergeht („zentrische Vorkontakte", siehe 1.2).

Jede dem Unterkiefer bei Öffnungs- und Schließbewegungen zugeordnete ortsfeste Drehachse wird als *Scharnierachse* bezeichnet. Für die in zentrischer Kondylenposition bestimmte Scharnierachse wird heutzutage sinngemäß der Begriff der *zentrischen Scharnierachse* gebraucht.

Als *Scharnierachsenbahn* definiert die AGF eine „dreidimensionale Bewegungsbahn der Scharnierachse im schädelbezogenen Koordinatensystem am Ort der Aufzeichnung". Der Schwerpunkt dieser Monographie liegt jedoch in Arbeitstechniken zur Rekonstruktion der Okklusion im Artikulator. An dieser Stelle ist somit die analoge Definition der *Kondylenbahn* als „dreidimensionale Bewegungsbahn des Kondylus im schädelbezogenen Koordinatensystem" (AGF) von Interesse. Der frühere Disput, ob die Kondylenbahn grundsätzlich der Sagittal- oder der Horizontalebene zuzuordnen ist, entfällt hierbei.

Jede Bewegung des Unterkiefers in ventraler Richtung ist eine *Protrusion*; die Bewegung des Unterkiefers in umgekehrter (dorsaler) Richtung wird als *Retrusion* bezeichnet. In Analogie dazu bewegt sich bei der *Mediotrusion* eine Unterkieferseite – die *Mediotrusionsseite* – zur Medianebene hin; bei der *Laterotrusion* hingegen bewegt sie sich von der Medianebene weg zur *Laterotrusionsseite*.

Ein dabei auftretendes seitliches Versetzen des Laterotrusionskondylus trägt historisch den Namen *Bennettbewegung*. Charakterisiert wird diese Bewegung neben einem möglichen initialen Versatz – dem *immediate side shift* – durch einen „in der Horizontalebene gemessenen Winkel zwischen der Sagittalrichtung und der Verbindungslinie vom Startpunkt zu einem jeweiligen Punkt auf der Mediotrusionsbahn des Kondylus" – dem *Bennettwinkel*.

Die Ausführung der beschriebenen Bewegungen des Unterkiefers unter Zahnkontakt wird nunmehr als *dynamische Okklusion* bezeichnet. Der hierfür ehemals verwendete Begriff „Artikulation" ist damit obsolet und soll nicht mehr verwendet werden. Dieses müßte eigentlich auch für die hiervon abgeleitete Bezeichnung eines „Kau(funktions)simulators" als „Artikulator" gelten. Für den Ersatz der historischen Bezeichnung „Artikulator" existieren jedoch noch keine bindenden Nomenklaturvorschläge; er wird daher vorerst beibehalten (siehe 3.).

Eine dynamische Okklusion ausschließlich zwischen Ober- und Unterkieferfrontzähnen ist die *Frontzahnführung*. Bleibt sie auf die Eckzähne beschränkt, spricht man von *Eckzahnführung*. Als *Gruppenführung* wird jede dynamische Okklusion zwischen mehreren Zähnen auf der Laterotrusionsseite bezeichnet.

1.2 Pathologische Funktion

Das Gegenteil der *Okklusion*, die *Non-Okklusion*, ist als „fehlender Antagonistenkontakt" definiert und kann somit einzelne Zähne, Zahngruppen oder ganze Kieferseiten betreffen.

Liegt umgekehrt ein vorzeitiger Kontakt eines Zahnes oder Zahngruppe vor, so wird dieser als *Vorkontakt* – früher „Frühkontakt" – bezeichnet. Deren häufigste Erscheinungsform sind zentrische Vorkontakte (ZVK), welche den Unterkiefer aus der zentrischen Kondylenposition in eine Zwangsposition führen (Zwangsführung).

Im Bereich der **Kiefergelenksdiagnostik** wurden in den letzten Jahren zahlreiche Konzepte entwickelt, die nicht selten kurzfristig revidiert werden mußten. Nach neuerem Wissensstand stellen sich ehemals übliche klinische Bezeichnungen zudem als unpräzise und verfälschend heraus. Jener sprachliche „Wildwuchs" historisch gewachsener Begriffe hat mit der neuen Nomenklatur eine sprachliche Vereinheitlichung erfahren: Demnach wird als *Kondylusluxation* nach wie vor die Bewegung des Kondylus bis vor das Tuberculum articulare und sein Verharren in dieser Stellung bezeichnet. Die selbstreponierende Form dieser Störung sollte künftig als *Kondylushypermobilität* und nicht mehr als „-subluxation" bezeichnet werden.

Die **Beschreibung der Dysfunktionen des Diskus articularis** verzichtet künftig ganz auf die Begriffe „Diskusluxation", „Diskussubluxation" und „Diskusprolaps". Statt dessen wird nunmehr jede unphysiologische Lagebeziehung des Diskus in Relation zum Kondylus als *Diskusverlagerung* bezeichnet.

- ▶ Diese kann *partiell* oder *total* sein,

- ▶ *mit* oder *ohne Reposition* erfolgen, und

- ▶ in maximaler Interkuspidation oder bei exkursiven Bewegungen auftreten.

Bezogen auf **Störungen der Unterkieferbewegung** werden weiterhin drei verschiedene Begriffe zur morphologisch-funktionellen Charakterisierung verwendet:

- ▶ Jegliche Einschränkung der pysiologischen Unterkieferbewegung, z.B. durch eine Diskusverlagerung ohne Reposition, ist eine *Limitation*.

- ▶ Tritt statt dessen eine Abweichung des Inzisalpunktes während der Unterkieferöffnungsbewegung mit Rückkehr in die Medianebene auf, stellt diese eine *Deviation* dar.

- ▶ Ohne Rückkehr des Inzisalpunktes in die Medianebene wird die Störung als *Deflektion* bezeichnet.

2. Diagnostik und restaurative Therapie

Das Ziel des vorliegenden Arbeitsbuches ist die praxisnahe Vermittlung grundlegender *Arbeitstechniken* der restaurativen Zahnheilkunde. Der Einsatz hierfür erforderlicher *Instrumente* orientiert sich am Beispiel des Artex-Systems, ist aber grundsätzlich auf andere Systeme übertragbar. Im Rahmen eines Sanierungskonzeptes sind hiermit *Restaurationen* so herzustellen und zu gestalten, daß sie sich in eine funktionell physiologische Situation atraumatisch einfügen. Unnötige okklusale Störfaktoren sollen dadurch vermieden und pathologische Zustände keinesfalls iatrogen verstärkt oder gar ausgelöst werden.

Die Voraussetzung für diese Konzeption ist bereits zu Behandlungsbeginn im Rahmen der eingehenden Untersuchung neuer Patienten zu entscheiden:

> **Welcher Patient ist funktionell mit großer Wahrscheinlichkeit gesund, und welcher Patient ist möglicherweise an Funktionsstörungen des Kauorgans erkrankt, auch ohne dies bislang selbst bemerkt zu haben?**

Dieser orientierenden Untersuchung kommt daher der Charakter einer Weichenstellung zu (Screening-Test, siehe 2.1). Dem genannten Ziel entsprechend geht das vorliegende Arbeitsbuch dabei von einer *funktionell physiologischen Situation* aus.

Sollte der Eingangsbefund auf das Vorliegen einer *Funktionsstörung* hindeuten oder ergibt die Vorgeschichte einen derartigen Verdacht, so ist eine spezifischere Untersuchung erforderlich. Vor dem Einsatz instrumenteller oder bildgebender Verfahren ist in diesem Falle regelmäßig die „Befunderhebung des stomatognathen Systems (nach vorgeschriebenem Formblatt)" durchzuführen. Eine praxisnahe Anleitung hierzu gibt der Folgeband „Klinische Funktionsanalyse des Kauorgans – Interdisziplinäres Vorgehen mit optimierten Befundbögen". Das hierin dargestellte Vorgehen ist inhaltlich auf das vorliegende Arbeitsbuch abgestimmt und umfaßt Darstellungen der Epidemiologie, Ätiologie, Pathogenese, Differentialdiagnostik und Therapie verschiedener Funktionsstörungen des Kauorgans (siehe Anhang Literatur). Sofern deren Ursache im Zusammenhang mit okklusalen Störungen steht, erfordert die zahnärztliche Diagnostik und/oder Therapie wiederum regelmäßig den Einsatz und die Beherrschung der in diesem Band beschriebenen Arbeitstechniken (siehe 5.).

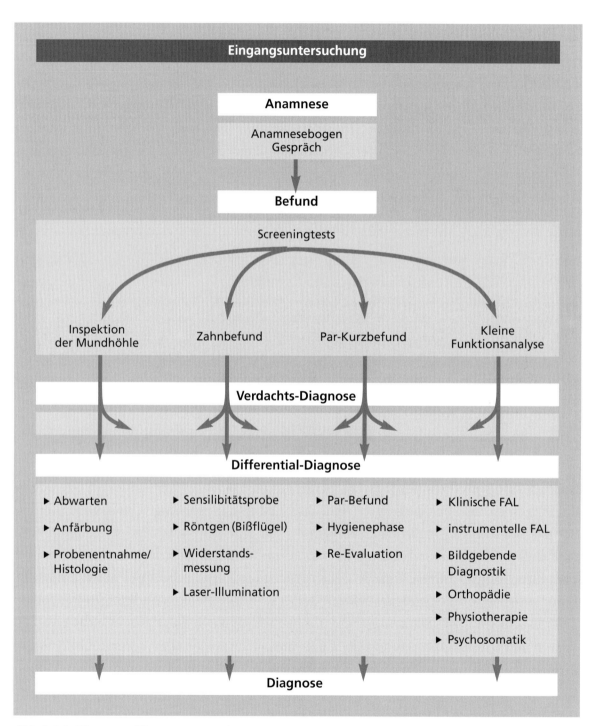

Abb. 2.1-1: Diagramm Eingangsuntersuchung

2.1 Klinische Untersuchung

Der Schwerpunkt zahnärztlicher Tätigkeit lag seit Beginn der zahnärztlichen Spezialisierung bis heute auf der Diagnostik und Therapie der Karies und ihrer Folgeschäden. Mit der Veränderung der gesellschaftlichen und sozialen Lebensumstände setzt hier mittlerweile ein *Paradigmenwandel* ein. Vor dem Hintergrund des zahnmedizinischen Fortschritts kommt dabei der Behandlung von Parodontalerkrankungen sowie der *Vorbeugung* von Karies und Parodontitiden eine viel größere Bedeutung zu. Neben diesen hauptsächlich durch Mikroorganismen verursachten Erkrankungen treten Funktionsstörungen als weitere, eigenständige Gruppe von Erkrankungen des Kauorgans hinzu. Die allgemein zunehmende Lebenserwartung erhöht die Bedeutung der Früherkennung von Tumoren in der Mundhöhle.

Die klinische Untersuchung muß diesem Paradigmenwandel bei der Aufnahme neuer oder der Kontrolle bekannter Patienten gerecht werden, wodurch sich entweder der Aufwand für die Untersuchung erhöht oder ihr Schwerpunkt verlagert. So ordnete *Graber* bereits 1980 in einem Standardwerk für die Studentenausbildung der klinischen Eingangsuntersuchung folgende Untersuchungsschritte zu (Literaturhinweis im Anhang):

- ▶ Anamnese

- ▶ Mundinspektion

- ▶ Parodontalstatus

- ▶ Zahnzustand und elementarer Okklusionsbefund

- ▶ Funktionsbefund der Kaumuskulatur und der Kiefergelenke.

Eine wesentliche Rolle kommt hierbei orientierenden Kurzbefunden zu. Prägend für diese „Screening-Tests" ist ihre hohe Reproduzierbarkeit und Sensitivität bei geringer Spezifität. Übertragen auf die zahnärztliche Praxis bedeutet dies, daß im Falle „positiver" Testergebnisse spezifischere Untersuchungen zu deren Charakterisierung erforderlich werden (Abbildung 2.1-1).

Der erste derartige Test entstand vor dem Hintergrund der sich entwickelnden chirurgischen Behandlungsmöglichkeiten oraler Neoplasien. Seither ist die gezielte *Inspektion der Mundhöhle* zur Identifikation verdächtiger Veränderungen der oralen (Weich-) Gewebe als Standard eingeführt. Neu hinzugekommen sind in den letzten Jahrzehnten der *„Par-Kurzbefund"* zur Früherkennung von Parodontalerkrankungen sowie die *„Kleine Funktionsanalyse"* als orientierender Funktionsbefund. Dieser Test wurde ursprünglich von *Krogh-Poulsen* eingeführt und mittlerweile von verschiedenen Autoren weiterentwickelt (siehe Anhang Literatur).

Während die wissenschaftliche Diskussion über die Vor- und Nachteile der einzelnen Tests noch anhält, ist deren generelle Eignung zur Identifikation von Patienten mit erhöhter Erkrankungswahrscheinlichkeit unbestritten. Vor diesem Hintergrund sind Screening-Tests heute regelhaft Bestandteil der Eingangsuntersuchung.

Die **Dokumentation** der zu erhebenden Einzelbefunde im Form handschriftlicher Aufzeichnungen in der fortlaufenden Karteikarte erweist sich dabei schnell als limitierender Faktor. Eine sinnvolle Erleichterung bieten ankreuzbare Aufkleber für den Par-Kurzbefund sowie für die kleine Funktionsanalyse. Alternativ haben sich entsprechende *Formblätter* bewährt, die nicht nur die Dokumentation erleichtern, sondern durch ihre Gestaltung die Reihenfolge des klinischen Vorgehens ergonomisch vorgeben können (Abbildung 2.1-2). Im Falle des abgebildeten *Hamburger Aufnahmebogens* umfaßt die Eingangsuntersuchung die nachfolgend beschriebenen Bestandteile.

2.1.1 Allgemeine Anamnese

Die Allgemeine Anamnese ist wahrscheinlich *der* Bestandteil der Eingangsuntersuchung, für den der Einsatz von Fragebögen am weitesten verbreitet ist.

Die inhaltliche Konzeption derartiger Bögen folgt neben praktischen Aspekten primär allgemeinmedizinischen Überlegungen und wird in den entsprechenden Lehrbüchern und Periodika ausführlich behandelt. Aktuelle Vorschläge hierzu versuchen mit linguistischen Mitteln den prognostischen Wert derartiger Fragebögen zu verbessern (siehe Anhang Literatur). Andere Gesundheitsfragebögen zeichnen sich durch ihren kompakten Umfang und die Verfügbarkeit in zahlreichen Sprachen aus.

Der ausgefüllte Fragebogen bildet dabei stets die *Grundlage des Anamnesegespräches,* ersetzt dieses aber nicht. Darüber hinaus ist er der wichtigste Aspekt im Rahmen der Notfallprophylaxe.

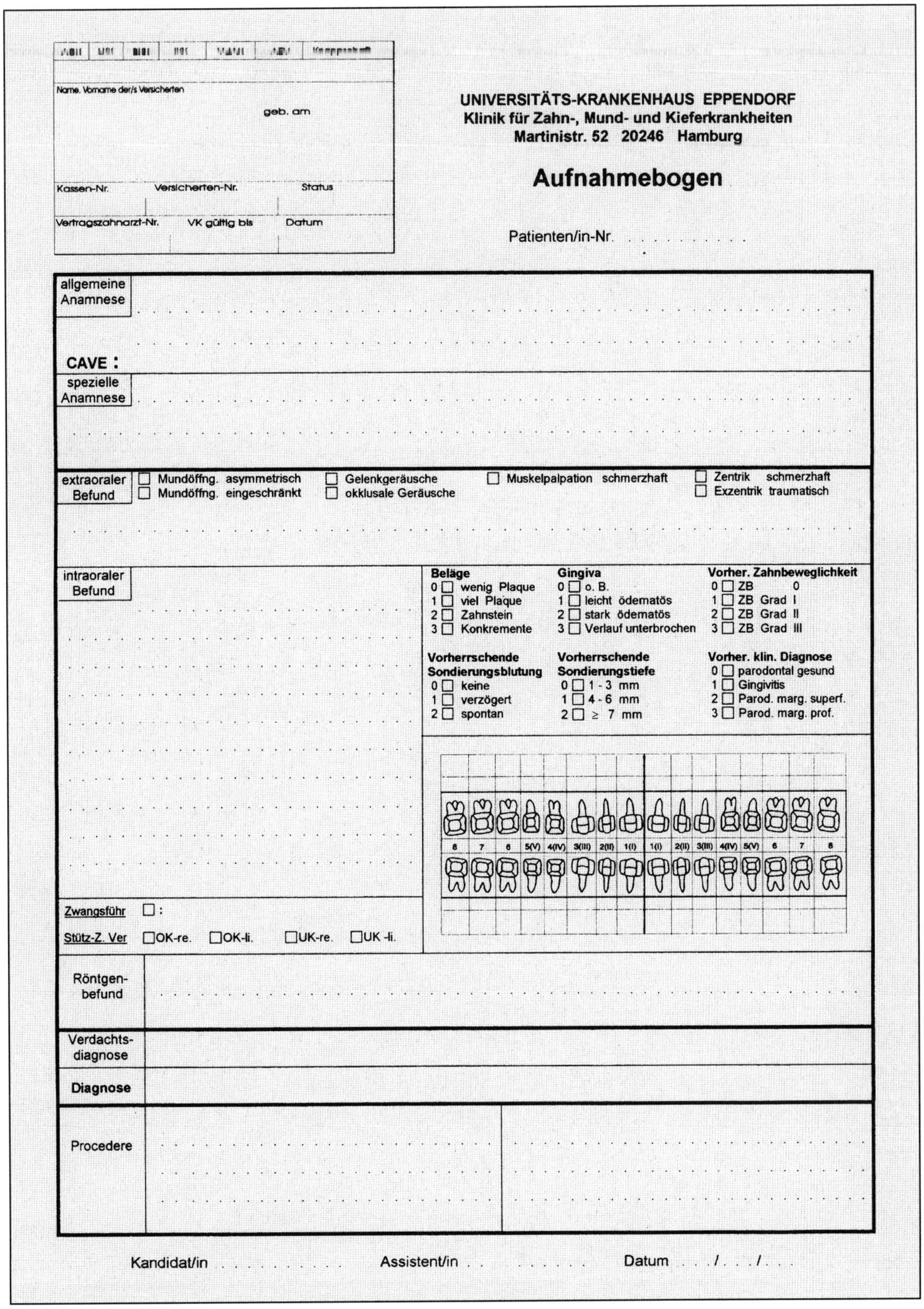

Name, Vorname der/s Versicherten

geb. am

Kassen-Nr. Versicherten-Nr. Status

Vertragszahnarzt-Nr. VK gültig bis Datum

UNIVERSITÄTS-KRANKENHAUS EPPENDORF
Klinik für Zahn-, Mund- und Kieferkrankheiten
Martinistr. 52 20246 Hamburg

Aufnahmebogen

Patienten/in-Nr. . . . .

allgemeine Anamnese

CAVE :

spezielle Anamnese

extraoraler Befund
☐ Mundöffng. asymmetrisch ☐ Gelenkgeräusche ☐ Muskelpalpation schmerzhaft ☐ Zentrik schmerzhaft
☐ Mundöffng. eingeschränkt ☐ okklusale Geräusche ☐ Exzentrik traumatisch

intraoraler Befund

Beläge	Gingiva	Vorher. Zahnbeweglichkeit
0 ☐ wenig Plaque	0 ☐ o. B.	0 ☐ ZB 0
1 ☐ viel Plaque	1 ☐ leicht ödematös	1 ☐ ZB Grad I
2 ☐ Zahnstein	2 ☐ stark ödematös	2 ☐ ZB Grad II
3 ☐ Konkremente	3 ☐ Verlauf unterbrochen	3 ☐ ZB Grad III

Vorherrschende Sondierungsblutung	Vorherrschende Sondierungstiefe	Vorher. klin. Diagnose
0 ☐ keine	0 ☐ 1 - 3 mm	0 ☐ parodontal gesund
1 ☐ verzögert	1 ☐ 4 - 6 mm	1 ☐ Gingivitis
2 ☐ spontan	2 ☐ ≥ 7 mm	2 ☐ Parod. marg. superf.
		3 ☐ Parod. marg. prof.

8 7 6 5(V) 4(IV) 3(III) 2(II) 1(I) 1(I) 2(II) 3(III) 4(IV) 5(V) 6 7 8

Zwangsführ ☐:

Stütz-Z. Ver ☐OK-re. ☐OK-li. ☐UK-re. ☐UK -li.

Röntgen-befund

Verdachts-diagnose

Diagnose

Procedere

Kandidat/in . . . . Assistent/in . . . . Datum . . . / . . . / . . .

Abb. 2.1-2: Beispiel für ein Formular zur Strukturierung und Dokumentation der klinischen Eingangsuntersuchung (© Abteilung für Zahnerhaltungskunde und Paradontologie, Klinik und Poliklinik für Zahn-, Mund- und Kieferkrankheiten, Universitäts-Krankenhaus Eppendorf, Hamburg 1994-1998)

2.1.2 Spezielle Anamnese

Die spezielle Anamnese sollte nicht nur Schmerzen und Beschwerden, sondern auch die Behandlungswünsche der Patienten erfragen.

In bezug auf die Diagnostik von Funktionsstörungen hat sich die Frage nach Zahnschmerzen und/oder Beschwerden im Bereich der Kiefergelenke oder des Kopfes bewährt. Zuweilen werden Patienten erst auf ausdrückliches Nachfragen über Preß- oder Knirschgewohnheiten oder „angespannte Kaumuskeln" berichten. Im Gegensatz dazu teilen Patienten von ihnen beobachtete ungewöhnliche Zahnverschiebungen und/oder -lockerungen – die natürlich auch bakteriell verursacht sein können – erfahrungsgemäß eher von selbst mit.

2.1.3 Extraoraler Befund/Kleine Funktionsanalyse

Der extraorale Befund umfaßt neben der Inspektion ungewöhnlicher Schwellungen sowie der geruchlichen Wahrnehmung (Foetor ex ore?) die *Kleine Funktionsanalyse*. Die Erhebung dieser Befunde und ihre Dokumentation können formalisiert an Hand einer Checkliste erfolgen (Abbildung 2.1-3). In Anlehnung an *Krogh-Poulsen* wird dabei untersucht, ob eines der folgenden sieben Symptome vorliegt:

▶ **Sind Mundöffnungs- und Schließbewegungen asymmetrisch?** Abweichungen zu einer oder beiden Seiten *mit* Rückkehr in die Mittellinie („Deviation") werden unterschieden von Abweichungen *ohne* Rückkehr in die Mittellinie („Deflektion").

▶ **Ist die aktive Mundöffnungsbewegung in ihrem Ausmaß eingeschränkt?** Der eigentliche Gegenstand dieses Tests ist die Frage nach der unbehinderten Rotation und Translation der Kiefergelenke. Unter Berücksichtigung der jeweiligen Körpergröße kann dabei als *Faustregel* gelten, daß eine Mundöffnung von weniger als *38 mm* bei Erwachsenen als eingeschränkt anzusehen ist.

extraoraler Befund	☐ Mundöffng. asymmetrisch ☐ Mundöffng. eingeschränkt	☐ Gelenkgeräusche ☐ okklusale Geräusche	☐ Muskelpalpation schmerzhaft	☐ Zentrik schmerzhaft ☐ Exzentrik traumatisch

Abb. 2.1-3: Vorgaben für einen initialen Funktionsbefund des Kauorgans (© Klinik und Poliklinik für Zahn-, Mund- und Kieferkrankheiten, Universitäts-Krankenhaus Eppendorf, Hamburg, 1994-1998)

▶ **Treten im Kiefergelenkbereich Knack- oder Reibegeräusche auf?** Geräusche im Bereich der Kiefergelenke unterscheiden sich durch ihren *Klang* (Reibe- oder Knackgeräusche), ihre *Lokalisation* (links/rechts/beidseits), ihren *Zeitpunkt* innerhalb der jeweiligen Bewegung (initial/intermediär/terminal) und dessen *Beeinflußbarkeit* durch gezielte Krafteinwirkung. Im Rahmen dieses Screening-Tests kann daher lediglich eine Beurteilung erfolgen, ob bei unbeeinflußter Öffnungs- und Schließbewegung überhaupt Knack- oder Reibegeräusche auftreten.

▶ **Entstehen beim Kieferschluß asynchrone okklusale Geräusche?** Vorzeitige okklusale Kontakte in habitueller und zentrischer Okklusion verursachen asynchrone Schließgeräusche, die sich – je nach okkludierender Oberfläche und Material – unterscheiden.

▶ **Ist die Palpation der Hauptkaumuskeln schmerzhaft?** Im Rahmen der „kleinen Funktionsanalyse" beschränkt sich die palpatorische Untersuchung auf die Hauptkaumuskeln M. masseter und M. temporalis anterior. Hilfreich ist die zusätzliche Einbeziehung der Mm. digastrici (vent. post.) und Mm. pterygoidei laterales; dies setzt aber spezielle Untersuchungstechniken voraus.

▶ **Verursacht das aktive oder passive Aufsuchen der zentrischen Kondylenposition Schmerzen?** Treten bei der Bewegung von der habituellen Okklusion in die zentrische Kondylenposition Störungen und/oder Seitenabweichungen oder Schmerzen – typischerweise der Mm. temporales – auf?

▶ **Ist die exzentrische Okklusion traumatisch?** Haben sich z.B. durch parafunktionelle Gewohnheiten ungewöhnlich ausgeprägte Schliffacetten gebildet, möglicherweise unter Verlust der eckzahngeschützten Okklusion? Sind hierdurch auf der kontralateralen Seite Mediotrusionskontakte entstanden?

Abweichend vom Vorbild *Krogh-Poulsens* ist die Anzahl der aufgeführten Fragen auf sieben reduziert. Zudem sind die Fragen einheitlich so formuliert, daß „*positive*" *Befunde*, die auf das Vorliegen einer Funktionsstörung hindeuten, durch Ankreuzen *positiv beantwortet* werden. Derart verdächtige einzeln oder in Kombination auftretende Befunde erfordern eine differenzierte Abklärung.

Demzufolge lassen „*negative*" *Antworten* – zusammen mit einem entsprechenden klinischen Okklusionsbefund – auf eine funktionell physiologische Situation schließen, die für eine neue Restauration übernommen werden kann.

2.1.4 Intraoraler Befund/Mundinspektion

Die amerikanische Zahnärzteschaft kommuniziert die obligate *Mundinspektion* heute offen und mit Nachdruck als Krebsvorsorgeuntersuchung. Dieser Vorgabe kann der Screening-Test nur gerecht werden, wenn neben dem Wangen- und Rachenraum zumindest auch der Sublingualraum inspiziert wird.

Zudem kann die Inspektion der Weichteile in erheblichem Maße zur Früherkennung von Funktionsstörungen des Kauorgans beitragen. So weisen etwa *Zungen- und Wangenimpressionen* auf dysfunktionelle Angewohnheiten – „bad habits" – hin.

2.1.5 Parodontal-Kurzbefund

Ein *parodontaler Kurzbefund* gehört heute zur eingehenden Untersuchung. Die Dokumentation des Befundes erfolgt mittels formalisierter Vorgaben und mündet in der – als Verdachtsdiagnose getroffenen – Entscheidung, ob Anzeichen einer Parodontopathie vorliegen oder nicht (Abbildung 2.1-4).

In diesem Fall gilt es, neben der Parodontalerkrankung auch mögliche Funktionsstörungen des Kauorgans zu behandeln. Da die Wechselwirkungen zwischen Parodontalerkrankungen und Funktionsstörungen seit langem bekannt sind, finden derartige Maßnahmen auch im Rahmen des Parodontalstatus ihre Berücksichtigung.

Beläge	Gingiva	Vorher. Zahnbeweglichkeit
0 ☐ wenig Plaque	0 ☐ o. B.	0 ☐ ZB 0
1 ☐ viel Plaque	1 ☐ leicht ödematös	1 ☐ ZB Grad I
2 ☐ Zahnstein	2 ☐ stark ödematös	2 ☐ ZB Grad II
3 ☐ Konkremente	3 ☐ Verlauf unterbrochen	3 ☐ ZB Grad III
Vorherrschende Sondierungsblutung	**Vorherrschende Sondierungstiefe**	**Vorher. klin. Diagnose**
0 ☐ keine	0 ☐ 1 - 3 mm	0 ☐ parodontal gesund
1 ☐ verzögert	1 ☐ 4 - 6 mm	1 ☐ Gingivitis
2 ☐ spontan	2 ☐ ≥ 7 mm	2 ☐ Parod. marg. superf.
		3 ☐ Parod. marg. prof.

Abb. 2.1-4: Vorgaben für einen Parodontal-Kurzbefund (© Abteilung für Zahnerhaltungskunde und Parodontologie, Klinik und Poliklinik für Zahn-, Mund- und Kieferkrankheiten, Universitäts-Krankenhaus Eppendorf, Hamburg 1994-98)

2.1.6 Zahnbefund

Die *Kontrolle des Zahnzustandes* dient sowohl der *Identifikation kariöser Läsionen* als auch der orientierenden *Kontrolle des Okklusionsmusters*. Dabei gilt es zunächst festzustellen, *ob* Anhaltspunkte für traumatisierende Kontakte gegeben sind. In diesem Fall ist ein differenzierter Okklusionsbefund erforderlich; dieser bleibt der ausführlichen „Befunderhebung des stomatognathen Systems" vorbehalten (siehe 2. und 5.).

Die Beurteilung erfolgt mittels dünnster Okklusionsprüffolien von 8-10 μm Stärke (Jean Bausch Arti Fol oder Roeko Hanel Okklusionsprüffolie). Zur orientierenden Beurteilung hat es sich bewährt, zunächst *Ex-* bzw. *Inkursionsbewegungen* durchführen zu lassen und mit einer farbigen Folie (rot) zu markieren. Etwaige *zentrische Vorkontakte* lassen sich anschließend darstellen, indem der Patient gebeten wird, mit zuvor eingelegter roter Okklusionsprüffolie den Mund bis zum ersten Zahnkontakt zu schließen oder im Sinne der *Walkhoff'schen Schluckbißnahme* die Zunge an den Gaumen zu legen und aus dieser Position heraus zu schlucken. Abschließend werden die Kontakte in *habitueller Okklusion* mit einer dunkleren Okklusionsprüffolie überfärbt.

Der hierbei verwendete *Farbcode* beschränkt sich bewußt auf nur *zwei* verschiedene Okklusionsprüffolien, weil so die Umsetzung in der Praxis zumutbar ist. Die Bedeutung hell (rot) angefärbter Kontakte, die nicht Bestandteil der dunkler (schwarz) überfärbten habituellen Okklusion sind, läßt sich aus ihrer Anordnung herleiten.

2.1.7 Röntgenbefund

Auch im Rahmen der Röntgenuntersuchungen sind Screening-Tests etabliert. Als „bitewing" bzw. „Bißflügelaufnahme" ermöglichen sie eine einfache und valide Untersuchung der Approximalräume auf Karies. Damit stellt dieses Verfahren den Sonderfall eines effizienten und sensitiven Screening-Tests dar, der ob seiner Spezifität auch zur Überprüfung anderer Befunde (z.B. im Zahnbefund erhobener Kariesverdacht) und Verdachtsdiagnosen dient.

2.1.8 Verdachtsdiagnose

Sofern zum gegebenen Zeitpunkt und/oder mit den bisher eingesetzten Mitteln eine differenzierte Diagnose nicht oder noch nicht zu stellen war, ist die Beschränkung auf eine *Verdachtsdiagnose* erforderlich. In der Praxis kommt dies vor, wenn Screening-Tests ein „positives" Resultat zeigen, aber noch keine Ergebnisse spezifischerer Untersuchungen zur Verfügung stehen.

Entsprechende Beispiele sind die Abklärung unklarer Schleimhautbefunde durch Abwarten oder eingehendere Diagnostik, die exspektative Pulpitisdiagnostik, die Parodontopathie vor dem Ende der Hygienephase sowie die Funktionsstörung vor einer spezifisch differenzierenden Untersuchung.

2.1.9 Diagnose

Im Gegensatz zur Verdachtsdiagnose impliziert die Formulierung einer Diagnose, daß zum gegebenen Zeitpunkt mit den eingesetzten Mitteln eine differenzierte Entscheidung möglich ist.

Wie zu Anfang des Kapitels erläutert, geht das vorliegende Arbeitsbuch von einer funktionell physiologischen Situation aus. Insofern leiten sich die einschlägigen Diagnosen primär aus den Folgen der Karies und Parodontalerkrankungen ab.

Das nachfolgende Kapitel 2.2 gibt einen Überblick über das restaurative therapeutische Vorgehen.

2.2 Restauratives Therapiekonzept

Wie eingangs bereits dargelegt, bleibt das in diesem Arbeitsbuch vorzustellende Behandlungskonzept auf die Sanierung bislang nicht funktionsgestörter Kauorgane ohne unnötige iatrogene Traumatisierung beschränkt. Die im Rahmen der *Sanierung funktionell physiologischer Kauorgane* eingesetzten zahnärztlichen Arbeitstechniken kommen außerdem bei der gezielten *Vorbehandlung funktionsgestörter Kauorgane* sowie in der späteren situationsgerechten *Restauration* zur Anwendung.

Die eingeschränkte Zielsetzung dient in erster Linie der Vermeidung der Annahme, daß auch funktionsgestörte Kauorgane allein durch sorgfältiges Anwenden der dargestellten Arbeitstechniken regelmäßig rezidivfrei rehabilitierbar wären und demzufolge dysfunktionell verursachte chronische Schmerzen allein durch okklusale Maßnahmen zu beseitigen seien. Die klinische Praxis sowie zahlreiche Fallberichte bestätigen, daß in derartigen Fällen regelmäßig eine interdisziplinäre Diagnostik und Therapie angezeigt ist.

2.2.1 Indikation zur restaurativen Therapie

Deuten die Ergebnisse der skizzierten Diagnostik darauf hin, daß im konkreten Behandlungsfall eine Funktionsstörung wahrscheinlich ist, sollten ohne spezifischere Untersuchung und Differentialdiagnostik und Vorbehandlung keine Restaurationsversuche vorgenommen werden. Das entscheidende Kriterium hierbei sind die Befunde der klinischen Eingangsuntersuchung einschließlich kleiner Funktionsanalyse und *nicht* die – möglicherweise vorübergehende – Beschwerdefreiheit.

Bei „positiven" Screening-Befunden, nachfolgender spezifischer Diagnostik und Bestätigung einer Diagnose aus dem Kreis der Funktionsstörungen müssen jedoch nicht zwingend gravierende okklusale Veränderungen vorgenommen werden.

Eine häufige Situation stellt beispielsweise die zufällige Entdeckung einer latenten, anamnestisch unauffälligen Dysfunktion dar (Diagnose: **„gestörte statische Okklusion"**). Sofern der Zahnbefund ursprünglich nur kleinere restaurative Maßnahmen indizierte, sollte die dysfunktionelle Situation vorerst *so* belassen werden, wie der Patient sie *bislang* toleriert hat. Die *neuen Restaurationen* sollten in diesem Fall aber in funktioneller Harmonie gestaltet werden.

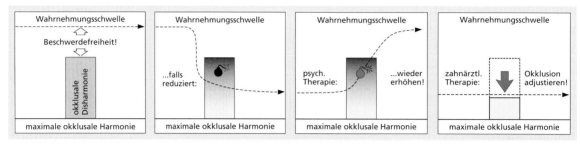

Abb. 2.2-1: schematische Darstellung des Zusammenhangs zwischen der Wahrnehmung okklusaler Disharmonie, der Entstehung klinischer Beschwerden und deren Therapie (modifiziert nach *Shillingburg*).

Die Adaptation an die Okklusion der neuen Restaurationen dürfte so keine Anpassung der erlernten (bedingten) Reflexe erfordern; es unterbleibt jede zusätzliche dysfunktionelle Belastung. Die Okklusion der *neuen Restaurationen* kann mithin *keine* Manifestation der bislang latenten *Funktionsstörung* verursachen.

Nicht auszuschließen ist allerdings, daß in einem solchen Fall die Adaptationsfähigkeit eines Patienten in der Zukunft, z.B. in Folge veränderter Lebensumstände, zurückgeht. Die bisherige Fähigkeit zur Kompensation der Dysfunktion kann dabei verlorengehen, und schmerzhafte Beschwerden treten scheinbar ohne erkennbaren Zusammenhang auf (Abbildung 2.2-1). Neben palliativen Maßnahmen (z.B. Massagen, Wärmeanwendung) ist in diesem Fall eigentlich die geeignete Beeinflussung der Lebensumstände und gegebenenfalls eine psychosomatische Kurzintervention indiziert. Aus zahnärztlicher Sicht wird parallel dazu eine Harmonisierung der gestörten Okklusion erforderlich – im beschriebenen Fall durch systematische Einschleiftherapie. Das klinische Vorgehen entspricht dabei genau dem bereits am Modell simulierten. Die an diese Situation angepaßten Restaurationen sollten daher ohne Einschleifmaßnahmen passen – und somit vor Beeinträchtigungen, z.B. im Bereich von Verblendungen, geschützt sein.

Die Vorbedingung für dieses Vorgehen ist demnach eine Harmonisierung der Okklusion im Artikulator („Kausimulator", siehe 3.). Limitierend wirkt dabei die Maßgabe, daß die neuen Restaurationen noch in okklusalem Kontakt zum Antagonisten stehen müssen. Andernfalls ist die klinische Umsetzung der okklusalen Harmonisierung durch subtraktive oder additive Maßnahmen (Einschleiftherapie oder Restauration) angebracht.

Funktionsorientierte Zahnmedizin verursacht langfristig keinen höheren Restaurationsaufwand. Statt dessen hilft eine konsequent befundbezogene Therapie, Erkrankungen in frühen Stadien zu erkennen und langfristig mit weniger Aufwand erfolgreich zu behandeln.

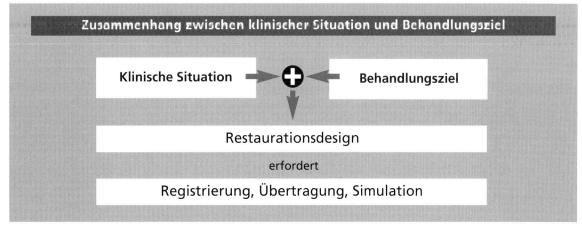

Abb. 2.2-2: Zusammenhang zwischen klinischer Situation und Behandlungsziel sowie dem angezeigten Restaurationsdesign und dem dafür erforderlichen technischen Aufwand

Eine andere, in der Praxis ebenfalls häufig vorkommende Situation ist durch den Verlust der Front-Eckzahnführung charakterisiert (Diagnose: „**gestörte dynamische Okklusion**"). Bei der Kaubewegung bzw. lateralem Bruxismus kommt es dabei auf der Laterotrusionsseite zu vorzeitigen Kontakten auf den Seitenzähnen. In einem späteren Stadium sind zusätzlich Balancekontakte auf der Mediotrusionsseite zu erwarten. Zahlreiche Fallbeschreibungen bestätigen, daß derartige Situationen sowohl mit Myopathien verschiedener Kaumuskeln als auch mit Diskopathien bzw. Arthropathien des Discus articularis assoziiert sind. Eine sinnvolle Strategie zur Prävention dieser Komplikationen besteht daher in der Vermeidung bzw. Beseitigung dieser exzentrischen Kontaktbeziehungen im Seitenzahnbereich durch eine geeignete Gestaltung der neuen Restaurationen. Gegebenenfalls ist zudem ein Wiederaufbau der eckzahngeschützten Okklusion erforderlich.

Die technische **Voraussetzung für die beschriebene Arbeitsweise** ist in beiden Fällen eine realistische Abbildung der individuellen statischen und dynamischen Okklusion in einem Kausimulator. Diese erfordert eine geeignete Programmierung individueller Artikulatoren, was wiederum die Verfügbarkeit der entsprechenden individuellen Informationen voraussetzt. Hieraus ergibt sich folgender Zusammenhang:

Die *klinische Situation* (Anamnese, Befund, Diagnose) sowie das *Behandlungsziel* bestimmen in der individualisierten befundbezogenen Therapie das *Restaurationsdesign* sowie den hierfür erforderlichen Aufwand für die *Registrierung, Übertragung* und *Simulation* (Abbildung 2.2-2).

Die **klinische Situation** prägen dabei

▶ das Ergebnis der kleinen Funktionsanalyse,

▶ die Klassifikation zu schließender Lücken (*Eichner, Kennedy u.a.*),

▶ die Klassifikation zu versiegelnder Defekte (*Black)* und

▶ die funktionelle interokklusale Situation.

In Verbindung mit dem daraus abgeleiteten **Behandlungsziel** ergibt sich eine Vielzahl individuell unterschiedlicher Behandlungssituationen. Daher bietet es sich an, das jeweils angemessene Vorgehen im Hinblick auf die verfügbaren restaurativen Arbeitsmittel zu beschreiben:

▶ Wann ist welches **Restaurationsdesign** indiziert?

▶ Welcher **Registrierungs-, Übertragungs- und Simulationsaufwand** ist dafür erforderlich?

2.2.2 Restaurationsdesign

Bei der Konzeption von Restaurationen im Seitenzahnbereich ermöglichen die heute verfügbaren Materialien und Arbeitstechniken eine Vielzahl verschiedener Lösungen.

In bezug auf die **Verarbeitung** stehen dabei *direkte* sowie *indirekte Füllungstechniken* zur Verfügung.

▶ Die *Indikation direkter Füllungen* ist dabei in erster Linie durch den Defekt bestimmt. Limitierend wirken dabei sowohl die Flächenausdehnung als auch die Tiefe der Kavität. Die elastische Deformation geschwächter Höcker beeinträchtigt besonders die Randintegrität entsprechend großer Füllmengen. Hinzu kommt das Risiko der Höckerfraktur. Daher sollten plastische Füllungen auf Defekte von maximal einem Drittel der Kaufläche beschränkt bleiben.

▶ Führt die Ausdehnung des Defektes zur Schwächung einzelner Höcker, so sind diese zur Vermeidung von Frakturen zu kürzen und zu überkuppeln. Hiermit würde jedoch die Indikation plastischer Füllungsmaterialien – mit Ausnahme aufwendig gestalteter Amalgam-Teilkronen – überschritten. Eine funktionell-materialkundliche *Indikation indirekter Füllungen* leitet sich somit aus der unterminierenden Karies und Exkavierung ab (Abbildung 2.2-3).

In bezug auf die **Erhaltung intakter Restaurationsränder** stehen neben werkstoffkundlichen Fragen zwei funktionelle Aspekte im Vordergrund: So sind direkte und indirekte Füllungen regelmäßig derart zu gestalten, daß *Okklusalkontakte* weder in statischer noch in dynamischer

Okklusion *auf die Restaurationsränder treffen.* Die Präparation ist dazu gegebenenfalls zu erweitern. Zuweilen zwingt dies zum Ersatz geplanter direkter Füllungen durch eine indirekte Versorgung. Bei der Therapie mit indirekten Gußfüllungen kann der Verzicht auf die okklusale

Anschrägung klassischer Inlays oder deren Erweiterung zu kauflächenbedeckenden Gußfüllungen (Overlay, Teilkrone) erforderlich werden (Abbildung 2.2-4).

Zur Desintegration des Füllungsrandes im Bereich der statischen Okklusionskontakte kommt gerade im stark belasteten Seitenzahnbereich die elastische Verformung der klinischen Krone sowie die Abrasion in dynamischer Okklusion durch den Antagonisten

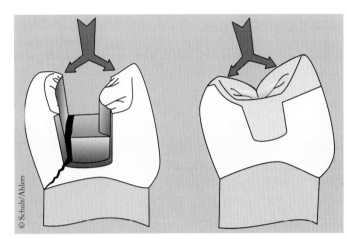

Abb. 2.2-3: Unerwünschte Schwächung der klinischen Krone durch eine plastische Füllung besonderer Tiefe oder einer okklusalen Ausdehnung von mehr als einem Drittel der Kaufläche indiziert überkuppelnde Gußrestauration

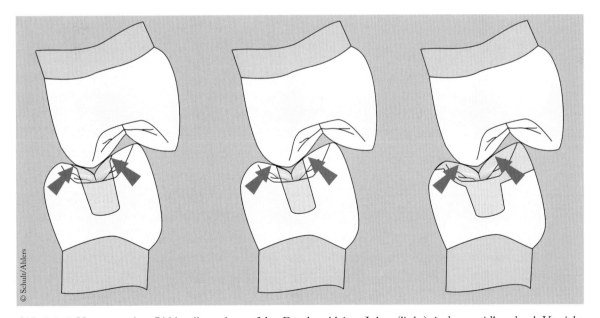

Abb. 2.2-4: Unerwünschte Okklusalkontakte auf den Rändern kleiner Inlays (links) sind vermeidbar durch Verzicht auf deren okklusale Anschrägung (Mitte) oder durch die Erweiterung der Präparation (rechts) zur Teilkrone

hinzu. Vor diesem Hintergrund wird verständlich, warum bei Patienten mit einer Neigung zu Bruxismus rein okklusale Restaurationen durch sekundäre Randdefekte scheitern können – trotz guter Mundhygiene. Daher hat es sich bewährt, in derartigen Fällen die gesamte Kaufläche mit Gußrestaurationen zu bedecken und zu umfassen (Abbildung 2.2-5).

Diese Ausdehnung erlaubt zudem eine freie **Gestaltung der Kaufläche** nach dem Prinzip der „*harmonischen Okklusion*" (vgl. *Graber*, Literaturhinweis im Anhang).

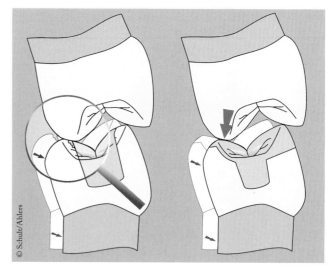

Abb. 2.2-5: Abrasion durch den Antagonisten in dynamischer Okklusion und/oder elastische Deformation der klinischen Krone können rein okklusale Restaurationen scheitern lassen – bei Bruxismaus ist daher die Restauration durch (Teil-)Kronen indiziert

In *statischer Okklusion* sieht dieses liberale Okklusionskonzept folgende Beziehungen vor:

▸ Eine Übereinstimmung von habitueller und zentrischer Kondylenposition ist anzustreben. In beiden Positionen wird ein Simultankontakt von mindestens drei Antagonistenpaaren gefordert.

▸ Die punktförmig übereinstimmende Scharnierachsenposition in habitueller und zentrischer Okklusion („point centric") entspricht beim Vollbezahnten scheinbar nicht dem natürlichen Vorbild. Als physiologisch und tolerabel wird statt dessen eine „long centric" mit einem Gleitweg zwischen beiden Positionen von maximal einem Millimeter angesehen.

▸ Vorkontakte, die den Simultanschluß der Zahnreihen verhindern, sind strikt zu vermeiden.

▸ Als okklusales Kontaktpunktmuster werden bipode und tripode Abstützungen der Höckerabhänge angestrebt. Vor allem beim Vorliegen einer „long centric" sind diese jedoch häufig nicht zu verwirklichen und daher gegebenenfalls durch Höckerspitzen-Fossa-Kontakte zu ersetzen. Dabei sind ausschließlich axiale Kraftvektoren zulässig.

▸ Ein nur federleichter Kontakt der Ober- und Unterkieferfrontzähne in habitueller Okklusion ist wünschenswert, eine makroskopische sagittale Stufe („Overjet") tolerierbar.

In *dynamischer Okklusion* sind folgende Beziehungen anzustreben:

▶ Wünschenswert ist eine Führung der Laterotrusionsbewegung in *eckzahngeschützter Okklusion*. Die Arbeitsgemeinschaft für Funktionsdiagnostik (AGF) der Deutschen Gesellschaft für Zahn-, Mund- und Kieferheilkunde (DGZMK) definiert diese als ein „Okklusionskonzept mit Eckzahnführung, das zur Disklusion aller übrigen Zähne führt". Die Führungsfunktion der Eckzähne kann zusätzlich durch gleichmäßige, linienförmige Gruppenkontakte der bukkalen Seitenzahnhöcker der Laterotrusionsseite ergänzt werden. Die AGF bezeichnet dieses Konzept als *unilateral balancierte Okklusion*, definiert als „Okklusionskonzept mit Führung aller Zähne der Laterotrusionsseite, die zur Disklusion aller übrigen Zähne führt".

▶ Protrusionsbewegungen werden durch die Frontzähne nicht unbedingt initial, sondern häufig erst bei Gleitbewegungen, die über den Spielraum einer sagittalen Stufe bzw. einer „long centric" hinausgehen, geführt.

▶ Eine absolute Interferenzfreiheit ist zumindest innerhalb eines solch eng begrenzten Funktionsfeldes erforderlich, nach Möglichkeit jedoch bis in die Grenzstellungen des Unterkiefers.

In bezug auf die dynamische Okklusion erscheint eine veränderte *Bewertung der unilateral balancierten Okklusion* (früher „Gruppenführung") angezeigt. Frühere Ansätze wie auch die Definition der AGF tendieren dazu, die vorgefundene Situation zu übernehmen. Demgegenüber beschränkt das Konzept der progressiven Gruppenführung *(Slavicek, Reusch)* die Führung zunächst auf den Eckzahn, sieht dabei aber ein Abfangen eventueller Abrasionsverluste durch die nachfolgenden Prämolaren, maximal durch den mesio-bukkalen Höcker des ersten Oberkiefermolaren vor. Neue magnetresonanztomographische Untersuchungen konnten nun in vivo zeigen, daß die laterale Führung über die Prämolaren und besonders über die Molaren die Kiefergelenksstrukturen potentiell mehr belastet. Vor diesem Hintergrund erscheint eine eckzahngestützte Okklusion umso erstrebenswerter.

Für die **Restauration von Seitenzähnen mit Teilkronen** ergeben sich folgende Forderungen:

▶ *Im Rahmen der Behandlungsplanung* muß neben der Beachtung der Situation des Einzelzahnes auch eine Beurteilung der interokklusalen Verhältnisse erfolgen. Dies bedeutet zu entscheiden, ob die statische Okklusion beibehalten werden soll und zu prüfen, ob die Führungsverhältnisse in dynamischer Okklusion ausreichende Freiräume sicherstellen (kleine Funktionsanalyse, Zahnbefund). Auf der *Mediotrusionsseite* ist dabei jeglicher Balancekontakt zu vermeiden (Abbildung 2.2-6). Da diese Anforderung auch *nach* dem Zeitpunkt der Eingliederung gilt, ist in der

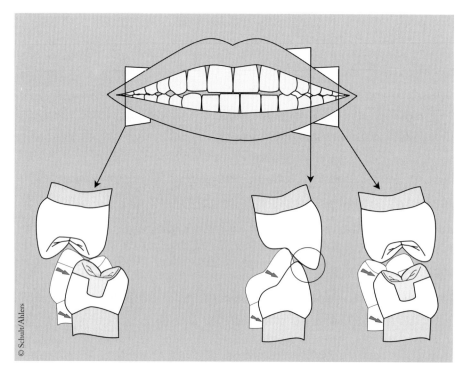

Abb. 2.2-6: Die eckzahngeschützte Okklusion (Mitte) ermöglicht eine interferenzfreie Gestaltung von Gußrestaurationen in dynamischer Okklusion ohne störende Latero- oder Mediotrusionskonakte

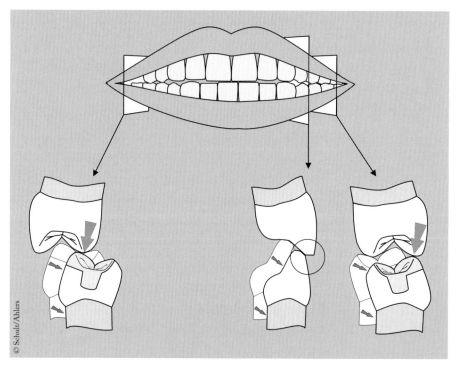

Abb. 2.2-7: Fortschreitende Abrasion der lateralen Führungflächen führt zum Verlust okklusalen Freiraums in dyn. Okklusion. Bei Versorgung mit Gußrestaurationen drohen Interferenzen auf der Laterotrusionsseite (rechts) und Balancekontakte (links) auf der Mediotrusionsseite

Behandlungsplanung der Abrasionsgrad des gegenüberliegenden Eckzahnes zu berücksichtigen. Sollte das Vermeiden derartiger Balancekontakte in dynamischer Okklusion dazu führen, daß auf der Mediotrusionsseite in statischer Okklusion die Abstützung verloren geht, ist eine Wiederherstellung der eckzahngeschützten Okklusion in die Behandlungsplanung mit einzubeziehen Abbildung 2.2-7).

▶ Bei der *Präparation* der Seitenzähne ist ein ausreichender Substanzabtrag insbesondere im Bereich der vestibulären Höcker sicherzustellen (Abbildung 2.2-8). Andernfalls kollidiert später die interferenzfreie Gestaltung mit der erforderlichen Mindeststärke des Füllungsmaterials.

▶ Bei der *Modellation und Fertigstellung* der Gußrestauration ist *in dynamischer Okklusion* auf der Laterotrusionsseite ein ausreichender interokklusaler Freiraum einzuhalten. Im Zweifelsfall bedeutet dies, *in statischer Okklusion* auf die Anlage der „C-Kontakte" zu verzichten (Abbildung 2.2-9).

Die gezielte Modellation derartig gestalteter Kauflächen ist zwar theoretisch auch in subtraktiver Technik möglich. In der Praxis ist ein entsprechendes Resultat dabei aber eher zufällig zu erwarten. Verschiedene Autoren haben daher spezielle *Aufwachstechniken* zur additiven „programmierten" Gestaltung funktioneller Kauflächen entwickelt.

Frühere diesbezügliche Konzepte verfolgten dabei das Gestaltungsziel der „*organischen Okklusion*"(vgl. *Graber*). Im Gegensatz zur „*harmonischen Okklusion*" (siehe 2.2.2) ist diese durch eine punktförmige Übereinstimmung der Scharnierachsenposition in habitueller und zentrischer Okklusion („point centric") gekennzeichnet. Sofern eine solche Übereinstimmung nicht besteht, ist diese nur durch eine umfangreiche restaurative Behandlung der Front- und Seitenzähne zu realisieren. In diesem Rahmen wie-

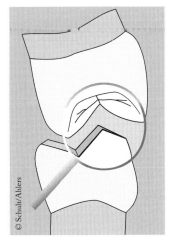

Abb. 2.2-8: Zur Gestaltung von Gußrestaurationen mit ausreichender okklusaler Freiheit in dynamischer Okklusion ist bei der Präparation ein ausreichender Substanzabtrag in Form einer „funktionellen Abdachung" erforderlich

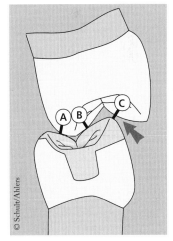

Abb. 2.2-9: Wenig okklusaler Freiraum in dynamischer Okklusion nach lateral erzwingt eine Gestaltung der Gußrestauration in statischer Okklusion ohne C-Kontakte

derum ist auch die laterotrusive Führung nach dem Prinzip der eckzahngeschützten Okklusion allein durch entsprechende Gestaltung der Eckzähne gut zu verwirklichen. Die von *Thomas, Payne* und *Lundeen* entwickelten Aufwachstechniken sehen daher überstimmend den additiven Aufbau der Seitenzähne durch Anlage der Höckerspitzen an geeigneter Position und anschließende Modellation steiler Dreieckswülste vor. Eine interferenzfreie dynamische Okklusion der Seitenzähne ist mit dieser Technik jedoch nur unter engen Vorgaben zu realisieren.

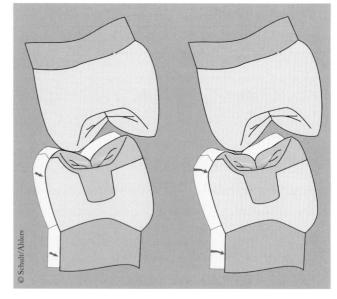

Abb. 2.2-10: Gestaltung der Kaufläche mit Abstützung der statischen Okklusion auf herkömmlichen Dreieckswülsten (links) sowie modifiziert nach *Polz* mit „Rucksäcken" (rechts)

Hinzu kommt, daß *okklusale Korrekturen* der fertiggestellten Restaurationen in statischer und dynamischer Okklusion aufwendig sind. Die Ursache hierfür ist die konvexe, aber doch relativ flächige Gestaltung der Dreieckwülste. Sofern hier in statischer oder dynamischer Okklusion Interferenzen auftreten, beschädigen die erforderlichen Schleifarbeiten jeweils den gesamten Dreieckswulst und erfordern eine umfangreiche Nacharbeit und Politur.

Eine Alternative bietet die modifizierte **Aufwachstechnik nach** *Polz* und ihre Bearbeitung nach *Schulz* (siehe Anhang Literatur). Hierbei treten an die Stelle der herkömmlichen Dreieckswülste zweiteilige Elemente aus einem steileren Abhang nahe der Höckerspitzen und einem zusätzlichen „Rucksack" im unteren Drittel der Dreieckswülste. Die Abstützung des antagonistischen Höckers in statischer Okklusion erfolgt hierbei auf den stark konvexen Rucksäcken. Dadurch wird erreicht, daß Einschleifkorrekturen in statischer Okklusion ein viel kleineres Areal betreffen und mithin sehr viel weniger Aufwand erfordern. Hinzu kommt, daß Interferenzen in dynamischer Okklusion auch dann seltener vorkommen, wenn die o.g. Kriterien in geringerem Maße erfüllt sind. Die Ursache hierfür liegt in dem okklusalen Freiraum, der zwischen den Rucksäcken und den Höckerspitzen verbleibt (Abbildung 2.2-10).

Dementsprechend läßt diese Gestaltung ein interferenzfreies laterales Spiel auch unter folgenden Bedingungen zu:

▶ flache, möglicherweise zum Teil abradierte natürliche Front-Eckzahnführung und/oder

▶ Seitwärtsbewegung des Unterkiefers (Bennettbewegung) mit primärem Versatz des mediotrusionsseitigen Kondylus nach medial *(Guichet:* immediate side shift) und entsprechender Bewegung des laterotrusionsseitigem Kondylus nach lateral.

Zur vereinfachten Simulation der relativen Bewegung antagonistischer Höcker in der aufzuwachsenden Kaufläche hat *Polz* einen „**okklusalen Kompaß**" entwickelt. Dieser stellt linienartig die Bewegung des antagonistischen Höckers und zudem schraffiert auch den potentiellen Interferenzraum bei der Seitwärtsbewegung in der Horizontalebene dar. *Schulz* hat die Systematik dieses Aufwachskonzept durch Einführung eines Farbcodes verfeinert. Jedes Höckerdetail erhält hierbei eine Farbzuteilung, in der die betreffende Struktur aufgewachst wird *(Kordaß* und *Velden)*. Analog des okklusalen Kompaß gelten hierbei folgende Farbzuordnungen:

**Pro-/Retrusion: schwarz, Laterotrusion: blau, Latero-Protrusion: gelb,
Mediotrusion: grün, Interferenzraum: rot**

Die zahntechnischen Überlegungen zu diesem Vorgehen basieren auf einem *standardisierten* okklusalen Kompaß, bei dem die Gestaltung der Kaufläche ohne Einfluß der *tatsächlichen* Bewegungsbahnen des Patienten erfolgt (Abbildung 2.2-11). Damit hierdurch eine Kaufläche entsteht, die störungsfrei funktioniert, muß die Gestaltung sicherheitshalber mit mehr Freiraum ausgestattet werden, als klinisch eigentlich erforderlich ist. Schulz' diesbezüglichen Vorschlag, auf den zu modellierenden Zahn einen *individuellen* Kompaß zu projizieren, konnten *Kordaß* und *Velden* auf der Basis computergestützter Bewegungsaufzeichnungen umsetzen.

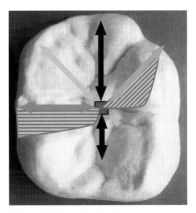

Abb. 2.2-11: Projektion eines standardisierten okklusalen Kompaß' auf die Kaufläche eines ersten unteren Molaren (nach *Polz* und *Schulz*)

Für den routinemäßigen Einsatz in der Praxis bleibt es aber vorerst bei der Projektion des standardisierten okklusalen Kompaß auf die individuell simulierte Kaufunktion.

2.3 Erforderliche restaurative Arbeitsmittel und -techniken

In der befundbezogenen individualisierten Therapie ergeben sich aus der *klinischen Situation* und dem *Behandlungsziel* das geeignete Restaurationsdesign und der hierfür erforderliche Registrierungs-, Übertragungs- und Simulationsaufwand. Die **Indikation** der verschiedenen restaurativen Arbeitsmittel läßt sich demnach stichwortartig folgendermaßen zuordnen:

2.3.1 Registrierung und Übertragung der Oberkieferposition

Die Übertragung der Oberkieferposition kann **ohne spezielle Registrierung** mittelwertig erfolgen, wenn die okklusale Situation übernommen werden soll und die herzustellenden Restaurationen die statische und dynamische Okklusion nicht verändern. Das typische Beispiel hierfür ist die restaurative Therapie mit klassischen Inlays.

Ist hingegen eine Veränderung der vertikalen Dimension vorübergehend erforderlich oder dauerhaft vorgesehen, erfordert dies eine **arbiträre Scharnierachsenlokalisation** und **schädelbezüg-**

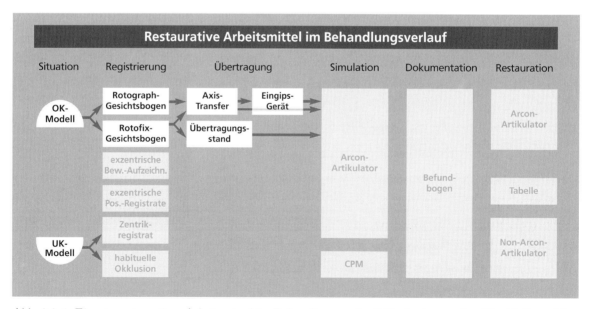

Abb. 2.3-1: Einsatz restaurativer Arbeitsmittel im Behandlungsverlauf: Registrierung der Oberkieferposition durch arbiträre Scharnierachsenlokalisation (Rotofix/Übertragung per Übertragungsstand) oder durch kinematische Scharnierachsenlokalisation (Rotograph/Übertragung per Axistransfer, ggf. Eingipsgerät)

liche Übertragung der **Oberkieferposition** in den Artikulator (Abbildung 2.3-1). Dieser Arbeitsschritt ist demnach im Rahmen folgender Behandlungssituationen indiziert:

▸ Kieferrelationsbestimmung in zentrischer Okklusion,

▸ Okklusionsschienen und Aufbißbehelfe mit adjustierter Okklusion,

▸ umfangreiche Restaurationen mit „Bißhebung" bzw. Wiederherstellung der vertikalen Dimension,

▸ individuelle Simulation der dynamischen Okklusion.

Im Rahmen des praktischen Vorgehens vorgesehene interne Qualitätskontrollen ermöglichen eine Abschätzung der individuellen Eignung der Übertragung mit dem *arbiträren Gesichtsbogen* (siehe Kapitel 4.5.8 und 4.7). Tritt hierbei eine mangelhafte Übereinstimmung der arbiträr lokalisierten mit der effektiv vom Patienten genutzten Scharnierachse zutage, begründet dies eine **kinematische Scharnierachslokalisation** (Rotographie, Achsiographie, Condylographie, Pantographie, Abbildung 2.3-1, oben).

Ein wesentlicher Parameter hierbei ist die für die zentrische Kieferrelationsbestimmung erforderliche Bißsperrung und die dadurch bedingte – fehlerträchtige – Rotation im Gelenkbereich.

2.3.2 Registrierung und Übertragung der statischen Unterkieferposition

Analog zur Oberkieferposition kann die Unterkieferposition **ohne spezielle Registrierung** übertragen werden, sofern die derzeitige okklusale Situation übernommen werden soll, am Modell vor und auch *nach* der Präparation eindeutig zuzuordnen ist und die herzustellenden Restaurationen die statische Okklusion nicht verändern. Auch hier ist das typische Beispiel für ein derart vereinfachtes Vorgehen die Restauration mit „klassischen" Inlays.

Sofern die okklusale Situation unverändert in die Restauration übernommen werden soll, die Gipsmodelle aber keine eindeutige Zuordnung ermöglichen, ist regelmäßig eine spezielle **Kieferrelationsbestimmung in habitueller Okklusion** erforderlich (Abbildung 2.3-2). Dieses gilt sowohl für die Zuordnung der Situationsmodelle als auch für deren Abstützung und Verschlüsselung *nach* Präparationsmaßnahmen (siehe 4.5.1).

Die Zuordnung des Unterkiefermodells mittels einer **Kieferrelationsbestimmung in zentrischer Kondylenposition („Zentrikregistrat")** ist erforderlich, wenn im weiteren Behandlungsverlauf eine dauerhafte oder reversible Veränderung der vertikalen Dimension erfolgen soll. Da dieser Arbeitsschritt an die schädelbezügliche Übertragung des Oberkiefermodells gebunden ist, müssen die einschlägigen Situationen den im Abschnitt 2.3.1 bereits aufgezählten entsprechen (Okklusionsschienen sowie Aufbißbehelfe mit adjustierter Okklusion, umfangreiche Restaurationen mit „Bißhebung" bzw. Wiederherstellung der vertikalen Dimension).

Die Zuordnung des Unterkiefermodells *allein* mittels einer Kieferrelationsbestimmung in zentrischer Kondylenposition *(„Zentrikregistrat")* ist dabei in jenen Fällen ausreichend, in denen die habituelle Kieferrelation an Hand der Modelle oder subjektiv vom Patienten nicht mehr zuzuordnen ist. Hinzu kommen jene Situationen, in denen keine vergleichende Aussage über die „Bißlage" erforderlich ist, wie zum Beipiel nach Präparationen unter Aufhebung der Stützzone(n) ohne vorherige Sicherung der Kieferrelation in habitueller Okklusion (Abbildung 2.3-2). Alle weiteren Maßnahmen müssen unter diesen Umständen von der registrierten Kieferrelation in zentrischer Kondylenposition ausgehen (siehe 4.5.2).

Demgegenüber ist eine Zuordnung des Unterkiefermodells mittels Kieferrelationsbestimmungen in habitueller *und* zentrischer Kondylenposition angezeigt, wenn die Bißlage verloren gegangen ist und/oder begründete Anhaltspunkte für eine gestörte statische Okklusion bestehen. Hierzu zählen Patienten mit entsprechend auffälligen Befunden in der Kleinen Funktionsanalyse (siehe 5.)

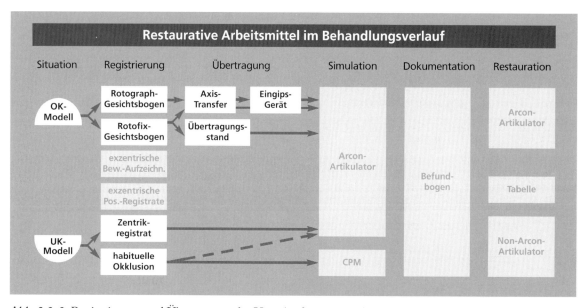

Abb. 2.3-2: Registrierung und Übertragung der Unterkieferposition durch Kieferrelationsbestimmung in habitueller Okklusion (unten) und in zentrischer Kondylenposition (darüber)

2.3.3 Registrierung und Übertragung der dynamischen Unterkieferposition

Grundsätzlich kann die Simulation der dynamischen Bewegung des Unterkiefers in exzentrische Positionen *mittelwertig* ohne entsprechende Aufzeichnung am Patienten erfolgen oder nach individuellen Registraten in Form *exzentrischer Positionsregistrate* oder mittels *grafischer Aufzeichnungen* erfaßt werden (siehe 4.8/4.9).

Die Indikation für eine **Einstellung nach** Mittelwerten ohne individuelle Registrierung ist dann gegeben, wenn die dynamische Okklusion ungestört ist, als solche unverändert übernommen werden soll und nach der Behandlung keine Störkontakte zu erwarten sind. (Beispiel: Versorgung mit klassischen Inlays und/oder Teilkronen bei erhaltener eckzahngeschützter Okklusion, siehe auch Abbildung 3.1-1).

Demgegenüber ist eine **Kieferrelationsbestimmung in exzentrischer Okklusion** mittels **exzentrischer Positionsregistrate ("Checkbisse")** angezeigt, wenn eine eckzahngeschützte Okklusion (noch) besteht, der okklusale Freiraum in Laterotrusion aber sehr gering ist und bei der Behandlung verloren gehen könnte (Abbildung 2.3-3). Hinzu kommen Situationen mit unilateral balancierter Okklusion, die in Richtung der eckzahngeschützten Okklusion

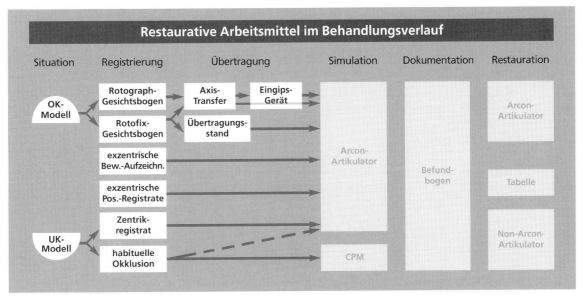

Abb. 2.3-3: Registrierung der Unterkieferposition in dynamischer Okklusion durch exzentrische Positionsregistrate (Mitte) oder graphische Aufzeichnungen der Bewegungsbahnen (darüber)

korrigiert oder zumindest nicht traumatisierend verändert werden sollen. Diese vergleichsweise „defensive" Indikationsstellung zielt auf die Vermeidung unnötiger traumatischer Belastungen der Kiefergelenkregion ab.

In bezug auf die Gestalt der späteren Kaufläche übt dabei die korrekte Simulation der *Kondylenbahnneigungen* einen vergleichsweise größeren Einfluß aus, als die geeignete Einstellung der *Bennettwinkel.*

Über die Momentaufnahme einzelner exzentrischer Positionen hinaus ermöglicht die **grafische** Aufzeichnung exkursiver Bewegungen eine vollständige **Registrierung der Bewegungsbahnen**. Der vergleichsweise höhere Aufwand dieser Technik kann allerdings nur gerechtfertigt sein, wenn im weiteren Therapieverlauf sinnvolle und nachhaltige Konsequenzen daraus erwachsen. Dies ist zum Beispiel im Rahmen umfangreicher okklusaler Rehabilitationen der Fall, wo nach Arbeiten von *Pröschel* eine um 15° veränderte Kondylenbahnneigung im Seitenzahnbereich einen okklusalen Fehler von 0,5 mm zur Folge haben kann. Hinzu kommt die Möglichkeit, bei der graphischen Aufzeichnung auch die Form der Bennettbewegung individuell zu erfassen.

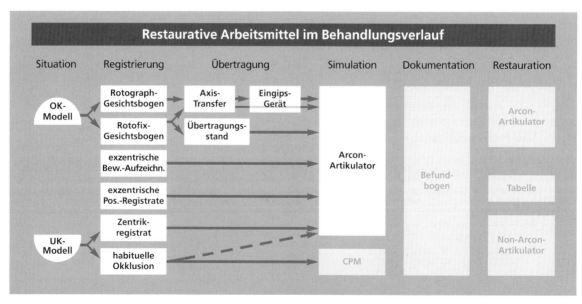

Abb. 2.3-4: Simulation der Unterkieferpositionen in statischer (zentrisch, habituell) und dynamischer Okklusion im individuellen Arcon-Artikulator

Dies ermöglicht es, eine proportionale Seitwärtsbewegung *("progressive side shift")* von einer Seitwärtsbewegung mit initial großem Seitversatz *("immediate side shift")* zu unterscheiden und im Artikulator entsprechend zu simulieren. Auch die Korrektur einer pathologischen Front-Eckzahnführung in Abstimmung mit der Kondylenbahn kann eine Indikation zur grafischen Aufzeichnung darstellen.

2.3.4 Simulation der statischen und dynamischen Parameter

Zur Simulation der registrierten und übertragenen Parameter ist ein *teiljustierbarer individueller Artikulator* erforderlich (Abbildung 2.3-4). Dieser muß demnach über folgende Einstellmöglichkeiten verfügen:

▶ Für die schädelbezügliche Simulation der Oberkieferposition ist die schädelbezügliche Übertragung und **Montage** des Oberkiefermodells **mittels Gesichtsbogen** erforderlich.

▶ Die individuelle Simulation der dynamischen Okklusion erfordert **Einstellmöglichkeiten für den Kondylenbahnneigungs- und den Bennettwinkel.** Zur Einstellung nach exzentrischen Positionsregistraten sind Arcon-Artikulatoren mit bestimmten Merkmalen besonders geeignet (siehe 3.3).

▶ Eine zusätzliche **Retrusionseinstellung** ermöglicht darüber hinaus auch die Bewegung von der habituellen Okklusion in den retrusiven Raum. In der Regel dient die gleiche Funktion in umgekehrter Richtung zur Einstellung einer protrusiven Unterkieferposition (nicht zu verwechseln mit der „normalen" Protrusionsbewegung).

▶ Demgegenüber ist eine zusätzliche **Distraktionseinstellung** in der Regel erst therapeutisch zur Kompensation einer Kiefergelenkskompression von Interesse (distrahierende Repositionsschienen, Langzeitprovisorien und Restauration in distrahierter Position). Die Indikation hierzu ergibt sich aus dem Ergebnis der Kondylenpositionsanalyse in Kombination mit der klinischen Funktionsanalyse und gegebenenfalls bildgebender Diagnostik (Magnetresonanztomographie, siehe 4.10)

Die qualitative Bewertung von Zentrikregistraten erfolgt durch die Anfertigung mehrerer Zentrikregistrate und deren Vergleich auf ihre Übereinstimmung. Traditionell dient hierzu ein auftrennbarer Kontrollsockel im Fundament des Oberkiefermodells, welcher auch die englische Bezeichnung als „split cast method" prägt (siehe 4.10).

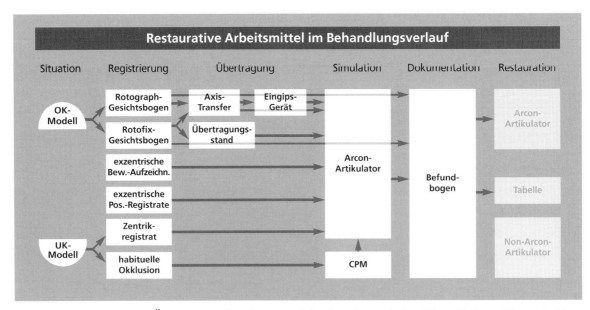

Abb. 2.3-5: Registrierung, Übertragung, Simulation und Analyse der statischen Unterkieferpositionen in Zentrik mit der habituellen Okklusion im Kondylenpositionsmeßinstrument; Dokumentation und Auswertung der Meßwerte auf dem Befundbogen

Mit der Entwicklung spezieller **Kondylenpositionsmeßinstrumente** gelingt der Arbeitsschritt vergleichsweise eleganter (Abbildung 2.3-5). Verfügbar sind derartige Meßinstrumente für verschiedene Simulationssysteme (u.a.: Dénar VeriCheck, SAM MPI, Panadent CPI, Artex/Reference CPM). Alle diese Geräte stellen die gemessenen Informationen dreidimensional graphisch dar und ermöglichen eine metrische Auswertung. Durch beide Aspekte gemeinsam kommen vergleichsweise anschaulichere und somit überzeugendere Aussagen zustande (siehe 4.10). Neben dem metrischen Vergleich mehrerer Registrate *einer* Kondylenposition auf Übereinstimmung erlauben derartige Meßinstrumente dabei auch die reproduzierbare Vermessung der zentrischen Kondylenposition in Relation zur Situation in habitueller Okklusion (siehe 5.).

2.3.5 Befundauswertung und Dokumentation

Zur Dokumentation der Untersuchungsbefunde stehen in beinahe allen Systemen zur Registrierung, Übertragung und Simulation der Kaufunktion spezielle Befundkarten zur Verfügung. Seit der Einführung von Kondylenpositionsmeßinstrumtenten zur vergleichenden

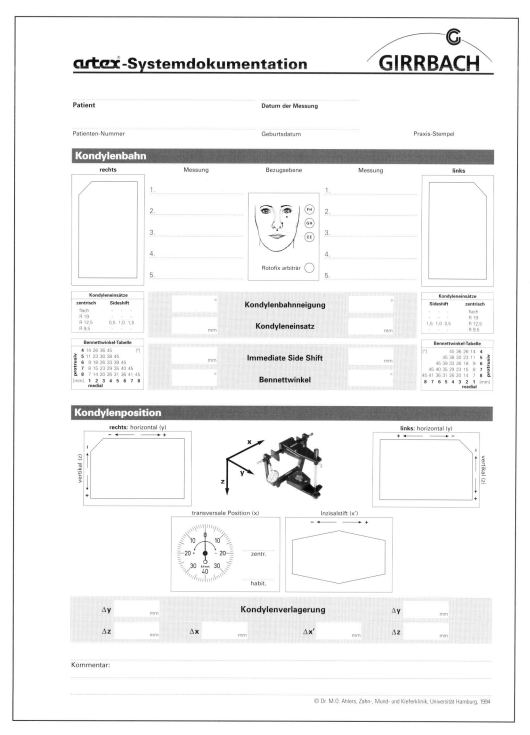

Abb. 2.3-6: Befundbogen zur Dokumentation und Auswertung instrumenteller Registrierungen mit dem Artex-System (© Dr. M.O. Ahlers, Hamburg 1994)

dreidimensionalen graphisch-metrischen Auswertung registrierter Kondylenpositionen müssen diese Befundbögen auch deren Dokumentation mit abdecken. Ein derartiger Befundbogen zur Registrierung mit dem Artex-System wurde vom Autor 1994 angegeben und findet im Rahmen dieser Darstellung Verwendung (Abbildung 2.3-6). Die Bedeutung der einzelnen Bestandteile und ihr Einsatz zur effizienten Befunddokumentation und -auswertung sind im Zusammenhang mit den jeweiligen Arbeitsschritten beschrieben.

Zukünftige Auflagen dieses Befundbogens werden folgende Weiterentwicklungen berücksichtigen:

▶ differenziertere Tabellen für die Vermessung der Bennettbewegung, als diese seinerzeit für das System angegeben waren,

▶ eine Option anzugeben, ob die eingetragenen Werte für die Kondylenbahnneigung Originalmeßwerte darstellen oder für Non-Arcon-Artikulatoren nach der Umrechnungstabelle in Kapitel 4.9 korrigiert sind,

▶ Möglichkeiten, zahnbezogene Neigungswinkel des Frontzahnführungstellers zu dokumentieren,

▶ Ankreuzbare Befunde als Ergebnis der Spurschreibungen und Diagnosen auf der Grundlage der Kondylenpositionsanalyse

▶ Aufgedruckte Meßuhr für den transversalen Versatz durch neuen Meßzeiger ersetzen (R/L ersetzt mißverständliches Vorzeichen, Änderung ist in diesem Arbeitsbuch vorweggenommen.)

▶ die Anpassung der Ebenenbezeichnung für die Gesichtsmittenhorizontale als „GH" (in diesem Arbeitsbuch vorweggenommen).

Im Rahmen des in diesem Arbeitsbuch beschriebenen praktischen Vorgehens sind die genannten Punkte von untergeordneter Bedeutung, da der letztgenannte Punkt in der vorliegenden Auflage bereits geändert ist und alle fünf zuletzt aufgeführten Hinweise bei Bedarf problemlos handschriftlich bzw. im Kommentarfeld zu notieren sind. Die verbleibende, funktional hilfreiche Spreizung der Wertetabelle hingegen erlangt ihre Bedeutung erst im Zusammenhang mit der kinematischen Scharnierachslokalisation und Bewegungsaufzeichnung mit dem Artex Rotograph (siehe 5.).

3. Instrumente

Zur Realisation des restaurativen Behandlungskonzeptes ist es erforderlich, die anatomisch-funktionelle Situation des Patienten im Praxis- oder Dentallabor möglichst naturgetreu wiedergeben zu können. Informationen über die statische und dynamische Lagebeziehung der Kiefer müssen dafür am Patienten gewonnen und anschließend in den *Simulator* (Artikulator) übertragen werden. Neben verschiedenen klinischen Arbeitsschritten sind hierzu am Patienten *Registrierinstrumente* und im weiteren Verlauf instrumentelle *Übertragungshilfen* erforderlich (Abbildung 3-1).

Das nachfolgende Kapitel 3.1 erläutert zunächst die *Simulationsmöglichkeiten verschiedener Artikulatoren* und deren Abgrenzung. Die hierbei zugrundegelegten Mittel- und Grenzwerte werden anschließend am Beispiel des Artex-Systems beschrieben (siehe 3.2). Nach der konstruktiven Bauweise werden schließlich Artikulatoren, die nach dem „Arcon"-Prinzip konzipiert sind (siehe 3.3), von „Non-Arcon"-Artikulatoren unterschieden und vorgestellt (siehe 3.4). Die zur *Registrierung am Patienten* sowie zur *Übertragung* erforderlichen Instrumente werden im Zusammenhang mit dem praktischen Vorgehen in den Kapiteln 4.1-4.10 beschrieben.

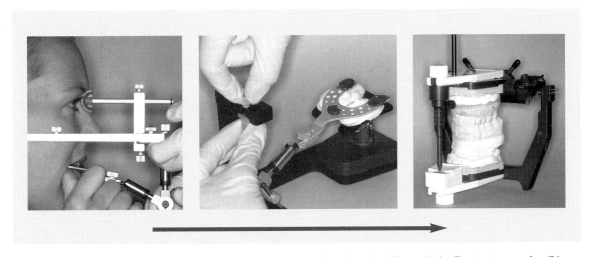

Abb. 3.0-1: Einsatz aufeinander abgestimmter Instrumente für die schädelbezügliche Registrierung der Oberkieferposition (links) und die Übertragung der Information (Mitte) in den Artikulator (rechts).

3.1 Simulationsmöglichkeiten verschiedener Artikulatoren

Wie einleitend bereits ausgeführt, wird die Bewegung des Unterkiefers unter Zahnkontakt nicht mehr als „Artikulation", sondern zutreffender als „dynamische Okklusion" bezeichnet. Ein Gerät, welches derartige Bewegungen der Kiefer zueinander sowie ihre Stellung im Verhältnis zur Scharnierachse und einer Bezugsebene in festgelegter Art und Weise simuliert, sollte demzufolge auch nicht mehr „*Artikulator*" heißen.

Angesichts der zunehmenden Verfeinerung jener Instrumente sollte statt dessen eher die Bezeichnung „*Kausimulator*" oder „*Kaufunktionssimulator*" verwendet werden. Da der historische Begriff „Artikulator" jedoch nach wie vor dominierend ist und bindende Nomenklaturvorschläge noch nicht existieren, wird das historische Synonym nachfolgend weiterhin verwendet.

Eine patientenkonforme Simulation der Kaufunktion setzt voraus, daß die durch justierbare individuelle Artikulatoren gegebenen Einstellmöglichkeiten auch sinnvoll genutzt werden. Hierzu ist es erforderlich, zunächst grundsätzlich die Simulationsmöglichkeiten heutiger Artikulatoren kennenzulernen und dann zu entscheiden, welche Einstellmöglichkeiten im jeweiligen Behandlungsfall erforderlich sind.

Erst auf dieser Grundlage kann eine verantwortliche Auswahl eines bestimmten Artikulators getroffen werden – *den richtigen* Artikulator kann es demzufolge nicht geben.

Unterschieden werden daher *Mittelwertartikulatoren* ohne Einstellmöglichkeiten von *justierbaren individuellen Artikulatoren*. Je nach Ausstattung werden die letzteren in *teiljustierbare* und *volljustierbare* individuelle Artikulatoren unterteilt.

Die Simulationsmöglichkeiten teiljustierbarer individueller Artikulatoren reichen dabei von der Einstellung weniger Parameter bis hin zur Annäherung an die Patientensituation durch den Austausch von Führungselementen. Eine darüber hinausgehende Einstellung aller Parameter wird erst durch volljustierbare Systeme ermöglicht.

In diesem Sinne umfassen die **Mindesteinstellmöglichkeiten teiljustierbarer individueller Artikulatoren:**

▶ die Position des Oberkieferzahnbogens relativ zur Scharnierachse und der gewählten Bezugsebene, vorgegeben durch eine schädelbezügliche Übertragung;

▶ die Neigung der Kondylenbahn relativ zur gewählten Bezugsebene (justierbarer Kondylenbahnneigungswinkel), wobei die Neigung entweder als Tangente der Initialbewegung oder als Sekante in einiger Entfernung vom Bewegungsursprung eingestellt werden kann (Abbildung 3.1-1);

▶ die Richtung der Bennettbewegung (justierbarer Bennettwinkel) wird meistens als Sekante vom Bewegungsursprung zu einer lateral-exzentrischen Unterkieferposition – entsprechend einer medialen Position des schwingenden Kondylus – eingestellt (Abbildung 3.1-2).

Die beiden letztgenannten Determinanten geben gemeinsam die Position der Kondylen in exzentrischen Positionen vor. Die Simulation der dynamischen Okklusion wird ergänzt durch

▶ die Frontzahnführung, vorgegeben durch entsprechend geneigte Frontzahnführungsteller.

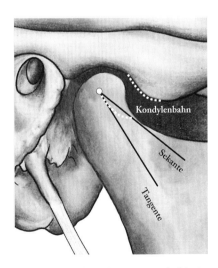
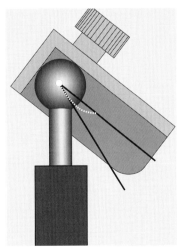
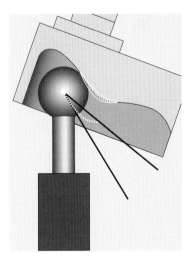

Abb. 3.1-1: Simulationsmöglichkeiten teiljustierbarer individueller Artikulatoren in der Sagittalebene

Abb. 3.1-2: Kondylenbahnneigungswinkel als Tangente oder Sekante der Bewegungsbahn

Abb. 3.1-3: gekrümmte Kondyleneinsätze entsprechend der individuellen Kondylenbahn des Patienten

Einige teiljustierbare Systeme ermöglichen darüber hinaus den Ersatz serienmäßiger Führungselemente durch konfektionierte Austauschteile. Damit wird zwar keine Volljustierbarkeit erreicht, aber eine Simulation, die der Patientensituation weitgehend angenähert ist. Derartige **teiljustierbare individuelle Artikulatoren** bieten darüber hinaus folgende **zusätzliche Einstellmöglichkeiten:**

▶ eine Annäherung des Radius der kondylären Führungsflächen an den individuellen Radius der jeweiligen Kondylenbahnen (Abbildung 3.1-3).

▶ eine Annäherung des Versatzes der Kondylen in Mediotrusion („side shift") an die individuelle Form der Bennettbewegung beider Kondylen (Abbildung 3.1-4 und 3.1-5),

▶ eine Annäherung an den transversalen Abstand der Kondylen des jeweiligen Patienten.

So, wie der Abstand des Oberkiefermodells von der Scharnierachse die Okklusion in Rotation beeinflußt, wirkt sich auch der transversale Abstand der Kondylen auf den Radius und damit die Richtung der Kondylenbewegung in Mediotrusion aus; etwaige Differenzen der Kondylenabstände haben klinisch jedoch weniger gravierende Folgen. Von erheblichem Einfluß auf die Gestaltung etwaiger Restaurationen hingegen ist neben der Kondylenbahnneigung:

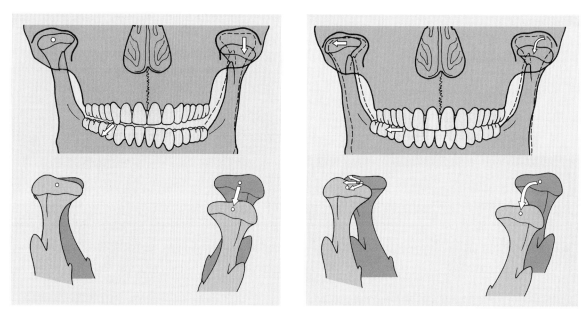

Simulationsmöglichkeiten teiljustierbarer individueller Artikulatoren in der Horizontal- und Frontalebene.
Abb. 3.1-4: nur der Bennett*winkel* (mod. nach *Hanel*)   Abb. 3.1-5: zusätzlich der „side shift" (mod. n. *Hanel*)

▸ die Ausformung eines individuellen Frontzahnführungstellers (siehe 4.9.2)

▸ Alternativ bietet sich die gezielte Einstellung variabler Frontzahnführungen mit Hilfe des justierbaren Frontzahnführungstellers an (siehe 4.9.3, sowie Abbildung 3.2-2).

Darüber hinaus stehen seit einiger Zeit zusätzliche Einstellmöglichkeiten zur Simulation bestimmter veränderter Kondylenpositionen zur Verfügung. Im Rahmen funktionstherapeutischer und restaurativer Maßnahmen kommen folgende Positionierungshilfen zum Einsatz:

▸ eine Retrusionseinstellung zur Simulation der Bewegung aus der habituellen Okklusion in die zentrische Kondylenposition;

▸ eine Protrusionseinstellung zur Stabilisierung u.a. anterior luxierter Disci articulares in Repositionsstellung bzw. zur späteren kontrollierten Rückführung der Kondylen aus dieser Position;

▸ eine Distraktionseinstellung zur Entlastung komprimierter Kiefergelenke (siehe 2.3.4).

Hiermit ergibt sich ein fließender Übergang zu volljustierbaren Artikulatoren, die – wie bereits erläutert – über bloße Annäherungen an die Patientenparameter hinaus diesen genau entsprechen sollen. Die **Einstellmöglichkeiten volljustierbarer individueller Artikulatoren** wurden daher zu verschiedenen Zeitpunkten in Abhängigkeit von den gegebenen technischen Möglichkeiten unterschiedlich definiert. Aus heutiger Sicht stellen sich die entsprechenden Kriterien etwa wie folgt dar:

▸ Im Hinblick auf die *statischen Parameter* ist eine stufenlose Einstellmöglichkeit des Interkondylarabstandes erforderlich. Die Auswirkungen dieses statischen Parameters sind allerdings nur auf die dynamische Okklusion beschränkt. Die korrekte Einordnung des Oberkiefermodells in Relation zur Scharnierachse und Bezugsebene wird dabei vorausgesetzt.

▸ Die übrigen Verfeinerungen betreffen die Simulation *dynamischer Parameter*. In volljustierbaren mechanischen Systemen beruhen sie darauf, die analog aufgezeichneten Bewegungen des Patienten in allen Dimensionen genau wiederzugeben. Tatsächlich können mechanische Artikulatoren diesen Anspruch nur bedingt erfüllen. Zwar können die bewährten Systeme infolge der achsfernen pantographischen Aufzeichnung der Bewegungsbahnen entstandene geometrische Fehler ausgleichen, indem sie auch die Wiedergabe der Bewegungen achsfern simulieren. Die elastische Deformation der beteiligten Strukturen und die Resilienz der temporomandibulären Gewebe bleiben dabei jedoch unberücksichtigt, da werkstoffliche Faktoren die naturgetreue Simulation biologischer Strukturen beeinträchtigen.

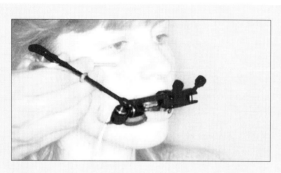
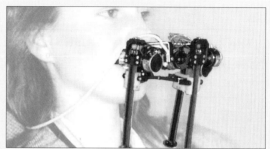

Abb. 3.1-6: Ausrichtung des Artex Compugnath am Patienten (links), Aufzeichnung der Bewegungen des Unterkiefers (rechts)

▶ Auch die Einflüsse des neuromuskulären Systems wurden in Simulatoren, in denen die Reproduktion mechanisch aufgezeichneter Bewegungen von Hand erfolgt, nur unzureichend berücksichtigt. Mit der Einführung projektionsfehlerkorrigierter elektronischer Aufzeichnungsverfahren und der rechnergesteuerten Wiedergabe dieser Daten in einem von *Edinger* entwickelten Robotersystem hat sich hier allerdings eine Veränderung ergeben. Nach heutigen Maßstäben erfüllt daher höchstens die Aufzeichnung mit dem Dentron String-Condylocomp, dem Edinger USR-System oder dem Girrbach Reference/Gamma

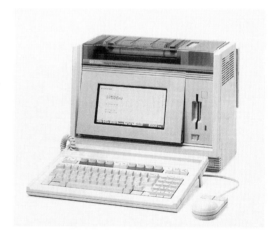

Abb. 3.1-7: Transportabler Computer zur elektronischen Aufzeichnung der Meßwerte mit dem ECR-System Artex Compugnath und zur Ausgabe der Daten an die Frässtation

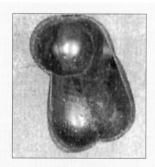
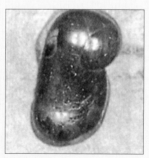
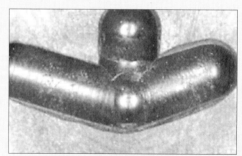

Abb. 3.1-8: Mit Hilfe des Artex Compugnath und der zugehörigen Frässtation rechnergesteuert hergestellte Kondylenboxen und Frontzahnführung

Axiotron-System in Verbindung mit dem Robotersystem ROSY den Anspruch einer „volljustierbaren" individuellen Kausimulation.

▶ Eine Annäherung an diese Technologie unter Beibehaltung eines konventionellen Artikulators stellt das ECR-System nach *Luckenbach* dar, welches als Artex Compugnath erhältlich ist (Abbildung 3.1-6). Hierbei wird eine elektronische Aufzeichnung statischer und dynamischer Parameter verwendet (Abbildung 3.1-7).

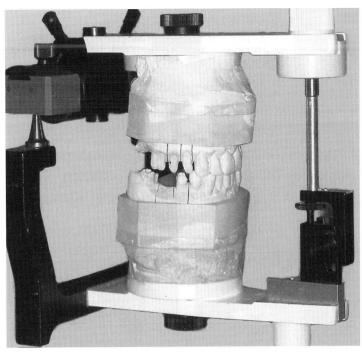

Abb. 3.1-9: Artex AV mit individuell gefrästen Kondylenboxen

Nach den hierbei aufgezeichneten Daten fräst eine rechnergesteuerte Frässtation Kondylenbahnen und Frontzahnführung in Kunststoffblöcke (Abbildung 3.1-8). Diese individuellen Kondylenboxen werden dann anstelle der serienmäßigen konfektionierten Kondylargehäuse seitlich am Artikulator Artex AV befestigt (Abbildung 3.1-9). Im Vergleich zum digital gesteuerten Robotersystem ROSY bleibt hierbei die Simulation der Patientensituation durch die konstruktiven Vorgaben des zugrundeliegenden mechanischen Artikulators und die manuelle Reproduktion der Unterkieferbewegung eingeschränkt (Artex AV, siehe 3.2).

Aus dieser Übersicht ergibt sich, daß die *volljustierbare Simulation der Kaufunktion* nicht nur einen entsprechend einstellbaren Simulator bzw. Artikulator, sondern vor allem eine aufwendige *Registrierung* der entsprechenden Informationen *am Patienten voraussetzt.*

Vor dem Hintergrund dieses beträchtlichen Aufwandes konnten sich daher volljustierbare individuelle Systeme nur punktuell durchsetzen. Statt dessen werden zur individuellen Restauration der Okklusion in der Regel teiljustierbare individuelle Artikulatoren im Zusammenspiel mit den entsprechenden Registrierungen und Übertragungen eingesetzt.

3.2 Artikulatorkonstruktion, Mittel- und Grenzwerte

Die konstruktiven Vorgaben aller Artex-Artikulatoren sind im Hinblick auf einige Grenzwerte identisch; andere Parameter sind bei verschiedenen Modellen unterschiedlich einstellbar.

Zu den einheitlichen konstruktiven Vorgaben zählt ein **Bonwill'sches Dreieck** von 110 mm Schenkellänge. Dieses verbindet die Mittelpunkte der Kondylen mit dem Inzisalpunkt und gibt somit die Interkondylardistanz fest vor. Zur Kauebene bildet es einen – nach posterior offenen – Winkel von ca. 25° (**Balkwillwinkel**).

Die **Innenbauhöhe** aller Artex-Artikulatoren beträgt 116 mm. Durch diese kompakte Bauhöhe läßt sich der Artikulator zwar leichter handhaben; der vorhandene Raum ist in der Vertikalen jedoch eingeschränkt. In Folge dieser Einschränkung sollten vor allem Sägemodelle nicht zu steil ausgerichtet werden – was bei Übertragungen auf der Basis der Frankfurter Horizontalen jedoch unvermeidlich ist. Nach einer Übertragung auf der Basis der Camper'schen Ebene werden Modelle andererseits häufig so flach ausgerichtet, daß bei Sägemodellen Platzprobleme im Bereich des Artikulator*ober*teils entstehen. Von Seiten des Herstellers ist daher die Ausrichtung auf eine Bezugsebene vorgesehen, die geometrisch zwischen diesen beiden Bezugsebenen liegt. Die Kondylenbahnneigung zu dieser „Patientenhorizontale" kann – falls erforderlich – mittelwertig mit 38° angenommen werden. Da diese Thematik insbesondere im Zusammenhang mit der Übertragung der Bezugsebene am Patienten relevant ist, wird sie im Zusammenhang mit der Durchführung dieser Maßnahme ausführlicher besprochen (siehe 4.3.6).

Die **Krümmung der Kondylenbahn** ist bei allen bisherigen Artex-Artikulatoren herstellerseitig mit einem Radius von 12,5 mm vorgegeben; beim Artex AN ist sie durch Austausch der entsprechenden Führungselemente im Kondylargehäuse („Kondyleneinsätze") zu verändern (siehe 3.3.1); mit Einschränkungen gilt dies auch für den Artex AL (siehe 3.3.3).

Die **Kondylenbahnneigung** ist dabei im Bereich 0-60° einstellbar; für die Fälle, in denen – in Relation zur Bezugsebene – negative Kondylenbahnneigungswinkel auftreten, sind diese bis -20° nachvollziehbar. Im Artex TS, TK und TR bleibt diese Einstellmöglichkeit auf den Bereich (+)15-60° beschränkt. Die Geräte Artex N, NK und AT sind mangels Justiermöglichkeiten nur für zahntechnische Arbeiten ohne Einfluß auf die dynamische Okklusion geeignet.

Bei allen Artex-Artikulatoren ist der **Bennettwinkel** im Bereich 0-20° einstellbar; die für rekonstruktives Arbeiten prädestinierten Geräte Artex AN, AR, AL und AP bieten einen auf 0-40° erweiterten Einstellbereich. Dieses gilt auch für den Artex AV; jener ältere Artikulator wird in diesem Rahmen jedoch nicht besonders berücksichtigt, da er lediglich in einem speziellen Anwendungsfall – der bereits beschriebenen Aufnahme individuell mit dem Compugnathen gefräster Kondylenboxen – Vorteile bietet.

Ein anfänglicher **medialer Versatz des schwingenden Kondylus** bei der Bennettbewegung („immediate side shift") wird in den Serienausführungen zunächst nicht wiedergegeben. Beim Artikulator Artex AN ist er durch Austausch der entsprechenden Führungsteile im Kondylargehäuse in Schritten von 0,5 mm bis zu 1,5 mm veränderbar. Der Artex AR bietet ohne Zusatzteile den gleichen Justierbereich. Die Geräte Artex TS und TR ermöglichen Einstellungen von bis zu 4 mm durch Erhöhung der entsprechenden transversalen Freiheitsgrade.

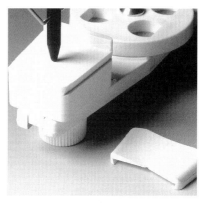

Abb. 3.2-1: Frontzahnführungsteller mit aufsteckbarem Telleraufsatz

Ein **Versatz des Kondylus der Arbeitsseite** nach posterior-latero-cranial wird bei entsprechender Bennettbewegung („retrusive Laterosurtrusion") durch die Gestaltung der Kondyleneinsätze für die Arcon-Artikulatoren AN und AL ohne weitere Modifikationen ermöglicht (siehe 4.9).

Für alle Artex-Artikulatoren sind Frontzahnführungsteller mit aufsteckbaren **Telleraufsätzen** von 10°, 20° und 35° Neigung lieferbar (Abbildung 3.2-1). Ein als Zubehör erhältlicher justierbarer Frontzahnführungsteller ermöglicht in Verbindung mit dem zugehörigen Inzisalstift zudem die stufenlose Einstellung beliebiger Führungswinkel (Abbildung 3.2-2).

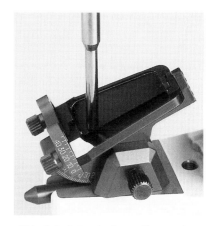

Abb. 3.2-2: Justierbarer Frontzahnführungsteller in Verbindung mit zugehörigem Inzisalstift (siehe 4.9.4)

3.3 Arcon-Artikulatoren

In Anlehnung an die englischen Begriffe „articulator" und „condyle" führte *Bergstroem* 1950 die Bezeichnung „Arcon" ein. Sie kennzeichnet eine Artikulatorkonstruktion, bei der nach dem Vorbild der menschlichen Anatomie kugelförmige Imitationen der Kondylen fest auf dem Artikulatorunterteil befestigt sind; die Führungsflächen befinden sich am korrespondierenden Oberteil.

In Umkehrung dieses Konzeptes konstruierte Geräte, bei denen am Oberkiefer die Kondylarkugeln und am Unterkiefer deren Führungen befestigt sind, werden dementsprechend als „**Non-Arcon**"-Artikulatoren bezeichnet (Abbildung 3.3-1); eine eingehendere Beschreibung dieser Geräte erfolgt im folgenden Abschnitt 3.4.

Für die Verwendung von Arcon-Artikulatoren sprechen mehrere **Vorteile:**

▶ Variationen der Kondylenform und -führung werden durch austauschbare Führungselemente im Kondylargehäuse ermöglicht.

▶ Eine Erhöhung der vertikalen Dimension und die dazu erforderliche Erhöhung des Inzisalstiftes verändert nicht die Einstellung der Kondylenbahnneigung relativ zur Bezugsebene; diese ist per definitionem immer mit dem Artikulatoroberteil identisch.

▶ Bei der Programmierung der Mediotrusionsbewegung mit Hilfe exzentrischer Positionsregistrate ist kein Nachjustieren der Kondylenbahnneigung notwendig (siehe 4.9).

▶ Die Übereinstimmung der Bauweise des Artikulators mit der menschlichen Anatomie läßt die Simulation des Kauorgans besser verständlich erscheinen.

▶ Ergänzende Meßinstrumente zur metrischen Analyse der Kondylenposition bauen in mehreren Simulations-Systemen auf vorhandenen Arcon-Artikulatoren oder deren Grundgerüsten auf. Beim Artex-System wird diese Aufgabe vom Condylen-Positions-Meßinstrument CPM übernommen, welches nach entsprechender Gleichschaltung (siehe 4.6.1) auch zu den systemeigenen Non-Arcon-Artikulatoren kompatibel ist.

▶ Positionsänderungen der Kondylen sind konstruktionsbedingt zunächst einfacher zu verwirklichen. Mittlerweile stehen aber Non-Arcon-Artikulatoren mit aufwendigen Führungen der Kondylenkugeln und geeigneten Einstellhilfen zur Verfügung, die hier einen Ausgleich schaffen (siehe 3.4.2).

Zu der Frage, ob Arcon-Artikulatoren die Unterkieferbewegungen genauer reproduzieren oder nicht, wurden zahlreiche Untersuchungen veröffentlicht. Für Artikulatoren mit rektilinearen, also ungekrümmten, Kondylarführungen existieren hierzu verschiedene Auffassungen. Übereinstimmung scheint jedoch darin zu bestehen, daß bei analoger Krümmung der Kondylarführungen bzw. Kondyleneinsätze zumindest die sagittalen Bewegungen von Arcon- und Non-Arcon-Geräten nicht voneinander abweichen. *Fuhr* und *Reiber* empfahlen daher 1986 Artikulatoren grundsätzlich mit kurvilinearen Kondylarführungen auszustatten. Tatsächlich erfüllen alle in der vorliegenden Abhandlung berücksichtigten Artex-Artikulatoren diese Anforderung.

Den genannten Hauptvorteilen von Arcon-Artikulatoren stehen in der Praxis auch **Nachteile** gegenüber:

▶ Arcon-Artikulatoren mit konventioneller Zentrikverriegelung können nicht um 180° geöffnet und mit einem auf der Oberseite des Oberteils eingeschraubten Abstützstift gelagert werden. Sie sind dadurch bei der Modellation von Restaurationen schwieriger zu handhaben.

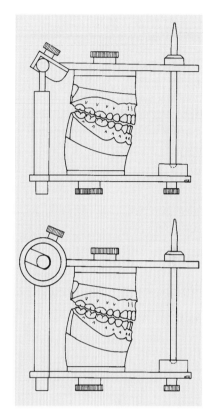

Abb. 3.3-1: Konstruktionsprinzip des Arcon- (oben) und des Non-Arcon-Artikulators (unten), modifiziert nach *Shillingburg*

▶ Durch die zuschaltbare Verriegelung der Kondylenkugeln in zentrischer Kondylenposition ist die Kondylarführung bei Arcon-Artikulatoren leicht aufzuheben. Bei der Kontrolle der dynamischen Okklusionsbeziehungen muß daher ein gewisser Druck auf das Oberteil ausgeübt werden, was unerwünschte Abrasionen des Modellmaterials fördert. Dennoch sind Distraktionsvorgänge und hierbei unbemerkt entstandene Bißerhöhungen im Molarenbereich nur schwer zu kontrollieren.

Mit verschiedenen Systemen zur Verriegelung der Kondylenkugeln in zentrischer Kondylenposition wird mittlerweile versucht, dieser Problematik zu begegnen. In der Ausführung dieser Verriegelungsmechanismen liegt einer der Hauptunterschiede zwischen den verschiedenen Arcon-Artikulatoren des Artex-Systems.

3.3.1 Artex AN

Der Artex AN ist ein teiljustierbarer individueller Arcon-Artikulator (Abbildung 3.3-2). Von früher vorgestellten Arcon-Artikulatoren unterscheidet er sich im wesentlichen durch

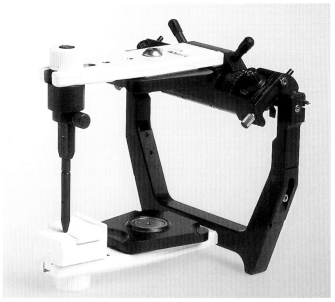

Abb. 3.3-2: Arcon-Artikulator Artex AN

▸ eine neuartige Zentrikverriegelung, die in zentrischer Kondylenposition eine sichere, frei rotierbare Befestigung des Artikulatoroberteils ermöglicht; und dadurch bedingt

▸ die Möglichkeit, das Artikulatoroberteil um 180° und mehr zu öffnen und auf einem an der Artikulatoroberseite einschraubbaren Abstützstift ruhend geöffnet zu halten – eine Eigenschaft, die bisher zu den Hauptvorteilen traditioneller Non-Arcon-Artikulatoren zählte (Abbildung 3.3-3).

Hinzu kommen zwei in den Artikulator integrierte Einstellmöglichkeiten zur Protrusion und Distraktion, die bislang unabhängigen Zusatzgeräten zur Variation der Mandibular- bzw. Kondylarposition vorbehalten waren. Am Artex AN ermöglichen nunmehr

▸ an das Artikulatoroberteil im Bereich der Kondylargehäuse angeschraubte Protrusionseinstellhilfen die stufenlose Vorgabe einer ein- oder beidseitigen Protrusion des Unterkiefers (Abbildung 3.3-4), sowie

▸ in das Artikulatorunterteil integrierte teleskopierende Distraktionseinstellhilfen eine Erhöhung der vertikalen Dimension im Kondylenbereich für jede Seite einzeln (Abbildung 3.3-5).

Die Konzeption des Artex AN weist im Gegensatz zu herkömmlichen Arcon-Artikulatoren einige Konstruktionsmerkmale auf, die es ermöglichen, in das Artikulatoroberteil eine neuartige **Zentrikverriegelung** zu integrieren. Der Mechanismus beruht auf zwei Messing-Viertelschalen, welche durch Rotation von hinten unten um die Kondylenkugeln des Artikulatorunterteils herum geschlossen werden. Hierzu werden zwei Hebel auf der Rückseite des Artikulatoroberteils eine Vierteldrehung nach unten bewegt (Abbildungen 3.3-6, 3.3-7).

Die Integration der Zentrikverriegelung erforderte eine Umkonstruktion des Artikulatorunterteils. Diese besteht darin, daß die Kondylen nicht mehr wie bei den herkömmlichen Arcon-Artikulatoren aufrecht stehen, sondern daß die Kondylenkugeln von lateral in ihre Ruheposition hineinragen

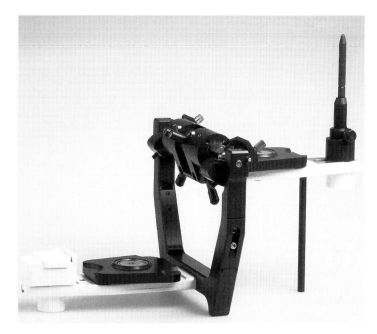

Abb. 3.3-3: Das Oberteil des Artex AN läßt sich vollständig zurückschwenken, was eine Arbeitsweise wie beim Einsatz traditioneller Non-Arcon-Artikulatoren ermöglicht.

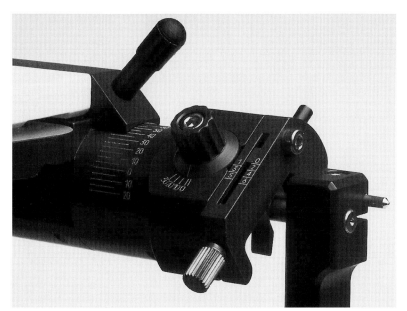

Abb. 3.3-4: Artex AN mit Protrusionseinstellhilfe

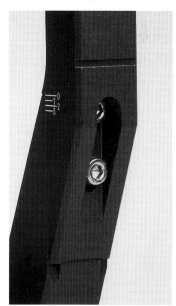

Abb. 3.3-5: Artex AN mit Distraktionseinstellhilfe

(Abbildung 3.3-8 und 3.3-9). Die Bewegung der Kondylenkugeln in den korrespondierenden Führungselementen des Artikulatoroberteils – den Kondyleneinsätzen – wird davon jedoch nicht beeinflußt.

Die **Einstellung der Kondylenbahnneigung** erfolgt durch Rotation des Kondylargehäuses um die Kondylenkugel. Die jeweilige Einstellung wird mit Hilfe eines Inbusschlüssels an der Rückseite des Artikulatoroberteils, am nicht bewegten anthrazitfarben eloxierten Grundgerüst fixiert (Abbildung 3.3-10). Zur Einstellung dient ein spezieller Inbusschlüssel mit rotem Griff; alternativ kann jeder andere Inbusschlüssel gleicher Größe benutzt werden. Die Ablesung der eingestellten Kondylenbahnneigung erfolgt auf der Oberseite des Kondylargehäuses an der Vorderkante der anthrazitfarbenen Querträger (Abbildung 3.3-11).

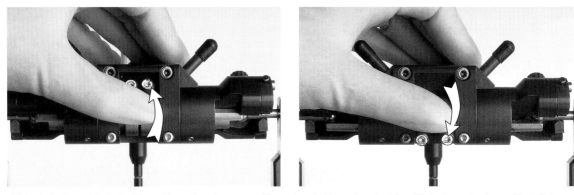

Abb. 3.3-6 und 3.3-7: Zentrikverriegelung geöffnet durch Rotation beider Hebel nach oben (links) bzw. geschlossen durch Rotation der Hebel nach unten (rechts)

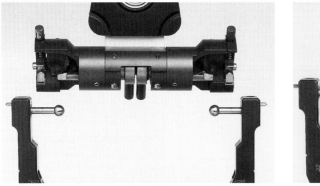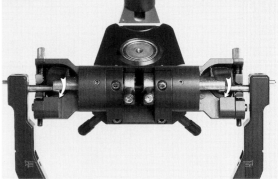

Abb. 3.3-8 und 3.3-9: Zentrik-Verriegelung im geöffneten und geschlossenen Zustand

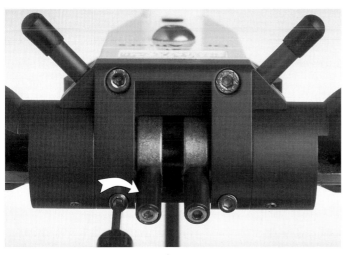

Abb. 3.3-10: Fixierung der eingestellten Kondylenbahnneigung am Artex AN

Lateral neben jenen Skalen sind die Elemente zur **Einstellung des Bennettwinkels** angeordnet. Auf der Oberseite beider Kondylargehäuse befinden sich hierzu silbrige Inbusschrauben im Inneren anthrazitfarbener Justierrändel. Mit Hilfe der Inbusschrauben werden gefräste Kondyleneinsätze aus Kunststoff an der Unterseite des Kondylargehäuses fixiert. Die Einstellung dieser Kondyleneinsätze erfolgt

mittels der äußeren Justierrändel (Abbildung 3.3-12); sie wird im Zusammenhang mit den hierfür erforderlichen exzentrischen Positionsregistraten erläutert (siehe 4.9.1).

Zum **Austausch der Kondyleneinsätze** sind demzufolge zunächst die genannten inneren Inbusschrauben zu lösen und anschließend die anthrazitfarbenen Justierrändel an der Oberseite der Kondylargehäuse zu entfernen. Dieses ermöglicht den Ersatz der Kondyleneinsätze auf der Unterseite durch Einsätze anderer Krümmung (Radius der Kondylenbahn) und anderer medialer Freiheitsgrade („side shift"). Die Auswahl individuell auf den jeweiligen Patienten abgestimmter Kondyleneinsätze

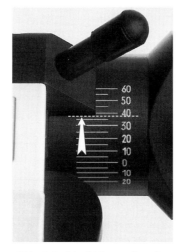

Abb. 3.3-11: Ablesen der eingestellen Kondylenbahnneigung am Artex AN

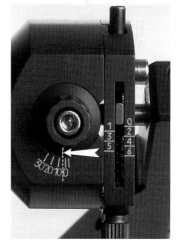

Abb. 3.3-12: Justierrändel- und Inbus-Schraube für die Einstellung und Skala zum Ablesen des Bennettwinkels.

setzt in der Regel die vorherige Aufzeichnung der Kondylenbahnen mit Hilfe achsiographischer Verfahren voraus. Zur Auswertung und Dokumentation derartiger Registrierungen (Rotographie, siehe Kapitel 5) sowie zur nachfolgenden Auswahl geeigneter Einsätze stehen im Artex-System ein Formblatt mit integrierten Auswertetabellen und ein zusätzliches Meßlineal (Rotograph Lineal II) zur Verfügung.

Zur **Erhöhung der vertikalen Dimension im Kondylenbereich** ist in das U-förmige Grundgerüst des Artikulatorunterteils eine teleskopierende Verstellmöglichkeit integriert (Abbildung 3.3-13). Auch hier wird die zahnärztliche Diagnose, die zur Entscheidung zugunsten einer Erhöhung der vertikalen Dimension im Kondylenbereich führt, auf der Grundlage einer Auswertung der Differenz zwischen der zentrischen und der habituellen Okklusion auf dem Befundbogen zum Artex-System dokumentiert. Am Artex AN sind zur Einstellung einer Distraktion zunächst die von lateral zugänglichen, jeweils paarweise übereinander angeordneten Inbusschrauben zu lösen. Anschließend wird das Artikulatoroberteil bis zur gewünschten Markierung in 0,5 mm-Schritten angehoben. Zuletzt werden die gelösten Inbusschrauben wieder befestigt (Abbildung 3.3-14). Zur Vermeidung von Mißverständnissen empfiehlt es sich, einen derartig justierten Artikulator mit einer zusätzlichen Markierung zu versehen.

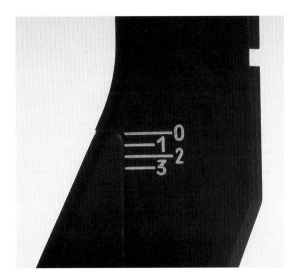

Abb. 3.3-13: Distraktions-Einstellung

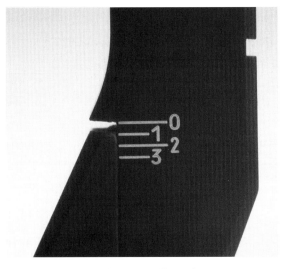

Abb. 3.3-14: Einstellung einer Distraktion von 1 mm

Dieses gilt auch für die **Protrusionseinstellung**, die mit Hilfe der genannten abschraubbaren Einstellhilfen lateral an den Kondylargehäusen erfolgt. Diese Einstellhilfen werden durch einen Führungsstift von lateral auf das Kondylargehäuse geführt und mit je einer Inbusschraube befestigt (Abbildung 3.3-15). Die Grundeinstellung dieser Protrusionseinsätze ist die Nullposition. Diese ist erreicht, wenn der Unterrand des roten Anzeigers in der Führungsspur neben der Nullmarkierungen der Oberseite des Protrusionseinsatzes steht. Zur Simulation einer protrusiven Unterkieferposition im Artikulator wird mittels der roten Rändelschrauben der rote Anzeiger in der Führungsspur soweit bewegt, bis der erwünschte Wert eingestellt ist. Mangels spezieller Gravierungen ist diese Anzeige eher unauffällig. Eine Verriegelung des Artikulatoroberteils ist mit der beschriebenen Zentrikverriegelung jedoch nicht mehr möglich. In der Praxis könnte sich daher erst beim Versuch der Verriegelung herausstellen, daß eine protrusive Einstellung vorgewählt war. Zur Vermeidung derartiger Versehen bietet es sich an, die Protrusionseinstellhilfen bei vorübergehendem Nichtgebrauch zu entfernen (Abbildung 3.3-16).

Aus der neuartigen Konstruktion des Artikulatorunterteils ergibt sich auch eine veränderte Anordnung der lateralen *Arbiträrstifte* zum Aufsetzen der Ohroliven arbiträrer Gesichtsbögen. Bei konventionellen Arcon-Artikulatoren sind diese Arbiträrstifte an der Außenfläche

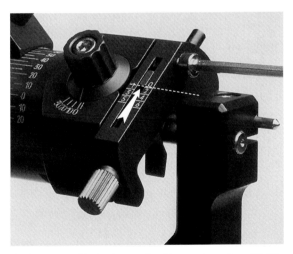

Abb. 3.3-15: Befestigung der Protrusionseinstellhilfe mit einer Inbusschraube

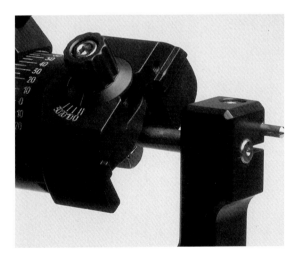

Abb. 3.3-16: Linkes Kondylargehäuse ohne Protrusionseinstellhilfe

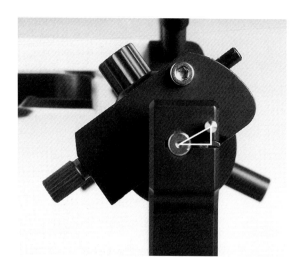

Abb. 3.3-17: Anordnung der Arbiträrstifte beim Artex AN: Das eingezeichnete Dreieck beschreibt die geometrische Beziehung zwischen der Position des Arbiträrstiftes und der Scharnierachse.

der Kondylargehäuse exzentrisch angebracht, was bestimmte geometrische Vorgaben für die direkte **Montage arbiträrer Gesichtsbögen** am Kondylargehäuse erfordert. Die veränderte Konstruktion des Artex AN ermöglicht eine Verlagerung der Arbiträrstifte an die Außenfläche des Artikulator*unterteils* (Abbildung 3.3-17). Dieses hat zur Folge, daß die Einstellung der Kondylargehäuse beim Axis-Transfer keinerlei Einfluß auf die Relationen der Oberkieferposition zur Scharnierachse sowie der Bezugsebene hat (siehe 4.4.1).

3.3.2 Artex AR

Der Artex AR ist ebenfalls ein teiljustierbarer individueller Arcon-Artikulator (Abbildung 3.3-18). Als Weiterentwicklung des Artex AN übernimmt er dessen Grundkonzeption, bietet aber einige zusätzliche Ausstattungsdetails. Gemeinsam mit dem AN unterscheidet er sich von anderen früher eingeführten Arcon-Artikulatoren im wesentlichen durch

▸ eine unkonventionelle Zentrikverriegelung, die in zentrischer Kondylenposition eine sichere, frei rotierbare Befestigung des Artikulator-Oberteils ermöglicht; und durch

▸ die Möglichkeit, das Artikulatoroberteil um 180° und mehr zu öffnen und auf einem an der Oberseite einschraubbaren Abstützstift ruhend geöffnet zu halten – eine Eigenschaft, die bisher zu den Hauptvorteilen traditioneller Non-Arcon-Artikulatoren zählte (Abbildung 3.3-19).

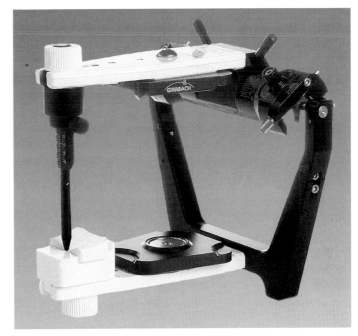

Abb. 3.3-18: Arcon-Artikulator Artex AR

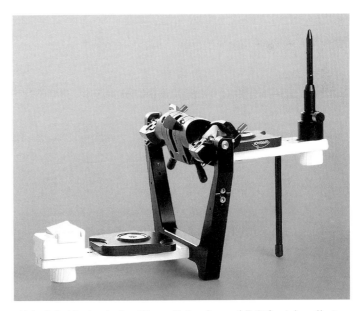

Abb. 3.3-19: Auch das Oberteil des Artex AR läßt sich vollständig zurückschwenken, was die aus Anwendersicht gewünschte Arbeitsweise wie bei Non-Arcon-Artikulatoren ermöglicht.

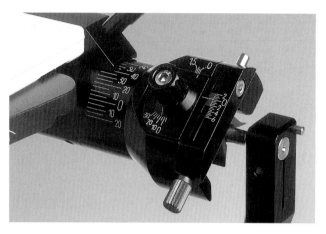 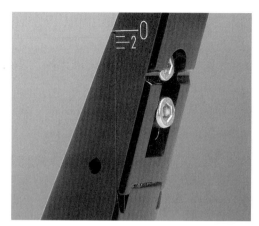

Abb. 3.3-20: Artex AR mit „Protrusionseinstellhilfe", die hier auch zur Justierung der Retrusion dient

Abb. 3.3-21: Artex AR mit Distraktions-einstellhilfe

Hinzu kommen drei in den Artikulator integrierte Einstellmöglichkeiten zur Protrusion und Distraktion, die bislang unabhängigen Zusatzgeräten zur Variation der Mandibular- bzw. Kondylarposition vorbehalten waren. Wie am Artex AN ermöglichen dabei

▸ anschraubbare Protrusionseinstellhilfen an den Kondylargehäusen die stufenlose Vorgabe einer ein- oder beidseitigen Protrusion des Unterkiefers (Abbildung 3.3-20), sowie

▸ teleskopierende Distraktionseinstellhilfen im Grundgerüst des Artikulatorunterteils für jede Seite einzeln die Erhöhung der vertikalen Dimension im Kondylenbereich (Abbildung 3.3-21).

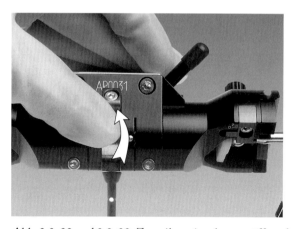 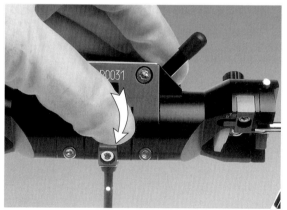

Abb. 3.3-22 und 3.3-23: Zentrikverriegelung geöffnet durch Rotation des roten Hebels nach oben bzw. geschlossen durch Rotation nach unten

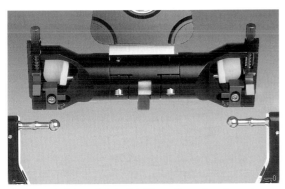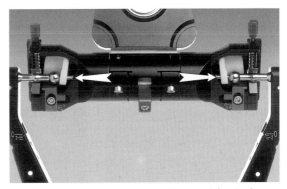

Artex 3.3-24 und 3.3-25: Zentrikverriegelung in geöffnetem (links) und geschlossenem Zustand (rechts)

Auch die Konstruktion des Artex AR ermöglicht im Gegensatz zu konventionellen Arcon-Artikulatoren die Integration einer neuartigen **Zentrikverriegelung** in das Artikulatorober-teil. Im Gegensatz zum Artex AN beruht der Mechanismus dabei nicht mehr auf der Rotation zweier Messing-Viertelschalen mittels einzelner Hebel auf der Rückseite des Artikulatoroberteils. Statt dessen bewegt nunmehr ein einzelner Hebel gleichzeitig zwei axiale Verriegelungsstifte von medial in entsprechende Einkerbungen der Kondylenkugeln (Abbildungen 3.3-22 und 3.3-23).

Auch beim AR stehen diese Kondylenkugeln nicht wie bei herkömmlichen Arcon-Artiku-latoren aufrecht, sondern ragen von lateral in ihre Ruheposition hinein (Abbildung 3.3-24 und 3.3-25). Die Bewegung der Kondylenkugeln in den Führungselementen des Artiku-latoroberteils – den Kondyleneinsätzen – wird davon nicht beeinflußt.

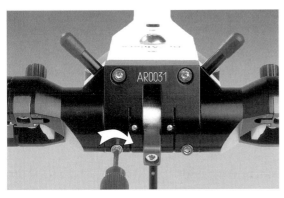

Abb. 3.3-26: Arretierung der eingestellten Kondy-lenbahnneigung mit Hilfe des systemüblichen Inbus-schlüssels

Die **Einstellung der Kondylenbahnneigung** erfolgt durch Rotation des Kondylargehäu-ses um die Kondylenkugel. Die jeweilige Einstellung wird mit Hilfe eines Inbusschlüs-sels – an der Rückseite des Artikulator-oberteils – am nicht bewegten schwarz elo-xierten Grundgerüst fixiert (Abbildung 3.3-26). Zur Einstellung dient der mitgelie-ferte Inbusschlüssel mit metallisch-rotem

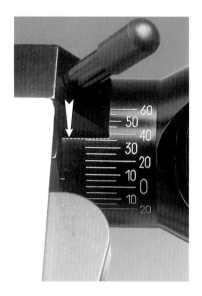 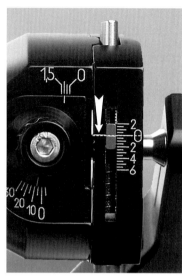

Abb. 3.3-27 (links): Ablesen der eingestellten Kondylenbahnneigung am Artex AR

Abb. 3.3-28 (rechts): Justierrändel für die Einstellung und Skala zum Ablesen des Bennettwinkels. Die zentrale Inbusschraube arretiert gleichzeitig auch den am Oberrand ablesbaren „immediate side shift".

Griff; alternativ kann jeder handelsübliche Inbusschlüssel gleicher Größe benutzt werden. Die Ablesung der eingestellten Kondylenbahnneigung erfolgt auf der Oberseite des Kondylargehäuses an der Vorderkante des schwarzen Querbocks (Abbildung 3.3-27).

Lateral neben jenen Skalen sind die Elemente zur **Einstellung der Bennettbewegung** angeordnet. Anders als beim Artex AN läßt deren Ausstattung bereits serienmäßig neben der Einstellung des Bennettwinkels auch die stufenlose Vorgabe eines „immediate side shift" zu. Ein Austausch der Kondyleneinsätze ist daher nicht mehr erforderlich. Dies geht allerdings einher mit dem Verlust der Möglichkeit, die Kondyleneinsätze durch solche anderer Krümmung zu ersetzen. Die Einstellung dieser Kondyleneinsätze erfolgt mittels der schwarzen Justierrändel auf der Oberseite der Kondylargehäuse (Abbildung 3.3-28); sie wird im Zusammenhang mit den hierfür erforderlichen exzentrischen Positionsregistraten erläutert (siehe 4.9.1). Im Inneren der Justierrändel befinden sich silbrige Inbusschrauben, mit denen die – an der Unterseite des Kondylargehäuses liegenden – Kondyleneinsätze aus weißem, hochverdichtetem Kunststoff nach der Einstellung fixiert werden.

Zur **Erhöhung der vertikalen Dimension im Kondylenbereich** ist auch in das U-förmige Grundgerüst dieses Artikulatorunterteils eine teleskopierende Verstellmöglichkeit integriert (Abbildung 3.3-29). Voraussetzung für die bestimmungsgerechte Nutzung dieser Funktion ist eine zahnärztliche Diagnose, die eine Erhöhung der vertikalen Dimension im Kondylen-

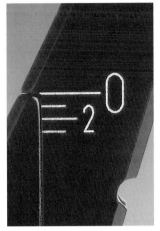

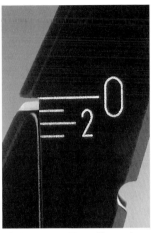

Abb. 3.3-29: Distraktions-
einstellung geschlossen

Abb. 3.3-30: Einstellung einer
Distraktion von 1 mm

bereich erfordert. Diese kommt in der Regel auf der Grundlage einer Auswertung der Differenz zwischen der zentrischen und der habituellen Okklusion zustande und ist auf dem Befundbogen zum Artex-System zu dokumentieren (siehe 4.10). Auch am Artex AR sind zur Einstellung einer Distraktion zunächst die von lateral zugänglichen, jeweils paarweise übereinander angeordneten Inbusschrauben zu lösen. Anschließend wird das Artikulatoroberteil bis zur gewünschten Markierung in 0,5 mm-Schritten angehoben. Zuletzt werden die gelösten Inbusschrauben wieder befestigt (Abbildung 3.3-30). Zur Vermeidung von Mißverständnissen empfiehlt es sich, auch einen derartig justierten Artex AR mit einer Markierung zu versehen.

Die **Protrusionseinstellung** erfolgt mit Hilfe abschraubbarer Einstellhilfen lateral an den Kondylargehäusen (Abbildung 3.3-31). Die Führung dieser Einstellhilfen wurde im Vergleich zum AN durch zusätzliche Sekundärkondylen lateral neben den eigentlichen Kondylenkugeln verbessert. Die Protrusionseinstellhilfen sind bei Bedarf abnehmbar (Abbildung 3.3-32).

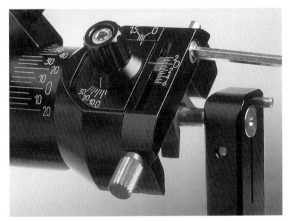

Abb. 3.3-31: Befestigung der Protrusionseinstellhilfe
mit einer Inbusschraube

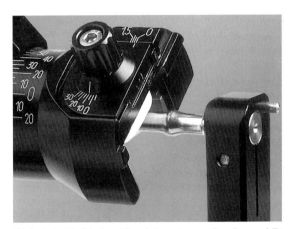

Abb. 3.3-32: Linkes Kondylargehäuse des Artex AR
ohne Protrusionseinstellhilfe

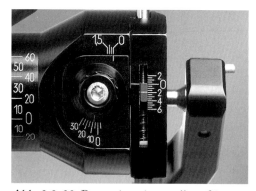

Abb. 3.3-33: Protrusion eingestellt auf 2 mm

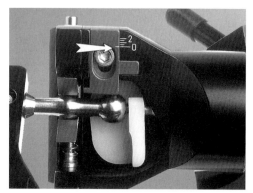

Abb. 3.3-34: Retrusionseinstellhilfe mittels eines verstellbaren Schiebeelementes an Stelle der Rückwand des Kondylargehäuses

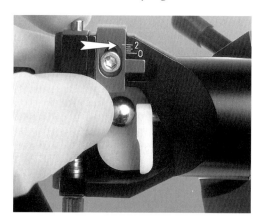

Abb. 3.3-35: Einstellung eines Retrusionsraumes von maximal (-)2 mm bei vorübergehend gelöster Inbusschraube, Bennettwinkel noch unver-

Die momentane Ausrichtung der Protrusionseinstellung ist nunmehr aber durch die weiße Strichmarkierung auf dem roten Anzeiger ablesbar. Hier besteht ein *Unterschied*, der beim gleichzeitigen Einsatz der Typen AN und AR zu beachten ist: Obwohl beim AR die *Strichmarkierung* in der Mitte des roten Anzeigers aufgebracht ist, entspricht diese beim AN der unmarkierten Unterkante (vgl. Abbildung 3.3-12). Zur Simulation einer protrusiven Unterkieferposition im Artikulator wird auch beim AR der Anzeiger mittels der roten Rändelschraube auf den gewünschten Wert eingestellt. In derartig protrudierter Position ist die neukonstruierte Zentrikverriegelung allerdings nicht fixierbar (Abbildung 3.3-33).

Zusätzlich zur Protrusionseinstellung bietet der Artex AR die für Arcon-Artikulatoren seit langem geforderte **Retrusionseinstellung.** Konstruktiv trat hierfür an die Stelle der bisher starren Rückseite der Kondylargehäuse ein verstellbares rot-eloxiertes Schiebeelement (Abbildung 3.3-34). Die Einstellung des gewünschten Retrusionsweges erfolgt für jede Seite getrennt mittels einer Inbusschraube und dem systemüblichen Inbusschlüssel. Der eingestellte Wert ist direkt neben der Inbusschraube auf einer weißen Strichmarkierung in 0,5 mm-Schritten bis zum Maximalwert 2 mm ablesbar. Die Richtung des Retrusionsweges ist sagittal als Verlängerung der Kondylenbahn in deren Neigung festgelegt und konstruktiv auf maximal (-)2 mm begrenzt (Abbildung 3.3-35). Zur Kontrolle ragen bei Retrusionseinstellungen mit einem Betrag größer 0 die roten Schiebeelemente über die hintere Kontur der Kondylargehäuse hinaus. Beim Blick auf die Oberseite des Artikulators fällt dadurch sofort der rote Überstand auf, was diesbezügliche Irrtümer ausschließen sollte (Abbildung 3.3-36). Der Maximalwert ist an dieser Stelle allerdings nicht als diskreter Wert [mm] ablesbar. Statt dessen übernehmen die Protrusionsanzeiger diese Funktion zusätzlich. Dafür wurden ihr skalierter Einstellbereich und ihre Funktion auf die Retrusionseinstellung mit abgestimmt (s.u.). Sofern ein Retrusionsweg in der beschriebenen Weise voreingestellt ist, ermöglicht somit die gleichseitige „Prostrusionseinstellung" die eigentliche sagittale Bewegung und zeigt deren aktuellen Betrag in 0,5 mm-Schritten an. Aus konstruktiven Gründen ist hierfür leider die vorüber- gehende Justierung des Bennettwinkels in sagittal gerader Ausrichtung erforderlich.

Mit dem Grundkonzept wurde vom Artex AN auch die Anordnung der lateralen *Arbiträrstifte* zum Aufsetzen der Ohroliven übernommen. Die Arbiträrstifte sind dabei nicht mehr am beweglichen Kondylargehäuse, sondern an der Außenfläche des Artikulator*unterteils* angebracht (Abbildung 3.3-37). Dieses hat zur Folge, daß die Einstellung der Kondylargehäuse beim Axis-Transfer auf die Arbiträrstifte keinerlei Einfluß auf die Ausrichtung der Oberkieferposition zur Bezugsebene hat (siehe 4.4.1).

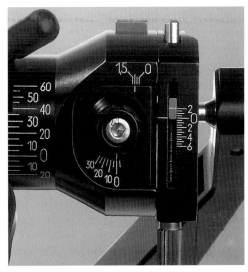

Abb. 3.3-36: Retrusionseinstellung >0 erkennbar am aus dem Kondylargehäuse ragenden Schiebeelement; Prostrusionseinstellhilfe auf (-)2 mm justiert, Bennettwinkel vorübergehend auf 0 Grad reduziert

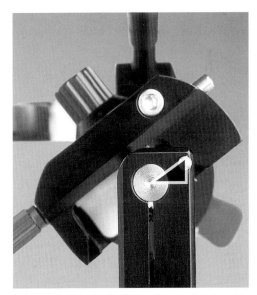

Abb. 3.3-37: Auch beim Artex AR ist die Anordnung der Arbiträrstifte relativ zur Scharnierachse und der Bezugsebene durch ein (eingezeichnetes) Dreieck charakterisiert.

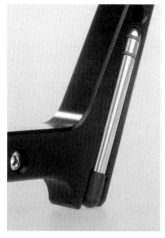

Abb. 3.3-38: zusätzliche Stütz-beine als rutschsichere Stand-füße des Artikulators

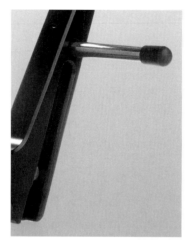

Abb. 3.3-39: Einführen der Stütz-beine in die vorbereiteten Führ-ungslöcher ermöglicht...

Nach der Übertragung der Ober- und Unterkiefermodelle in den Artikulator und der Programmierung des Gerätes bietet der Artex AR zusätzlich noch eine weitere neue Funk-tion: In die Rückseite des Arti-kulatorgrundgerüstes sind zwei zusätzliche **Stützbeine** einge-lassen. Bei Nichtgebrauch wer-den diese durch Magnete und je zwei Gummiringe in ihrer Position fixiert (Abbildung 3.3-38). Zusätzliche Gummi-stopper an der Spitze der Stützbeine wirken dabei als rutschsichere Standfüße für den Artikulator. Bei Bedarf können die Stützbeine aus ihrer Ruheposition entnom-men und in vorbereitete Führungslöcher eingeschoben werden (Abbildung 3.3-39). Die beiden Gummiringe hal-ten sie dort recht sicher fest, wodurch sich eine Möglichkeit zur Abstützung des gesamten Artikulators in zurückgeneigter Position ergibt (Abbildung 3.3-40).

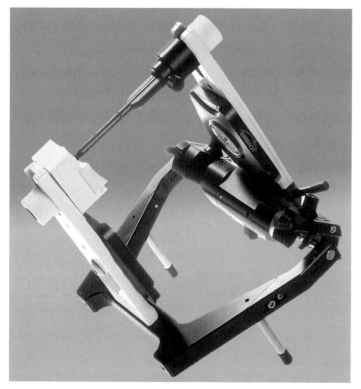

Abb. 3.3-40: ...die Abstützung des Artex AR in zurückgeneigter Position

3.3.3 Artex AL/AP

Auch der Artex AL ist ein teiljustierbarer individueller Arcon-
Artikulator (Abbildung 3.3-41).
Im Gegensatz zu den Geräten
AN und AR sind seine Simulationsmöglichkeiten allerdings auf
die Einstellung der Kondylenbahnneigung und des Bennettwinkels beschränkt. Prinzipiell
sind auch die Kondyleneinsätze
durch Einsätze unterschiedlicher
Krümmungsradien austauschbar.
Da aus technischen Gründen im

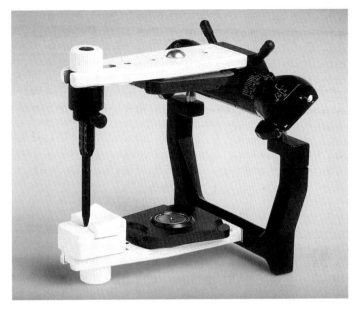

Abb. 3.3-41: Arcon-Artikulator Artex AL

Artex AL jedoch keine Kondyleneinsätze mit erhöhtem transversalem Freiheitsgrad („side
shift") einsetzbar sind, bleibt eine derartige Einstellung in der Praxis den Typen AN und
AR vorbehalten.

Der Hauptunterschied in der Konstruktion zu diesen beiden Artikulatoren besteht in der
unterschiedlichen Anordnung der Kondylen, die beim Artex AL im Sinne eines konventionellen Arcon-Artikulators aufrecht auf dem Artikulatorunterteil stehen. Damit einher geht

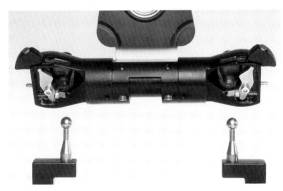

Abb. 3.3-42: Zentrikverriegelung des Artex AL im
geöffneten Zustand

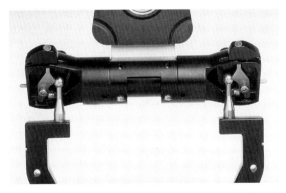

Abb. 3.3-43: Zentrikverriegelung des Artex AL im
geschlossenen Zustand

eine eher konventionelle Konstruktion der Zentrikverriegelung, bei der metallene Führungsschienen unterhalb der Kondylargehäuse lateral unter den Kondylenkugeln einrasten (Abbildungen 3.3-42 und 3.3-43). Im Gegensatz zu vergleichbaren Lösungen, die auf Schraubmechanismen beruhen, ist dieser Verriegelungsmechanismus einfacher und sicherer zu bedienen. In verriegeltem Zustand ermöglicht er jedoch gleichfalls nur eine begrenzte Öffnung des Artikulatoroberteils von ca. 120°; der Versuch einer darüber hinausgehenden Öffnung führt nach Überwindung eines Widerstandes zur Entriegelung.

Die Bedienung dieser **Zentrikverriegelung** erfolgt mittels an der Vorderseite der Kondylargehäuse angebrachter Schnappverschlüsse (Abbildung 3.3-44). Diese lassen sich durch Druck mit den Daumen nach lateral verschieben. Über die Kontur des Kondylargehäuses hinaus geschoben rasten sie hör- und sichtbar ein und sind so in geöffneter Position fixiert (Abbildung 3.3-45). Um die Zentrikverriegelung wieder zu verschließen, sind die Schnappverschlüsse mit den Zeigefingern leicht nach anterior lateral zu ziehen, bevor sie durch Federkraft wieder in ihre ursprüngliche Stellung nach medial zurückfinden (Abbildung 3.3-46).

Die konventionelle Arcon-Bauweise im Kondylenbereich bedingt auch eine entsprechende Gestaltung der Kondylargehäuse. Wie bei vergleichbaren Arcon-Artikulatoren sind hier die Aufnahmepunkte für die Bohrungen in den Ohroliven arbiträrer Gesichtsbögen lateral-

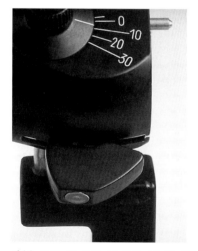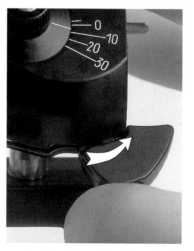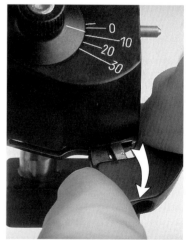

Abb. 3.3-44, 3.3-45, 3.3-46: Bedienung der Zentrikverriegelung des Artex AL (links) Schnappverschluß in geöffneter Position (mitte), Zurückführen in geschlossene Stellung (rechts)

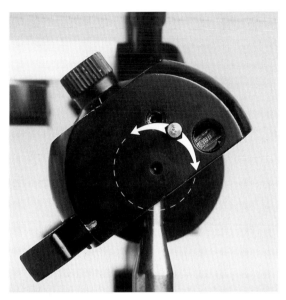

Abb. 3.3-47: Die Position der Arbiträrstifte am Artex AL verändert sich in Abhängigkeit vom eingestellten Kondylenbahnneigungswinkel.

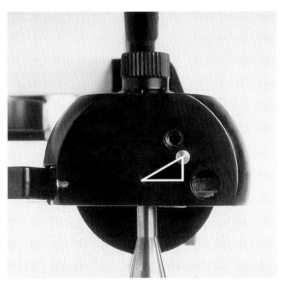

Abb. 3.3-48: Horizontale Ausrichtung des Kondylargehäuses zur Übertragung einer arbiträren Registrierung per Axistransfer auf den Artex AL

exzentrisch an der Außenfläche der Kondylargehäuse angeordnet. Je nach eingestellter Kondylenbahnneigung verändert sich dabei die Position des Aufnahmepunktes („Arbiträrstiftes") am Kondylargehäuse relativ zur Scharnierachse des Artikulators (Abbildung 3.3-47). Die Verwendung arbiträrer Schnellübertragungsbögen setzt aber eine bestimmte räumliche Ausrichtung der Ohroliven zur Scharnierachse voraus. Hieraus ergibt sich, daß bei **direkter Montage arbiträrer Gesichtsbögen** am Artikulatoroberteil die Kondylargehäuse unbedingt in einer geometrisch definierten Neigung auszurichten sind. Bei Verwendung des arbiträren Artex Rotofix-Gesichtsbogens in Kombination mit der direkten Übertragung **per Axis-Transfer** (siehe 4.4.1) sind die Kondylargehäuse des Artex AL daher während der Montage horizontal auszurichten. Praktisch bedeutet dies, die Kondylenbahnneigung vorübergehend auf 0° einzustellen (Abbildung 3.3-48).

Bei der schädelbezüglichen Montage des Oberkiefermodells mit Hilfe des **Übertragungsstandes** (siehe 4.4.3 und 4.4.4) hingegen ist auch im Falle des Artex AL die eingestellte Neigung der Kondylargehäuse ohne Bedeutung, da hierbei die Aufnahmepunkte keine Verwendung finden.

Die *übrigen Bedienungselemente* des Artex AL finden sich entsprechend der familiären Verwandtschaft an ähnlichen Lokalisationen wieder:

▸ Die **Einstellung der Kondylenbahnneigung** erfolgt durch Rotation der metallenen Kondylargehäuse um die Scharnierachse. Zur Fixierung der eingestellten Neigung dienen zwei Inbusschrauben, die auf der Rückseite des Artikulatoroberteils in das schwarze Mittelteil eingelassen sind (Abbildung 3.3-49). Die eingestellte Kondylenbahnneigung kann anschließend auf der Oberseite des Kondylargehäuses mit Hilfe der weißen Skalierung vor dem schwarzen Querträger des Oberkiefermittelträgers abgelesen werden (Abbildung 3.3-50).

▸ Die **Einstellung des Bennettwinkels** erfolgt beiderseits mit Hilfe von Inbusschrauben der gleichen Größe. Diese befinden sich auf der Oberseite beider Kondylargehäuse im Inneren der aufrechten Justierrändel (Abbildung 3.3-51). Mit Hilfe der silbrigen Inbusschrauben werden auch hier die Kunststoff-Kondyleneinsätze auf der Unterseite des Kondylargehäuses fixiert.

Die Einstellung dieser Kondyleneinsätze erfolgt mittels der äußeren schwarzen Justierrändel; sie wird im Zusammenhang mit den hierfür erforderlichen exzentrischen Positionsregistraten erläutert (siehe 4.9.1). Die eingestellten Werte sind auf der Oberseite der schwarzen Kondylargehäuse an Hand einer ringförmigen weißen Skala abzulesen (Abbildung 3.3-51).

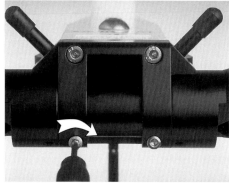

Abb. 3.3-49: Fixierung der eingestellten Kondylenbahnneigung am Artex AL

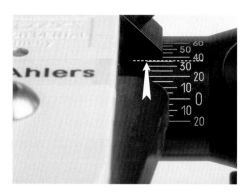

Abb. 3.3-50: Ablesung der eingestellten Kondylenbahnneigung am Artex AL

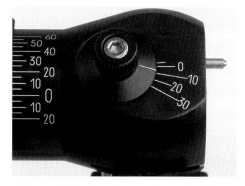

Abb. 3.3-51: Justierrändel- und Inbusschraube zur Einstellung sowie Skala zur Ablesung des Bennetwinkels

▶ Für einen eventuellen **Austausch der Kondyleneinsätze** sind auch beim Artex AL zunächst die genannten Inbusschrauben soweit zu lösen, bis sich die schwarzen Justierrändel an der Oberseite des Kondylargehäuse abheben lassen. Dieses ermöglicht zumindest technisch, die Kunststoffeinsätze an der Unterseite zu entfernen und nach graphischer Aufzeichnung der Kondylenbahnen durch Einsätze *anderer Krümmung* zu ersetzen(siehe 4.8.2). Kondyleneinsätze mit erhöhtem transversalen Freiheitsgrad („side shift") sind beim Artex AL nicht einsetzbar.

Die Ursache für diese Einschränkung liegt in der Konstruktion der beschriebenen Zentrikverriegelung. Im Gegensatz zu konventionellen Arcon-Zentrikverriegelungen ist diese vergleichsweise einfach zu bedienen und robust. Im Hinblick auf die Anwenderfreundlichkeit wäre jedoch eine deutlich größerer Öffnungswinkel mit Abstützung des Artikulatoroberteils bei fortbestehender Zentrikverriegelung wünschenswert. Ein Blick auf die „größeren" Geschwister des AL zeigt, daß die dort realisierten neuen Zentrikverriegelungen diese Anforderung erfüllen.

So verwundert es nicht, daß die Tage des robusten Artex AL gezählt sind und dieser einem Nachfolger unter der Bezeichnung **Artex AP** Platz macht. Die Simulationsmöglichkeiten dieses teiljustierbaren individuellen Arcon-Artikulators umfassen ebenfalls

▶ die **Einstellung der Kondylenbahnneigung** sowie
▶ die **Einstellung des Bennettwinkels**.

Die Integration der aus dem AR bekannten Zentrikverriegelung in das Artikulatoroberteil ermöglicht wie im Artex AN/AR die vollständige Öffnung des Artikulators bei verriegeltem Zentrikschloß und das Abstützen des Artikulatoroberteils auf dem Abstützstift. Entsprechend der technischen Verwandtschaft mit dem AR gleichen sich die einzelnen Arbeitsschritte bei der Handhabung; sie sind daher nicht noch einmal zusätzlich beschrieben (vgl. 3.3.2).

3.4 Non-Arcon-Artikulatoren

Analog den geschilderten Vorteilen moderner Arcon-Artikulatoren, weisen die nicht nach diesem Prinzip konstruierten Non-Arcon-Artikulatoren einige konzeptionelle **Nachteile** auf:

▶ Eine Erhöhung der vertikalen Dimension und die damit verbundene Erhöhung des Inzisalstiftes verändert die Einstellung der Kondylenbahnneigung zur Bezugsebene – sofern diese per definitionem auch hier vom Artikulator*oberteil* repräsentiert wird, während die Einstellung der Kondylenbahnneigung konstruktionsbedingt am Artikulator*unterteil* erfolgt.

▶ Variationen der anatomischen Kondylenform und ihrer Führung sind baulich bedingt am Artikulator nicht nachzuvollziehen; ein Austausch der entsprechenden Führungselemente ist mit vertretbarem Aufwand bisher nicht möglich.

▶ Beim Einstellen der posterioren Führung eines Non-Arcon-Artikulators mit Positionsregistraten sind aus geometrischen Gründen *Korrekturen* erforderlich. Diese beinhalten *bei Mediotrusionsbewegungen* – in Abhängigkeit vom jeweiligen Bennettwinkel – eine *Korrektur* der bereits in Protrusion *eingestellten Kondylenbahnneigung*. In der Praxis werden hierzu spezielle Korrekturtabellen verwendet (siehe 4.9.1).

▶ Die Bauweise des Artikulators mit der Kondylenkugel am Artikulatoroberteil und der Imitation der Kondylenbahn am Artikulatorunterteil entspricht nicht der menschlichen Anatomie. Die damit einhergehende spiegelbildliche Umkehrung vieler Parameter erschwert das Verständnis für die Simulation des Kauorgans.

Von diesen konzeptionellen Nachteilen abgesehen haben sich Non-Arcon-Artikulatoren angesichts ihrer einfachen und sicheren Handhabung bei der Anfertigung von Restaurationen in der Zahntechnik erhebliche Sympathien erworben. Die Grundlage hierfür ist vor allem die sichere Fixierung der Kondylen in statischer und dynamischer Okklusion. Dies ermöglicht ein vollständiges Öffnen des Artikulatoroberteils sowie seine Lagerung mittels eines auf der Oberseite eingeschraubten Abstützstiftes.

Angesichts der geschilderten Eigenschaften der verschiedenen Artikulatortypen bietet sich für Non-Arcon-Artikulatoren folgender Indikations- bzw. Einsatzrahmen an:

Die Ermittlung der Patientenwerte für Kondylenbahnneigungs- und Bennettwinkel erfolgt in der Praxis unter Verwendung individueller Registrate in einem (gleichgeschalteten) justierbaren individuellen Arcon-Artikulator. Nach entsprechender Dokumentation der Einstellwerte auf dem Befundblatt zum Artex-System können die Modelle anschließend auf einen teiljustierbaren individuellen Non-Arcon-Artikulator umgesetzt werden. Dieser ist anstelle konventioneller Modellträgerplatten mit einem Gleichschaltungssystem auszustatten (z.B. Splitex System, siehe 4.6.1 und 4.6.2).

Die entsprechenden Einstellungen der Kondylenbahnneigung und des Bennettwinkels können (mit der genannten Korrektur der Kondylenbahn in Mediotrusion) übernommen werden. Dieses Vorgehen setzt natürlich voraus, daß der jeweilige Non-Arcon-Artikulator Ausmaß und Richtung der Bennettbewegung sowie Neigung und Krümmungsradius der Kondylenbahnen im erforderlichen Maße, d.h. analog der klinischen und bereits am Acron-Gerät eingestellten Situation, reproduzieren kann.

3.4.1 Artex TS/TK

Der Artex TS ist ein teiljustierbarer individueller Non-Arcon-Artikulator (Abbildung 3.4-1). Seine Einstellmöglichkeiten umfassen

▸ die Kondylenbahnneigung in einem Bereich von (+) 15 – 60°,

▸ den Bennettwinkel mit einem Einstellbereich von 0 – 20° (s. 3.2).

Zur **Einstellung der Kondylenbahnneigung** sowie des Bennettwinkels sind seitlich am Artikulatorunterteil zwei Rändelschrauben senkrecht über-

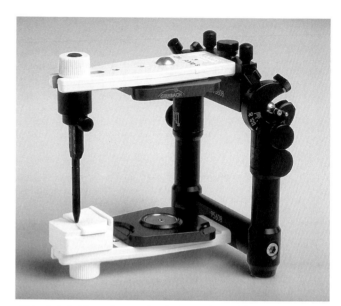

Abb. 3.4-1: Non-Arcon-Artikulator Artex TS

einander angebracht (Abbildung 3.4-2). Die obere dient zur Fixierung der Kondylenbahnneigung, welche an einer weißen halbrunden Skala oberhalb der Rändelschraube abzulesen ist. Mit der unteren Rändelschraube wird die **Einstellung des Bennettwinkels** fixiert. Die Ablesung des Einstellwertes erfolgt an der weißen Skala auf der Vorderseite.

Mit Hilfe einer Zentrik- bzw. ISS-Schraube auf der Oberseite des Artikulatoroberteils ist das Ausmaß der lateralen Beweglichkeit zur Simulation einer Bennettbewegung mit entsprechendem „immediate side shift" einstellbar (Abbildung 3.4-3). Hierzu sind zunächst die beiden seitlichen Achsfixierschrauben zu lösen, um die Achsen selbst für die Bewegung überhaupt freizugeben. Durch Herausdrehen der mittleren „ISS-Schraube" wird anschließend wird der gewünschte Lateralweg eingestellt. Eine Schraubendrehung gibt dabei einen 1 mm Lateralweg frei, zur Kontrolle ablesbar durch einen sichtbaren weißen Skalenring an der

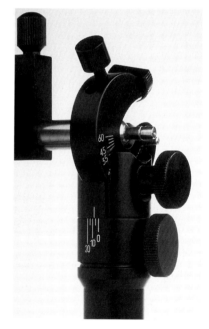

Abb. 3.4-2: Rändelschrauben zur Firxierung der Kondylenbahnneigung (oben) und des Bennetwinkels (unten) am Artex TS

schwarzen ISS-Schraube. Die Verteilung des Lateralweges auf beide Seiten kann gleichmäßig oder ungleichmäßig erfolgen. Um links und rechts gezielt verschiedene Werte einzustellen, ist eine *individuelle Programmierung beider Seiten* möglich. Dabei sollten nacheinander zuerst der kleinere und dann der größere Wert eingestellt werden.

Zur Einstellung von 0,5 mm links und 1 mm rechts wären daher zunächst beide Achsfixierschrauben zu lösen. Zur Einstellung des kleineren ISS nach links wäre dann die ISS-Schraube auf den für die *linke Seite* vorgesehenen Wert einzustellen, das Oberteil in diesem Maße zur linken Seite zu schieben und sofort die linke Achsfixierschraube in dieser Position wieder zu fixieren. Für die nachfolgende Einstellung des ISS auf der rechten Seite müßte dann die ISS-Schraube soviel mehr geöffnet werden, wie für den angestrebten „side shift" rechts erforderlich ist, das Oberteil in diesem Maße zur rechten Seite geschoben und auch die rechte Achsfixierschraube in dieser Position arretiert werden.

Zuweilen ist es allerdings wünschenswert, den Lateralweg ohne Aufwand kurzfristig wieder sperren zu können. Spätere Versionen des Artex TS bieten hierfür durch das Eindrücken eines zusätzlichen roten „Schnellzentrikknopfes" auf dem Kopf der herausgedrehten ISS-Schraube eine *vorübergehende Zentrierung* das Artikulatoroberteils an. Zur *dauerhaften Zentrierung* hingegen wird die ISS-Schraube wieder eingedreht und der Lateralweg damit aufgehoben. Um dabei eine Rückführung der Achsen in ihre zentrische Position zu ermöglichen, müssen hierfür die beiden Achsfixierschrauben vorübergehend gelöst werden.

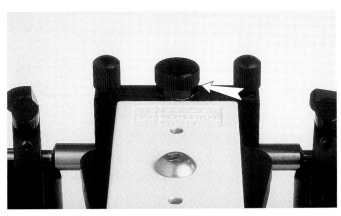

Abb. 3.4-3: Zentrik- oder „ISS"-Schraube (Pfeil) zur Einstellung des „immediate side shift" am Artex TS

Der **Krümmung***radius* **der Kondylenbahn** beträgt 12,5 mm und ist wie bei allen Non-Arcon-Artikulatoren unveränderbar. Auf der Oberseite der Kondylenbahnführungen angebrachte Zentrikfixierschrauben zentrieren die Kondylenkugeln in der tiefsten Position ihrer Kondylenbahn. Die Beweglichkeit des Artikulatoroberteils bleibt durch die präzise

Zentrikverriegelung auf reine Rotationsbewegungen beschränkt. Ergänzend sind am rückwärtigen offenen Ende der Kondylenbahn Sperrschrauben zur Begrenzung der Protrusionsbewegung am Ende der Kondylenbahn angebracht (Abbildung 3.4-4).

Eine **Protrusionseinstellung** kann durch spezielle Protrusionsanzeiger und Austauschen der Zentrikschrauben ins frontale Gewindeloch in Millimeterschritten erfolgen (Abbildung 3.4-5). Metallene Distanzscheiben von 0,2 und 0,3 mm Stärke ermöglichen darüber hinaus die Simulation einer **Distraktion** im Kondylenbereich (Abbildung 3.4-6).

Für den Fall, daß nach dem Koordinieren des arbiträren Artex Rotofix-Gesichtsbogens die **Übertragung** nach dem Prinzip des Axis-Transfers erfolgen soll (siehe 4.4.1), sind auch am Artex TS Arbiträrstifte angebracht. Deren Ausrichtung relativ zum Artikulatoroberteil – und damit zur Bezugs

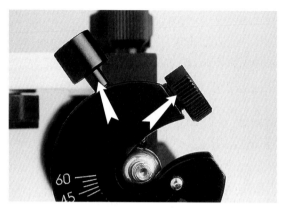

Abb. 3.4-4: Okklusions-Fixierschraube (links) und Sperrschraube (rechts)

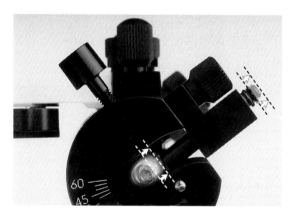

Abb. 3.4-5: Artex TS mit zusätzlichem Protrusionsanzeiger in zentrischer Kondylenposition und in 2 mm protrudierter Kondylenposition (schattiert)

ebene des Artikulators – ändert sich jedoch mit der Einstellung der Kondylenbahnneigung. Analog zum Artex AL (siehe 3.3.3) ist daher zur Montage auch beim Artex TS eine bestimmte Ausrichtung der Kondylenbahnen erforderlich. Laut Bedienungsanleitung des Herstellers ist für den Artex TS dabei eine Kondylenbahnneigung von 60° einzustellen. Tatsächlich wird jedoch selbst bei dieser Maximalneigung der Einstellelemente die korrekte Positionierung der Arbiträrstifte nicht erreicht (analog zur Anordnung der Ohroliven im arbiträren Rotofix-Gesichtsbogen müßten die Stifte nicht nur 6,5 mm posterior der Scharnierachse, sondern auch 3,5 mm oberhalb von dieser stehen). Die klinische Bedeutung dieser Differenz ist im Rahmen einer arbiträren Registrierung vergleichsweise gering (siehe 4.3.4).

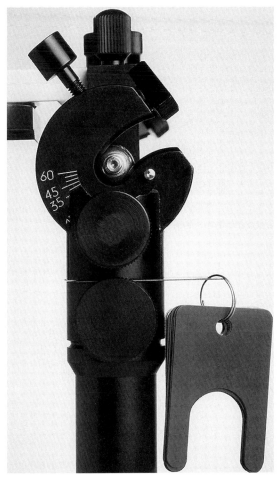

Abb. 3.4-6: Metallscheiben zur Distraktions-einstellung am Artex TS

Sie ist durch den Einsatz des Übertragungs-standes mit Splitex-System zu umgehen.

Als Alternative bietet sich das in Kapitel 3.4.2 vorgeschlagene Vorgehen an: Dem-nach erfolgt der initiale Transfer in einen gleichgeschalteten Arcon-Artikulator im Übertragungsstand mit Splitex-System. So-fern die einartikulierten Modelle *nach* der Ermittlung der Einstellwerte für Kondylen-bahnneigungs- und Bennettwinkel in den Artex TS umgesetzt werden, verliert das o.g. Problem seine Bedeutung.

In Bezug auf die *Zentrikverriegelung* wurde die Benutzung des Schraubmechanismus – wie im Falle der konventionellen Zentrikver-riegelungen früherer Arcon-Artikulatoren – häufig als eher umständlich angesehen. Eine einfacher zu bedienende Alternative bieten daher neue Schnappverschlüsse, in denen ein Riegelblatt aus Kunststoff auf Fingerdruck die Kondylenkugeln in der gleichen Position zentriert und verriegelt. Nach dem dabei auf-tretenden Geräusch wurden diese als „Klick"-Verschlüsse bezeichnet und mit ihrem Anfangs-buchstaben namensgebend für das damit ausgestattete Nachfolgemodell des TS, den **Artex TK**.

Abgesehen von der beschriebenen Zentrikverriegelung unterscheidet sich der Artex TK vom Vorgänger durch die fehlende Einstellmöglichkeit des „immediate side shift". In Analogie zum Verhältnis der Arcon-Artikulatoren Artex AP und AR bleibt diese Einstellmöglichkeit für den Bereich der Non-Arcon-Artikulatoren künftig dem Artex TR vorbehalten (siehe 3.4.2).

3.4.2 Artex TR

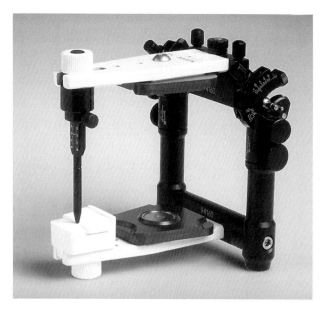

Abb. 3.4-7: Non-Arcon-Artikulator Artex TR

Auch der Artex TR ist ein teiljustierbarer individueller Non-Arcon-Artikulator (Abbildung 3.4-7). Seiner Verwandtschaft mit dem Artex TS zufolge entsprechen sich die Einstellmöglichkeiten beider Geräte weitgehend.

Der wesentliche Unterschied zwischen beiden Artikulatoren besteht in der Konstruktion der beim TR zweiteiligen kondylären Führung. Ohne weitere Hilfsmittel wird hierdurch die Simulation sowohl der **Protrusion** als auch einer **Retrusionsbewegung** möglich (Abbildungen 3.4-8 bis 3.4-10).

Diese Simulationsmöglichkeit war aus zahnärztlicher Sicht seit langem gefordert worden, um nach Anfertigung von Restaurationen in habitueller Okklusion anschließend den Gleitweg in die zentrische Okklusionsposition im Artikulator überprüfen zu können. Obwohl *Gysi* 1906 in seinem Simplex-Artikulator eine derartige Simulationsmöglichkeit bereits realisiert hatte, fehlte diese in den meisten aktuellen Artikulatoren. So fanden *Fuhr* und *Reiber*

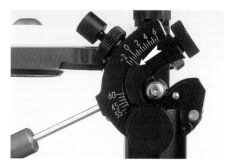
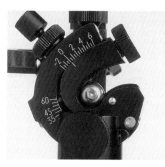
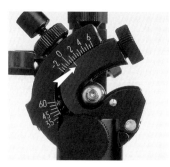

Abb. 3.4-8, 3.4-9, 3.4-10: Die zweiteilige kondyläre Führung des Artex TR in zentrischer Kondylenposition (Mitte), sowie mit eingestellter Retrusion (links) und Protrusion (rechts) von je 1 mm

in einer 1987 publizierten Übersicht nur zwei Non-Arcon-Artikulatoren, die überhaupt eine Retrusionseinstellung ermöglichen. In der Praxis war daher vielfach der Umweg über ein Einsetzen der Modelle in protrusiver Position und gegebenenfalls die anschließende Retrusion bis an den Ursprung der jeweiligen Protrusionseinstellung notwendig. Insofern stellt die seit der Vorstellung des Artex TR und AR gegebene Verfügbarkeit gleichgeschalteter Artikulatoren mit integrierter Retrusionseinstellung eine echte Verbesserung dar.

Durch die Bauweise des Artex TR nach dem Non-Arcon-Prinzip ergeben sich hierbei sowohl Vor- als auch Nachteile:

▶ Die Kondylarführung ist wie bei allen Non-Arcon-Artikulatoren vorgegeben und zudem in vertikaler Richtung geschlossen. Die Retrusionsbewegung erfolgt dabei stets in Abhängigkeit von der Richtung der Protrusionsbewegung als deren Verlängerung.

▶ Die geschlossenen Kondylarführungen ermöglichen zudem kein „Abheben" der Kondylen. In der zahnärztlich-diagnostischen Anwendung stellt dieses eine – überwindbare – Einschränkung dar. Zur zahntechnischen Modellation von Restaurationen ist diese Eigenschaft jedoch durchaus erwünscht, da sie deren Gesamtherstellung vereinfacht.

Der zuvor beschriebene Indikations- bzw. Einsatzrahmen erfährt damit im Hinblick auf die Auswahl für den jeweiligen Zweck geeigneter Artikulatoren eine Erweiterung:

Bei Verfügbarkeit verschiedener gleichgeschalteter Arcon- und Non-Arcon-Artikulatoren ist es sinnvoll, die Oberkieferposition des Patienten zunächst schädelbezüglich in einen Arcon-Artikulator zu übertragen und diesen mittels exzentrischer Positionsregistrate einzustellen.

Falls der Behandlungsplan eine zentrische Kieferrelationsbestimmung zur Analyse der Kondylenposition vorsieht, erfolgt das Einsetzen des Unterkiefers ebenfalls im Arcon-Artikulator.

Zur Analyse der Kondylenposition werden die Modelle dann zunächst in das Kondylenpositionsmeßinstrument CPM umgesetzt.

Sofern schließlich die Restauration in *zentrischer* Kondylenposition erfolgen soll, kann die zahntechnische Modellation in geeigneten Arcon- oder Non-Arcon-Artikulatoren erfolgen.

Sieht der Behandlungsplan jedoch eine Restauration in *habitueller* Okklusion vor, ermöglicht die zahntechnische Modellation in den Artikulatoren Artex AR und TR zusätzlich eine Kontrolle der interferenzfreien Gleitbewegung von der habituellen in die zentrische Okklusion.

Erneut bestätigt sich hiermit die einleitende Aussage, daß es den *richtigen* Artikulator, der vermeintlich alle Einstellmöglichkeiten abdeckt, nicht gibt. Darüber hinaus ist die gezielte Auswahl für die jeweilige Aufgabe besonders geeigneter Geräte in Verbindung mit einem Gleichschaltungssystem erheblich effektiver.

3.5 Artex Eingipsgerät

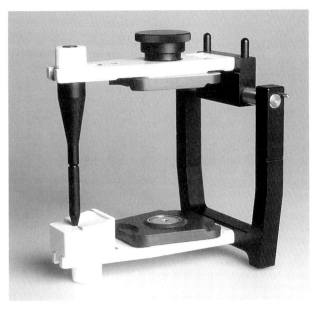

Abb. 3.5-1: Artex Eingipsgerät

In Ergänzung zu den verschiedenen Arcon- und Non-Arcon-Artikulatoren steht im Rahmen des Artex-Systems ein spezielles „Eingipsgerät" zur Verfügung (Abbildung 3.5-1). Die Bezeichnung rührt von der Indikation bzw. vom **Einsatzrahmen** dieses Instrumentes her, welches ausschließlich zum rationellen und sicheren Einsetzen der Gipsmodelle in schädelbezüglicher Position dient.

Die geometrischen Grundvoraussetzungen für die Integration eines derartigen Instrumentes in ein restauratives Arbeitskonzept sind:

▶ die Übereinstimmung des Eingipsgerätes mit den benutzten Artikulatoren im Hinblick auf die relevanten geometrischen Dimensionen: Bonwill'sches Dreieck, Balkwillwinkel, Innenbauhöhe und die Position der Arbiträrstifte zur Scharnierachse (siehe 3.2), sowie

▶ der Einsatz eines maßhaltigen Gleichschaltungssystems (Splitex-System, siehe 4.6.1 und 4.6.2).

Insofern unterscheidet sich das Eingipsgerät eindeutig von reinen *Okkludatoren*. Im Vergleich zu *Artikulatoren* fehlen ihm andererseits jegliche Möglichkeiten zur Simulation der dynamischen Okklusion (ehemals „Artikulation"). Weitere Eigenschaften:

▶ Eine Erhöhung der vertikalen Dimension ist nicht möglich – der ungewöhnlich massive Inzisalstift ist nicht höhenverstellbar (Abbildung 3.5-2).

▶ Eine magnetische Schnellöffnung am Splitex-Sockel im Oberteil des Eingipsgerätes soll die schnellere Entnahme eingegipster Oberkiefermodelle mitsamt der jeweiligen Splitex-Trägerplatte ermöglichen (Abbildung 3.5-3).

▶ Die spezielle Konstruktion des Eingipsgerätes im Kondylenbereich läßt ausschließlich reine Scharnierbewegungen zu (Abbildung 3.5-4).

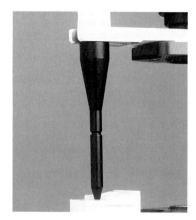 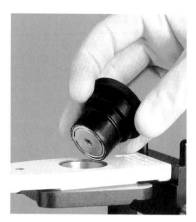 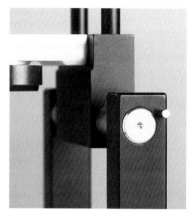

Abb. 3.5-2: Inzisalstift des Ein-gipsgerätes ohne Höhenverstel-lung

Abb. 3.5-3: magnetische Schnell-öffnung am Splitex-Sockel im Oberteil des Eingipsgerätes

Abb. 3.5-4: Konstruktion des Eingipsgerätes im Kondylenbe-reich

Durch diese Konstruktionsmerkmale ist das Gerät einfacher aufgebaut und besonders robust. Sein Einsatzgebiet ist die arbeitsteilige Organisation bei größerer Fallzahl, um die technisch anspruchsvolleren Artikulatoroberteile von Gipsresten freizuhalten.

In der Praxis bedeutet dies, den bereits beschriebenen Einsatzrahmen zur Auswahl und Kombination für den jeweiligen Zweck geeigneter Artikulatoren nochmals zu erweitern:

> Demnach wird die schädelbezügliche Position des Oberkiefers zunächst auf dem Übertra-gungsstand mit Splitex-System in Gips fixiert. Der Splitex-Montagetisch mitsamt der befe-stigten Bißgabel wird anschließend vom Übertragungsstand gelöst und in das Eingipsgerät umgesetzt. Dort erfolgt in üblicher Art und Weise das Einsetzen des Oberkiefermodells (siehe 4.4). Nach Aushärtung des Montagegipses wird das Oberkiefermodell dann in einen kom-patiblen gleichgeschalteten Arcon-Artikulator umgesetzt.

Das weitere Vorgehen entspricht dem im vorigen Abschnitt 3.4.2 beschriebenen Einsatz-rahmen verschiedener Artikulatoren.

4. Praktisches Vorgehen

Ausschließlich erstklassige, blasenfreie Abformungen und vollkommen gipsperlenfreie Situationsmodelle ermöglichen später ein kontrolliertes Arbeiten mit Registraten (siehe 4.5). Insofern stellen diese vorbereitenden Arbeiten unverzichtbare Grundlagen für das nachfolgend beschriebene, systematisch-rekonstruktive Vorgehen dar.

4.1 Situationsabformung mit Alginat

Für die Situationsabformung wird nach wie vor Alginat verwendet, ein zuverlässig und schnell zu verarbeitendes, biokompatibles und preiswertes Abformmaterial. Bei konsequenter Berücksichtigung der Verarbeitungsvorschriften und Beachtung einiger zusätzlicher Hinweise ermöglicht Alginat zudem qualitativ hochwertige Abformungen.

Das hierzu erforderliche Vorgehen mag für eine „normale" Situationsabformung vergleichsweise aufwendig erscheinen – es hat sich aber herausgestellt, daß *Fehlervermeidung weniger aufwendig ist als* Fehlerbeseitigung. Der zunächst verursachte Mehraufwand macht sich bereits mehr als bezahlt durch die Vermeidung von Nacharbeiten, wie z.B. die Entfernung von Gipsperlen. Darüber hinaus erleichtern aussagekräftige Modelle eventuelle Begutachtungen.

Hinzu kommt, daß *qualitativ hochwertige Situationsmodelle* bei Bedarf zudem im Labor doubliert werden können. Diese Duplikate finden als Ausgangsmodelle für die instrumentelle Funktionsdiagnostik und möglicherweise notwendige Schienentherapien Verwendung. Aufmerksamkeit verdienen unter diesem Aspekt neue alginatähnliche Elastomere auf der Basis additionsvernetzter Silikone. Diese sollen bei etwa höheren Kosten ein mehrfaches Ausgießen ermöglichen, was die Herstellung einer Doublierform erübrigen würde. Bislang liegen aber noch keine unabhängigen Untersuchungen über die entsprechende Reproduzierbarkeit vor.

4.1.1 Löffelauswahl

Ungeachtet ihrer eingangs beschriebenen Vorzüge sind Alginate – im Vergleich zu Elastomeren – nach wie vor durch geringere Elastizität, Reißfestigkeit und Rückstellfähigkeit gekennzeich-

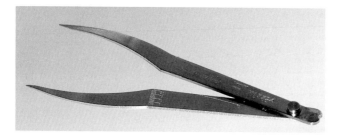

Abb. 4.1-1: Meßzirkel Dental Divider für die Bestimmung der Kieferbreite

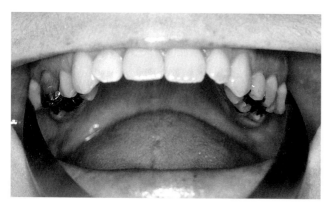

Abb. 4.1-2: Messung der Breite der Oberkieferzahnreihe mit dem Dental Divider

net. Daher kommt auch bei der Alginatabformung der Auswahl eines geeigneten Löffels große Bedeutung zu. Besonders bewährt haben sich Rimlock-Löffel bzw. entsprechende Modelle anderer Hersteller. Beim Algilock-Löffel ist der Oberkieferlöffel distal aufzubiegen. Der Innendurchmesser dieser Löffel sollte möglichst 3 bis 5 mm breiter als die äußere Kontur der abzuformenden Zahnreihe sein. Da eine derartige Feststellung angesichts der fehlenden Transparenz in den Mund eingebrachter metallener Löffel praktisch nicht möglich ist, wird die Breite der Zahnreihe mit einem *Schreinemakers*-Zirkel oder dem GC Dental Divider festgestellt (Abbildung 4.1-1

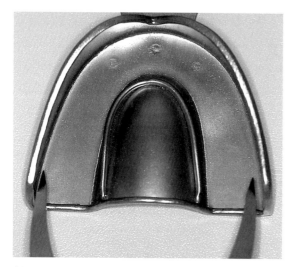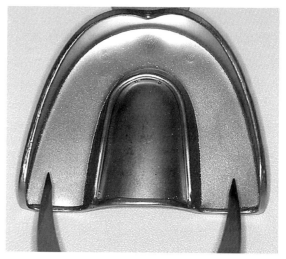

Abb. 4.1-3 und 4.1-4: Vergleich der gemessenen Breite des Zahnbogens mit den verfügbaren konfektionierten Abformlöffeln: Der linke Abformlöffel wird klinisch zwar die Zahnreihe bedecken, ist aber – im Gegensatz zum rechts gezeigten – für die Abformung mit Alginaten zu klein.

und 4.1-2) und auf den auszuwählenden Löffel übertragen (Abbildung 4.1-3 und 4.1-4). Ein erfreulicher Nebeneffekt dieses Vorgehens ist die Beschränkung des Reinigungsaufwandes, da in der Regel nur der später tatsächlich verwendete Abformlöffel aus dem sterilisierten Bestand entnommen wird. Die nachfolgende Kontrolle im Mund muß darüber hinaus sicherstellen, daß auch der distalste Zahn noch vollständig vom Löffel erfaßt wird.

Anschließend werden die konfektionierten Metallöffel *individualisiert*. Das Ziel dieser Maßnahme ist es, die zirkuläre Abdichtung des Abformlöffels zur Umschlagfalte und im Oberkiefer vor allem nach dorso-palatinal zu verbessern. Hierdurch entsteht die Möglichkeit, bei der eigentlichen Situationsabformung den Löffel von vornherein parallel zur Zahnreihe zu führen und dabei trotzdem einen höheren Anpreßdruck des Alginats an die Zahnreihe zu erreichen. Vermeiden läßt sich auf diese Art und Weise das sonst übliche, gekippte Heranführen des dorsalen Löffelrandes an den Gaumen bzw. den Ramus mandibulae, mit dem in der Regel ein vorübergehender Abdichtungseffekt erreicht werden soll. In Bezug auf die späteren Modelle erreicht die Individualisierung der Abformlöffel vier Vorteile:

▶ Die initial tiefen Impressionen der endständigen Molaren im Alginat und mithin die Gefahr einer verfälschten Wiedergabe auf dem Modell entfallen,

▶ die Abformung weist deutlich weniger Blasen auf, und

▶ die Situationsabformung stellt regelmäßig das Vestibulum bis hin zur Umschlagfalte dar. Dieser Aspekt ist weniger für die Diagnostik der okklusalen Verhältnisse als im Rahmen der gesamten Behandlungsplanung von Nutzen.

▶ Sollte darüber hinaus das weitere restaurative Vorgehen eine kinematische Scharnierachsbestimmung bzw. eine Achsiographie erforderlich machen (siehe 4.7, 4.8), so ermöglichen sauber dargestellte vestibuläre Zahnflächen und Zahnhälse die Anpassung paraokklusaler Löffel bereits auf dem Modell.

Um diese Vorteile zu erreichen, sind grundsätzlich zwei Veränderungen an den konfektionierten Abformlöffeln erforderlich:

▶ Das Anbringen von Positionierungshilfen innerhalb der Abformlöffel, sowie

▶ die Verlängerung der Löffelränder, insbesondere dorso-palatinal im Oberkiefer.

Die *Positionierungshilfen* stellen eine zentrierte Ausrichtung des abgeformten Kiefers innerhalb des Abformlöffels sicher. Zudem verhindern sie ein „Durchbeißen" auf den Löffelboden

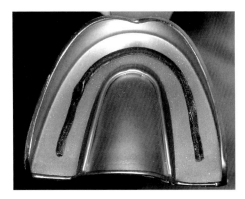

Abb. 4.1-5: Einlegen eines Wachsstranges in den Löffelboden als Platzhalter während der Anpassung des palatinalen Stops

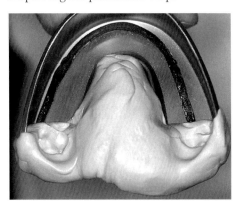

Abb. 4.1-6: Anpassung des Abformlöffels am Patienten mit eingelegtem Wachsstrang, palatinalem Stop und dorsaler Abdämmung

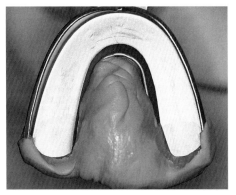

Abb. 4.1-7: Entnahme des Platzhalters und Entfernung überschüssiger Vorabformmasse.

bei der späteren Abformung. Hierzu wird in der Regel zunächst ein Wachsstrang von ca. 3-5 mm Stärke am Boden des Abformlöffels als Distanzhalter eingelegt (Abbildung 4.1-5). Alternativ bieten sich Stops aus Guttapercha oder Kunststoff-Löffelmaterial an. Für die Abformung des Oberkiefers kommt alternativ oder zusätzlich auf der Palatinalfläche des Abformlöffels ein eßlöffelgroßer Stop aus Knetsilikon in Betracht.

Sofern ein derartiger palatinaler Stop Verwendung findet, bietet es sich an, hier auch die *Verlängerung der Löffelränder* aus Silikon herzustellen. (Achtung: Sollte dafür additionsvernetzendes Silikon Verwendung finden, müssen zum Durchkneten Latexhandschuhe ausgezogen und eventuelle Rückstanden von den Händen abgewaschen werden.) Die bei dieser dorsalen Abdämmung angestrebte Abdichtung am Löffelrand kann bei geeigneten Platzverhältnissen auch mit einem speziellen Wachs erreicht werden (Surgident Periphery Wax oder Kerr Boxing Wax Sticks).

In jedem Fall wird der Abformlöffel zur Anpassung an den Patienten mit dem noch weichen Material in den Mund eingeführt (Abbildung 4.1-6). Bei Verwendung von Silikonen bietet es sich an, den individualisierten Löffel noch vor dessen vollständiger Aushärtung wieder aus dem Mund zu entnehmen. Ein vor dem Anbringen eines palatinalen Stops in den Löffel eingelegter Wachsstrang kann jetzt wieder entnommen und eventuell überschüssige Vorabformmasse entfernt werden (Abbildung 4.1-7).

Die Haftung des späteren Alginat-Abformmaterials am Löffel läßt sich mittels Alginatadhäsiv zusätzlich verbessern. Aus Gründen des Umweltschutzes empfiehlt sich anstelle der herkömmlichen Sprühflaschen die Applikation mit einem Pinsel (Abbildung 4.1-8).

4.1.2 Anmischen

Zur Erreichung optimaler Verarbeitungseigenschaften ist es erforderlich, die vom Hersteller angegebenen Dosierungsverhältnisse genau einzuhalten. Während der Lagerung sackt das Alginatpulver jedoch innerhalb des Lagerbehältnisses zusammen. Daher ist es zweckmäßig, die Packung vor der Entnahme des Materials kurz umzuschütteln. Bewährt hat sich, den Behälter von vornherein auf dem Kopf aufzubewahren, so daß zur Entnahme zwangsläufig ein Umstürzen erforderlich ist.

Mit der Dosierhilfe wird nun zunächst Alginatpulver nach Herstellerangabe entnommen und in den Anmischbecher gegeben (Abbildung 4.1-9). Die abgemessene Menge Wasser sollte – im Gegensatz zum „Einstreuen" von Gips – erst nachträglich hinzugegeben werden. Da die Verarbeitungszeit auch von der Temperatur des Wassers abhängt, empfiehlt es sich, dieses

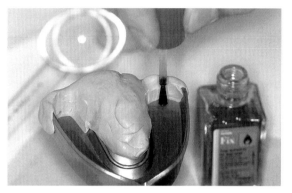

Abb. 4.1-8: Auftragen von Alginatadhäsiv verbessert die Haftung am Abformlöffel bei der Entnahme aus dem Mund.

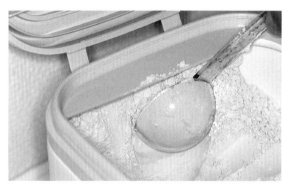

Abb. 4.1-9: Entnehme von Alginatpulver nach Herstellerangabe aus dem kurz umgeschüttelten Vorratsgefäß

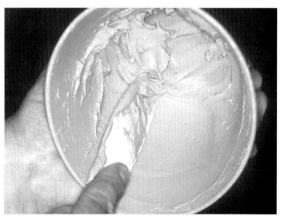

Abb. 4.1-10: Beim Anmischen fördert das Ausstreichen auf der Becherinnenseite eine blasenfreie Konsistenz

vorher kurz laufen – und damit abkühlen – zu lassen. Für den eigentlichen Anmischvorgang bleibt maximal eine Minute Zeit. Bei manuellem Anmischen fördert ein Ausstreichen des Materials auf der Becherinnenseite eine blasenfreie Konsistenz (Abbildung 4.1-10). Sofern eine maschinelle Unterstützung zur Verfügung steht, sollte nach 15sekündiger manueller Durchmengung etwa 20 Sekunden lang maschinell gemischt werden. Diese Angaben gelten für normal abbindende Alginate, wie z.B. GC Aroma Fine Normal Set (rosa).

4.1.3 Abformung

Zur Abformung wird zunächst eine kleine Menge angemischten Alginates mit dem Finger in die Vertiefungen des okklusalen Reliefs der abzuformenden Zahnreihe gedrückt.

Gleich darauf wird der mit der Abformmasse beschickte Löffel in den Mund eingeführt und dabei von vornherein parallel zur Zahnreihe positioniert. Das sonst übliche Kippen des Abformlöffels von dorsal nach ventral ist nach der Individualisierung des Löffels nicht mehr notwendig.

4.1.4 Entnahme der fertigen Abformung und Lagerung

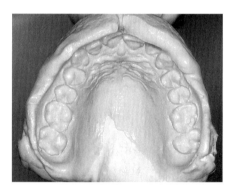

Der Löffel wird ca. vier Minuten nach Mischbeginn aus dem Mund entfernt. Wegen der bereits erwähnten geringen Elastizität Agar-Agar-basierender Abformmaterialien ist eine möglichst parallele Abzugsrichtung wichtig. Die relativ stabilen Griffe der verwendeten Rimlocklöffel lassen sich hierzu gut als Hebel zu benutzen. Unterstützend kann Luft unter den Rand des Abformlöffels geblasen werden, um die abdämmungsbedingte Ventilhaftung aufzuheben. Die

Abb. 4.1-11: Situationsabformung des Oberkiefers unmittelbar nach der Entnahme aus dem Mund

erzielte Abformung sollte beim ersten Versuch eine blasenfreie Darstellung aller Kauflächen und eine möglichst vollständige Abformung der Umschlagfalte aufweisen (Abbildung 4.1-11).

Nach gründlichem Abspülen des Löffels mit kaltem Wasser wird der Löffel in einen Hygrophor gelegt, wobei eine TupperWare-Dose o.ä. mit eingelegter feuchter Papierserviette ausreicht.

4.2 Modellherstellung

Aus Gründen der Dimensionsstabilität sollten Alginatabformungen möglichst zügig (innerhalb von 20 bis 30 Minuten) ausgegossen sein. Dies ist der Hauptgrund, der für die Herstellung von Situationsmodellen in der zahnärztlichen Praxis spricht.

4.2.1 Nachbehandlung der Alginatabformung

Vor dem Ausgießen von Alginatabformungen ist es sinnvoll, überschüssige Alginsäure zu binden. Hierzu wird Gipspulver in die Abformung gestreut, ein wenig Wasser hinzugegeben und für eine Minute dort belassen (Abbildung 4.2-1). Anschließend wird die Gipsschicht aus der Abformung wieder ausgewaschen. Die zusätzliche Verwendung eines Oberflächenentspannungsmittels erscheint – angesichts der hydrophilen Eigenschaften von Alginat – vernachlässigbar.

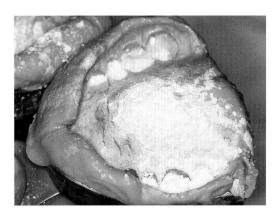

Abb. 4.2-1: Einstreuen von Gipspulver in die Alginatabformung zur Bindung freier Alginsäure

4.2.2 Anmischen des Gipses

Auch Situationsmodelle sollten aus Superhartgips hergestellt werden. Dieser Aufwand ist deswegen vertretbar, weil hierdurch eine längere Lebensdauer der entstandenen Modelle sowie die Möglichkeit einer Doublierung gewährleistet sind. Die höhere Präzision auf dieser Grundlage entstehender Funktionsmodelle und Arbeiten (Okklusionsschienen) vermindert zudem zeitaufwendige Korrekturarbeiten am Patienten. Das verwendete Kontrollsockel-System (s. 4.6.1) schränkt bei der Modellherstellung ohnehin den quantitativen Bedarf an Superhartgips auf ein zumutbares Maß ein.

Die Herstellung des Gipsbreis erfolgt nach Herstellerangaben im exakten Wasser-Pulver-Verhältnis unter Vakuumbedingungen.

4.2.3 Ausgießen

Ziel des Ausgießens ist ein vollständig blasenfreies Situationsmodell. Hierfür wird zunächst eine kleine Portion Gips in die Abformung eingefüllt. Durch Schwenken der Abformung auf dem Rüttler wird der Gips nach und nach in alle Vertiefungen des okklusalen Reliefs eingebracht (Abbildungen 4.2-2).

Sollten hierbei dennoch Lufteinschlüsse entstehen, hilft ein kleiner Pinsel, diese zu beseitigen. Anschließend wird der Zahnkranz mit weiteren Gipsportionen aufgefüllt (Abbildung 4.2-3). Auf die Oberfläche des noch weichen Gipses wird zuletzt Luftpolster-Verpackungsfolie aus Polyäthylen gelegt. Die Luftpolster erzeugen dabei ein vorzügliches Retentionsmuster. Zum Aushärten bleibt das Modell mit der späteren Zahnreihe nach unten auf dem Abformlöffel liegen – die oben aufliegende Verpackungsfolie gibt diese Position ohnehin vor.

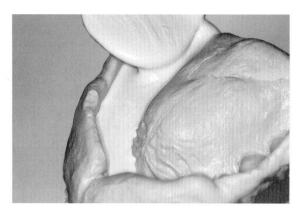

Abb. 4.2-2: Einfüllen einer kleinen Menge Superhartgips und dessen weitere Verteilung in alle Vertiefungen des okklusalen Reliefs.

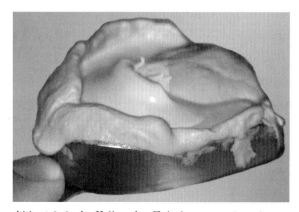

Abb. 4.2-3: Auffüllen des Zahnkranzes mit weiteren Gipsportionen

Spätestens nach einer halben Stunde sollte die Abformung vom Modell genommen werden, damit eventuell verbliebene Alginsäure nicht zu lange auf den Gips einwirkt. Seine endgültige Härte hat der Gips zu diesem Zeitpunkt allerdings noch nicht erreicht. Daher sollte er zunächst 24 Stunden lang nicht bearbeitet werden. Erst danach wird das Modell kontrolliert und eventuell doch entstandene Gipsperlen am Zahnhals mit einem Xacto-Messer entfernt.

Zumindest für Präparationsmodelle ist der Einfluß späteren Wasserzutritts auf die Expansionswerte relevant. Für Diagnosemodelle ist dieser dimensionale Einfluß zwar vernachlässigbar, der Rückgang der Oberflächenhärte aber von Bedeutung. Daher erscheint es sinnvoll, auch die ausgehärteten Situationsmodelle mit Hilfe eines Trockentrimmers in ihre endgültige Form zu bringen. Bei Einsatz eines Naßtrimmers sollte stattdessen vorab die Kaufläche isoliert werden (z.B. mit Supersep oder Girrbach Separit). Solchermaßen hergestellte Situationsmodelle archivieren korrekt die klinische Ausgangssituation (Abbildung 4.2-4 und 4.2-5).

4.2.4 Herstellung von Duplikatmodellen

Sofern Situationsmodelle auch zu Diagnosezwecken sowie zur Herstellung von Okklusionsschienen und anderen Aufbißbehelfen verwendet werden sollen, empfiehlt es sich, sie zu diesem Zeitpunkt zu doublieren. Unter Laborbedingungen entstehen diese Duplikatmodelle wie folgt:

Einleitend werden zunächst größere Unterschnitte auf der Vestibulärfläche mit geeigneter Knetmasse ausgeblockt. Dies erleichtert später die Entnahme des Modells aus der Doublierform und reduziert dabei deren mechanische Belastung. Das vorbereitete Situationsmodell wird nun in den Boden einer speziellen Doublierform eingesetzt (Abbildung 4.2-6).

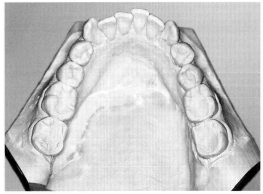

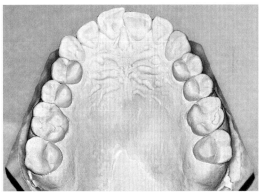

Abb. 4.2-4 und 4.2-5: Blasenfreie Situationsmodelle aus Superhartgips geben die klinische Ausgangssituation korrekt wieder

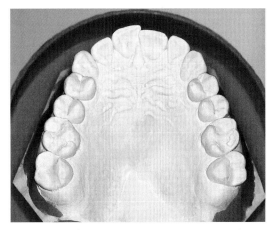

Abb. 4.2-6: Ausblocken vestibulärer Unterschnitte mit und Einsetzen des Situationsmodells in den Boden der Doublierform

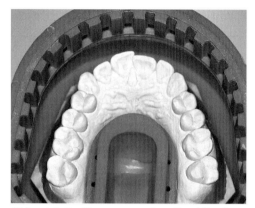

Abb. 4.2-7: Ergänzung der Doublierform durch zusätzliche Bauteile

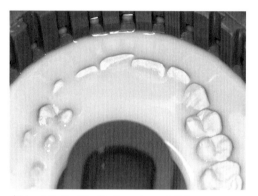

Abb. 4.2-8: Einfließen des additionsvernetzenden Silikons in die vorbereitete Doublierform

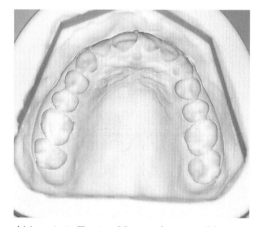

Abb. 4.2-9: Fertige Negativform zur Herstellung von Duplikatmodellen

Anschließend wird der Boden dieser Form durch zusätzliche Bauteile ergänzt, mit Hilfe derer nicht nur eine ausreichende Höhe erreicht wird, sondern die vor allem die spätere Doublierform stabilisieren helfen (Abbildung 4.2-7).

In die solchermaßen vorbereitete Form wird nun dünnfließendes Laborsilikon langsam eingefüllt. Derartige Materialien sind sehr niedrigviskös eingestellt. Aufgrund ihrer dementsprechend guten Fließeigenschaften geben sie aber feine Details der Modellsituation wirklichkeitsgetreu wieder (Abbildung 4.2-8). Hierzu trägt auch die gute Dimensionstreue dieser additionsvernetzten und -vernetzenden Silikone bei.

Nach deren vollständigem Aushärten steht neben dem Situationsmodell nun eine Negativform bereit, mit Hilfe derer sich je nach Bedarf zahlreiche Duplikatmodelle der klinischen Situation herstellen lassen (Abbildung 4.2-9).

4.3 Arbiträrer Gesichtsbogen

Die Gründe, aus denen in der restaurativen Zahnheilkunde die Ober- und Unterkiefermodelle *schädelbezüglich* in einem Artikulator montiert werden sollten, sind hinreichend bekannt. In besonderen Fällen kann zwar die individuelle *kinematische* Scharnierachsenlokalisation eingesetzt werden; in der Regel reicht die Genauigkeit *arbiträrer* Gesichtsbögen jedoch aus. Dieses Arbeitsbuch beschreibt daher die Anwendung des arbiträren Gesichtsbogens Artex Rotofix.

Das Artex-Gesichtsbogensystem ist im Gegensatz zu anderen Gesichtsbögen *modular* aufgebaut. Für den Anwender ist dieses von Vorteil, da für verschiedene Funktionen nicht jeweils zusätzliche, eigenständige Systeme angeschafft werden müssen. Statt dessen wird ein Grundsystem nach dem Baukastenprinzip den jeweiligen Erfordernissen entsprechend mit wenigen Handgriffen ergänzt bzw. umgebaut. Für die Achsiographie (bzw. „Rotographie") etwa kann der Artex-Gesichtsbogen mit dem weit verbreiteten, als leicht und präzise bekannten Almore Scharnierachslokalisator (Hinge-Axis-Localisator HAL) in geringfügig modifizierter Form zum Artex Rotograph kombiniert werden. Bereits vorhandene Almore-Bögen lassen sich durch Nachrüsten mit wenigen Zusatzteilen in das System integrieren. Dessen wesentlichen Bestandteile werden dem Anwender bereits beim ersten Zusammenbau des arbiträren Artex Rotofix-Gesichtsbogens vertraut.

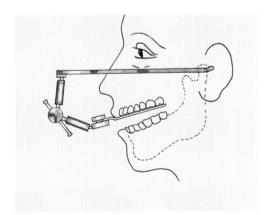 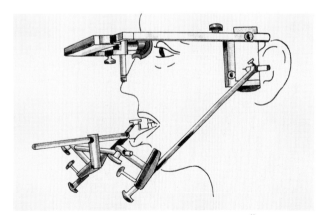

Abb. 4.3-1: Prinzip der schädelbezüglichen Übertragung bei arbiträrer Scharnierachslokalisation mit dem Gesichtsbogen Artex Rotofix

Abb. 4.3-2: Prinzip der schädelbezüglichen Übertragung bei kinematischer Scharnierachslokalisation und Spurschreibung mit dem verwandten Artex Rotograph

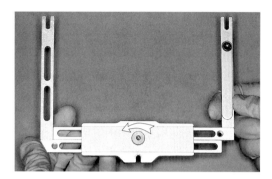 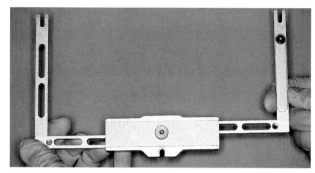

Abb. 4.3-3 und 4.3-4: Verändung der Weite des Gesichtsbogengrundgerüstes bei gelöster Sperrschraube (Pfeil) durch Parallelverschiebung

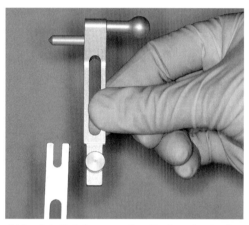

Abb. 4.3-5: Montage der Endstücke in das Grundgerüst des Artex Rotofix mit den Ohroliven nach innen

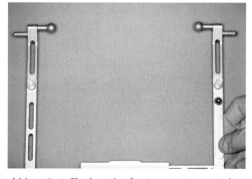

Abb. 4.3-6: Endstücke fertig montiert mit den *Ohroliven nach innen* zur Verwendung des Artex Rotofix als arbiträrer Gesichtsbogen

4.3.1 Zusammenbau

Aus dem Transportkoffer wird das *Gesichtsbogengrundgerüst* entnommen. Nach dem Lösen der Sperrschraube(n) auf der Ober- bzw. Rückseite des Querverbinders läßt sich der Gesichtsbogen durch Parallelverschiebung öffnen (Abbildungen 4.3-3 und 4.3-4). Die bekannten Nachteile herkömmlicher „Scherenbögen" werden somit vermieden.

Am offenen rückwärtigen Ende ergänzen die multifunktionellen *Endstücke* das Grundgerüst (Abbildung 4.3-5). Für die Verwendung als arbiträrer Gesichtsbogen werden die Endstücke mit den Ohroliven („Porusknöpfe") nach medial in die teleskopierenden Verbindungen am Ende des Gesichtsbogens eingeschoben und mittels der dortigen Trägerschrauben fest verschraubt (Abbildung 4.3-6). In diesem Fall sind die nunmehr nach außen ragenden einschraubbaren Achsstifte überflüssig. Bei der Verwendung des Rotofix-Gesichtsbogens zur Übertragung einer kinematisch lokalisierten Scharnierachse dienen diese der Ausrichtung auf den markierten Hautpunkt. Es empfiehlt sich aber, die Achsstifte ständig eingeschraubt zu lassen – sie eignen sich hervorragend zur Befestigung von Fingerlingen auf den Ohroliven. Diese Fingerlinge sollen den Patienten vor der metallenen „Kälte" schützen, vor allem aber hygienischen Aspekten Rechnung tragen. Die Erfahrung lehrt, daß dieser kleine zusätzliche Aufwand nicht nur das Eindringen von Ohrenschmalz in die Porusknopfbohrungen verhindert. Der dichte Abstand zum Sehorgan beim Anlegen des Gesichtsbogens führt den Patienten auch das Bemühen des Praxisteams um die Einhaltung genereller Hygienestandards erfolgreich vor Augen (Abbildungen 4.3-7 und 4.3-8). In Bezug auf eventuelle Allergien gegen den Latexanteil der Fingerlinge oder andere Inhaltsstoffe gelten die üblichen Verhaltensregeln.

Für die Standardanwendung mit *Nasensteg* und *Nasionadapter* („Glabellastütze") ist zusätzlich dessen Befestigung am Gesichtsbogengrundgerüst notwendig. Im Gegensatz zu anderen Systemen wurde beim Artex Rotofix-Gesichtsbogen der Nasensteg schon immer am Gesichtsbogengrundgerüst gesichert. Bei neueren Versionen dient hierfür eine kleine Verriegelung am Nasensteg, die diesen bereits beim Anlegen am Patienten zuverlässig mit dem Gesichtsbogengrundgerüst verbindet (Abbildung 4.3-9).

Zur Vorbereitung des Anlegens am Patienten bleibt der Nasionadapter vorerst zurückgezogen. Die zwei bzw. drei Rändelschrauben am Nasensteg sind dann zunächst soweit anzuziehen (Abbildung 4.3-10), daß

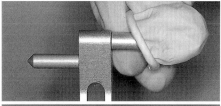

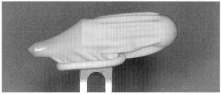

Abb. 4.3-7 und 4.3-8: Abschraubbare Achsstifte erleichtern das Überziehen von Fingerlingen über die Ohroliven

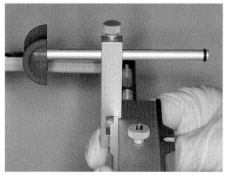

Abb. 4.3-9: Aufsetzen des Nasenstegs von lateral auf das Gesichtsbogengrundgerüst

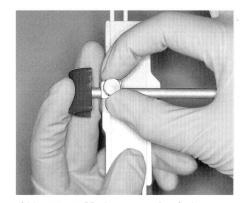

Abb. 4.3-10: Vorbereitung des Anlegens – Nasionadapter zurückgezogen und Rändelschrauben am Nasensteg leicht arretiert

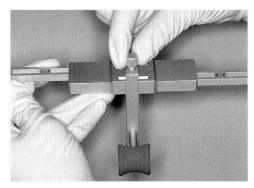

Abb. 4.3-11: Zusätzliche Befestigung des Nasenstegs an der Unterseite durch Arretierung der Steghalteschraube in der korrespondierenden Nut (Ansicht der Unterseite)

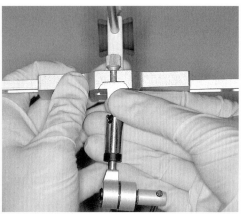

Abb. 4.3-12: Befestigung des 3D-Gelenksupports am Querträger des Gesichtsbogens

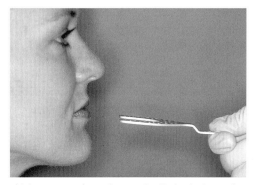

Abb. 4.3-13: Anordnung der Bißgabel mit der Abknickung nach anterior absteigend

sie zur individuellen Justierung am Patienten leicht (mit maximal einer Umdrehung) zu lösen sind. Für das endgültige Festsetzen der Rändelschrauben genügt ebenfalls eine Umdrehung.

Bei allen Rotofix-Gesichtsbögen wird der Nasensteghalter durch eine Schraube gesichert, die sich vor dem Nasion befindet und nach Ausrichtung des Nasensteges in eine korrespondierende Nut auf der Unterseite greift (Abbildung 4.3-11).

Alternativ ist als Zubehör ein *höhenverstellbarer Nasensteg* lieferbar, der mit einer zusätzlichen Rändelschraube die Anpassung an verschiedene Gesichtshöhen und Bezugsebenen ermöglicht (ausführliche Erläuterungen hierzu siehe 4.3.4).

An der Vorderseite des Gesichtsbogens wird schließlich der *3D-Gelenksupport* mit der Rändelschraube nach oben am Querträger des Gesichtsbogens befestigt (Abbildung 4.3.12).

Zur Befestigung des arbiträren Gesichtsbogens an der Oberkieferzahnreihe stehen verschiedene *Bißgabeln* zur Verfügung. In der Mehrzahl der Fälle (voll- und teilbezahnte Oberkiefer) findet die U-förmige „Bißgabel partiell" mit ihren zahlreichen Retentionslöchern Verwendung. Der Ansatz dieser Bißgabel ist mit einer stufenartigen Abknickung versehen, wodurch eine gewisse Anpassung an die Anatomie der Lippe möglich sein soll. In der Regel wird diese Abknickung so angeordnet, daß sie der Oberlippe möglichst viel Platz läßt, also nach anterior absteigend (Abbildung 4.3.-13).

4.3.2 Vorbereitung und Anpassung der Bißgabel

In einem Wasserbad wird nun Kerr Impression Compound erwärmt, und zwar grünes Material auf 51° C oder aber braunes Material auf 56° C. Vorsicht: Manche dentale Wasserbäder halten die eingestellte Temperatur nicht genau ein! Dies kann eine Verunreinigung des Wasserbades durch verflüssigte Kompositionsabformmasse nach sich ziehen. Unwesentlich aufwendiger ist vor diesem Hintergrund die Erhitzung des gleichen Materials oder von GC Bite Compound über einer Flamme. Zudem paßt sich derart erhitztes Material besser an die Bißgabel an.

In beiden Fällen wird die erweichte Kompositionsabformmasse an drei Punkten auf die Bißgabel aufgetragen, und zwar inzisal im Bereich der Mittellinie sowie beiderseits im Bereich der endständigen oberen Molaren. Um eine sichere Adaptation zu gewährleisten, kann die erweichte Masse durch die Perforationen hindurchgedrückt und auf der Gegenseite etwas gekontert („vernietet") werden. Spätestens hierbei zeigt sich, daß nach Erwärmung der Kompositionsmasse mit der Flamme deren Auftrag einfacher gelingt und vor allem, daß die Masse anschließend sicherer an der Bißgabel haftet. Sofern eine ausreichende Anzahl freier Bißgabeln zur Verfügung steht, bietet es sich an, diesen Arbeitsschritt in Arbeitspausen vorbereiten zu lassen, so daß am Patienten die bereits aufgetragene Masse lediglich wieder erweicht werden muß (Abbildung 4.3.-14).

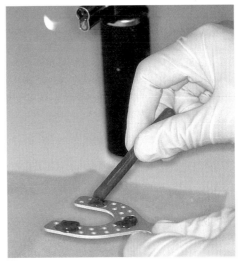

Abb. 4.3-14: Zur Vorbereitung der Bißgabel wird die über einer Flamme erhitzte Kompositionsabformmasse aufgetragen

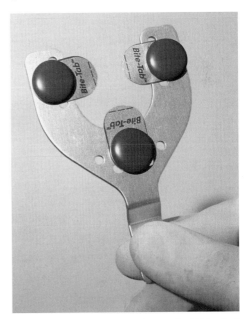

Abb. 4.3-15: Alternativ kann die Bißgabel mit Bite Tabs, deren Selbstklebefolie nach palatinal übersteht, vorbereitet werden

Eine komfortablere Alternative bieten die Panadent Bite Tabs. Hierbei handelt es sich um vorgefertigte Plättchen aus Kompositionsabformmasse, die auf metallene Selbstklebefolie in geeigneter Größe fertig aufgetragen sind. Ein Vorteil dieser Bite Tabs liegt in der vereinfachten Vorbereitung der Bißgabel. Über die Vorgaben des Herstellers Panadent hinaus läßt sich hierbei übrigens eine zusätzliche Vereinfachung durch das Ausrichten der Selbstklebefolie mit einem Überstand nach palatinal erreichen (Abbildung 4.3-15).

Noch wichtiger als die vereinfachte Vorbereitung ist die Erfahrung, daß Bite Tabs sehr viel leichter von der Bißgabel zu entfernen sind als von Hand aufgetragene Kompositionsabformmasse. Dadurch bleibt die Bißgabeloberfläche aus Aluminium bedeutend länger in ansehnlichem Zustand, wozu auch geeignete Desinfektion und Reinigung (pH-Wert <8) beitragen.

Die *Anpassung der vorbereiteten Bißgabel* an die Oberkieferanatomie des Patienten kann später entweder auf einem bereitstehenden Oberkiefermodell oder im Munde des Patienten erfolgen. Die Verwendung eines Modells empfiehlt sich bei teilbezahnten Patienten, wenn Umfang und Anordnung der vorhandenen Lücken die intraorale Anpassung erschweren. Das Gipsmodell braucht dafür nicht unbedingt eigens isoliert oder gewässert zu werden (nachträgliches Wässern erweicht die Gipskauflächen!). Auch ohne derartige Maßnahmen läßt sich die mit Bite Compound adaptierte Bißgabel leicht vom Gipsmodell trennen, indem die erkaltende Masse zunächst intensiv(!) mit dem Luftpüster abgekühlt wird.

Bei einer Anpassung der Bißgabel am Patienten ist darüber hinaus zu beachten, daß auch der Metallträger nachhaltig abgekühlt ist (Arm- oder Handrückenprobe). Nach der Positionierung im Mund (Abbildung 4.3-16) kann die Kompositionsabformmasse mit dem Spray-/Luftpüster abgekühlt werden. Sie wird anschließend aus dem Mund entnommen und unter fließendem Wasser zusätzlich gekühlt. Ein Abkühlen in Eiswasser ist noch effektiver, erhöht aber den Aufwand unverhältnismäßig (Abbildung 4.3-17).

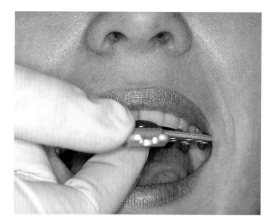

Abb. 4.3-16: Positionierung der mit erweichter Kompositionabformmasse bestückten Bißgabel im Mund

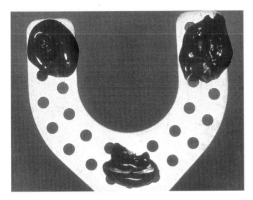

Abb. 4.3-17: Vorbereitung der Bißgabel durch Anpassung der aufgetragenen Kompositionabformmasse mit Formschluß im Bereich der Höckerimpressionen

Eine Alternative zur Verwendung von Kompositionsabformmassen bieten die neuen extraharten Registriersilikone wie zum Beispiel ED Dental Impress, GC Exabite oder Kettenbach Futar Occlusion. Aufgrund ihrer extrem kurzen Abbindezeit von ca. 90 Sekunden sowie der hohen Standfestigkeit sind diese Materialien gut zur Adaption der Bißgabel am Patienten geeignet. Trotz der schnellen Abbindung bleibt dabei genügend Zeit, die thixotropen Silikone auf die Ober- *und* Unterseite der Bißgabel aufzutragen und nach der Einführung in den Mund eine feste Verbindung durch die kleinen Retentionslöcher der Bißgabel hindurch zu erreichen.

In Abwandlung des „klassischen" Vorgehens wird so die Bißgabel vom Ober- und Unterkiefer doppelt gehalten. Häufig kommt es hierbei allerdings zum Einpressen von Silikonmasse zwischen die Zahnreihen, wodurch die Möglichkeit zur abschließenden Kontrolle der Registrierung verloren geht.

Zu diesem Zweck und zur späteren Positionierung des Oberkiefermodells ist daher ein Formschluß der Bißgabel lediglich auf den Höckerimpressionen vorteilhaft. Im Bereich der Fissuren und Interdentalräume eventuell hervorstehende Grate sind daher zu diesem Zeitpunkt vorsichtig zu reduzieren.

4.3.3 Patientenaufklärung und -führung

Im Rahmen funktionsanalytischer oder restaurativer Fragestellungen steht der Zahnarzt zuweilen vor schwierigen technischen Herausforderungen. Die schädelbezügliche Übertragung der Oberkieferposition ist zudem für viele Patienten als zahnärztliche Leistung unbekannt und erscheint ihnen ungewohnt. Aus zahnärztlicher Sicht ist es daher wichtig, sich regelmäßig bewußt zu machen, daß auch erwachsene Patienten auf unübersehbare Situationen mit Unbehagen, Furcht oder gar Ablehnung reagieren. Eine kurze informierende Aufklärung vor der jeweiligen Behandlungsmaßnahme ist daher regelmäßig erforderlich, auch wenn diese bei der Besprechung des Therapieplanes schon einmal erfolgt ist.

Im Vordergrund dieser **Aufklärung** sollte der Hinweis auf den Nutzen für den Patienten gestellt werden. Dieser besteht kurzgesagt darin, die individuellen anatomischen Gegebenheiten zunächst zu vermessen, um sie später in einem Kausimulator korrekt wiedergeben zu können. Dies ist im Sinne einer modernen, zeitgemäßen Zahnheilkunde die Voraussetzung, um anschließend die persönliche Gebißsituation analysieren und/oder individuell angepaßte Restaurationen herstellen zu können.

Als zweiter Hinweis ist unbedingt die „entwarnende" Information erforderlich, daß das Anlegen des Gesichtsbogens *nicht schmerzhaft* ist bzw. sein wird. Lediglich die Ohroliven werden den Gehörgang verschließen, so daß für einen kurzen Moment der *Patient nichts hört*. (Anmerkung: Die Ohroliven des Rotofix-Gesichtsbogens verschließen den Gehörgang bei korrekter Plazierung in der Tat sehr zuverlässig, erst recht mit übergestreiften Fingerlingen. Dies hat zur Folge, daß Patienten akustische Anweisungen des Praxisteams vorübergehend nicht verstehen können. Die Möglichkeiten der Einbeziehung des Patienten bleiben daher beschränkt; mehr als *ein* vorher abgesprochener Handgriff auf ein verabredetes Zeichen hin ist unzuverlässig.)

Aus psychologischen und juristischen Gründen ist es sinnvoll, diesen zweiten Hinweis in Form einer Frage zu stellen bzw. ausklingen zu lassen. In psychologischer Hinsicht beinhaltet die Frageform das Einholen einer Zustimmung. Dies ist wichtig, da der Zahnarzt gleich darauf den räumlichen Intimbereich des Patienten verletzen muß und wird. Die Frageform signalisiert dabei, daß der Zahnarzt diese Intimsphäre respektiert und nur notgedrungen vorübergehend in diese eindringen wird. Auch unabhängig strukturierte Patienten, die in der zahnärztlichen Praxis eine der frageintensivsten Patientengruppen ausmachen, werden so zu Komplizen. Aus juristischer Sicht ermöglicht die Frageform dem Patienten zudem noch einmal seine Einwilligung zu versagen; dies nicht zu tun bestätigt den Behandlungsvertrag.

Für das Anlegen des Gesichtsbogens *am sitzenden Patienten* sollte der Hinweis hinzukommen, daß die in die Ohren eingeführten „Meßkugeln" sowie das „Kunststoffpolster zwischen Nase und Stirn" vorübergehend einen „leichten Druck" ausüben werden. Bei unforciertem Anlegen des arbiträren Gesichtsbogens *am liegenden Patienten* tritt dieser Zug an den Gehörgängen nicht auf; der Druck auf das Nasion bleibt unbedeutend. Ein dementsprechender Hinweis wird in diesem Fall überflüssig. (Die Vor- und Nachteile der unterschiedlichen Vorgehensweisen beim Anlegen sind in den beiden nachfolgenden Abschnitten beschrieben.)

4.3.4 Anlegen des arbiträren Gesichtsbogens im Liegen

Vermutlich historisch bedingt ist das Anlegen am *aufrecht sitzenden Patienten* bislang vergleichsweise weiter verbreitet. Verschiedene technische Gegebenheiten sprechen heute jedoch durchaus für das Anlegen des Gesichtsbogens im Liegen.

Die Grundidee aller Schnellübertragungsbögen besteht grundsätzlich darin, die Position des Oberkiefers schädelbezüglich unter Zugrundelegung von Durchschnittsmaßen „arbiträr" zu bestimmen und zu übertragen. Eines dieser Maße betrifft die Position des Porus acusticus externus in Relation zur zentrischen Scharnierachse sowie zur gewählten Bezugsebene (Abbildung 4.3-18, ausführlichere Beschreibung in 4.3.6).

Diese Durchschnittsmaße werden im Sinne anatomischer Gegebenheiten *in Ruhe* bestimmt und beinhalten somit keine „Zugabe" für die potentielle Verformung der Gewebe unter Zug. Eine Kontrolle des Anlegens durch Prüfung des „ausreichend festen" Sitzes ist demnach von Seiten der Hersteller kon-

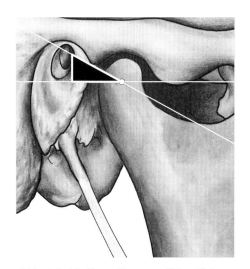

Abb. 4.3-18: Grundlage von Schnellübertragungsbögen: Übertragung der Relation von Porus acusticus ext. zur zentrischen Scharnierachse sowie zur Bezugsebene nach Mittelwerten

struktiv nicht vorgesehen. Sollten Anwender dies ignorieren und dennoch eine unverrückbare Befestigung suchen, hängen die Folgen wesentlich von der individuellen Beschaffenheit der Gewebe vor dem Gehörgang und von der Form der Nasenwurzel bzw. der Neigung des angrenzenden Nasenrückens ab.

In einigen Fällen gestatten die anatomischen Verhältnisse die unverrückbare Positionierung des Gesichtsbogens am sitzenden Patienten nur unter erheblichem Druck auf den Nasionadapter. In diesen Fällen dennoch zu Kontrollzwecken einen festen Sitz anzustreben kann eine zu weit anteriore Positionierung der Ohroliven erzwingen und so die Lokalisation der arbiträren Scharnierachse verfälschen. Die beschriebene Kraftanwendung stellt demnach die definitionsgemäße Orientierung des Gesichtsbogens in Frage und sollte unterbleiben.

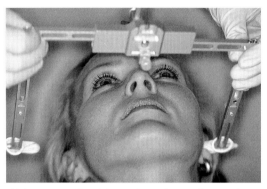

Abb. 4.3-19: Einführen der zahnarztfernen Ohrolive in den äußeren Gehörgang bei leicht geöffneten Zahnreihen

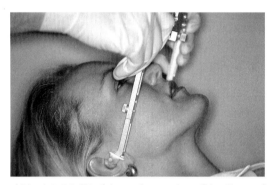

Abb. 4.3-20: Einführen der zweiten Ohrolive auf der Zahnarztseite in den äußeren Gehörgang bei leicht geöffneten Zahnreihen

Empfehlenswert ist es, entweder von vornherein, aber zumindest in den zuletzt beschriebenen Fällen, auf das *Anlegen am liegenden Patienten* auszuweichen. Das Eigengewicht des Gesichtsbogens lastet hierbei fast ausschließlich auf dem Nasionadapter und wird von diesem senkrecht auf die Nasenwurzel übertragen – und nicht auf den empfindlichen Nasenrücken. In Bezug auf die Abfolge der praktischen Arbeitsschritte hat sich hierbei das folgende Vorgehen bewährt:

Das Anlegen des arbiträren Gesichtsbogens im Liegen ist problemlos auch ohne eine zusätzliche Stuhlassistenz möglich. Das Gesichtsbogengrundgerüst wird dabei zunächst allein angelegt. Erst in einem späteren Arbeitsschritt folgen der 3D-Support und die Bißgabel, da diese sonst vorübergehend auf dem Patientengesicht abgelegt werden müßten.

Das Anlegen beginnt mit dem Einführen der *Ohrolive* in den Gehörgang *auf der zahnarztfernen Seite*. Dabei sollten die Zahnreihen leicht geöffnet sein (Abbildung 4.3-19). Innerhalb des äußeren Gehörganges ist die Ohrolive („Porusknopf") bereits sicher geführt, was das anschließende Einführen der Ohrolive auf der Zahnarztseite erleichtert (Abbildung 4.3-20). Schon zu diesem Zeitpunkt Patientenhilfe in Anspruch zu nehmen ist zwar verlockend, aber letztlich nicht sinnvoll, weil diese später noch hilfreicher einsetzbar ist und auf *einen* Handgriff beschränkt bleiben sollte.

Das leichte Öffnen der Zahnreihen begründet sich dadurch, daß so der laterale Kondylenpol leicht rotiert und dabei an der Vorderwand des Gehörganges Platz für die Ohrolive freigibt. Diese Rotation des Kondylus wäre spätestens beim Positionieren der Bißgabel ohnehin unvermeidlich. Als nachträgliche Veränderung des anatomischen Ruhelagers der Ohroliven würde sie jedoch die Ausrichtung Gesichtsbogens zusätzlich instabilisieren. Von daher ist es nur konsequent, die Veränderung schon zu diesem Zeitpunkt zu nehmen.

Der Abstand zwischen den beiden Längsträgern wird hierzu durch Parallelverschiebung so weit reduziert, wie dies noch beschwerdefrei und ohne spürbaren Widerstand möglich ist (ebenfalls Abbildung 4.3-20). Die Handinnenflächen sollten anschließend das Gesichtsbogengrundgerüst nicht verlassen, damit unter Beibehaltung dieses Abstandes die entsprechende Sperrschraube vor dem Nasensteg fixiert werden kann (Abbildung 4.3-21). Bei einigen Varianten des Artex Rotofix ist diese eine Sperrschraube übrigens durch zwei kleine Schrauben auf der Innenseite ersetzt.

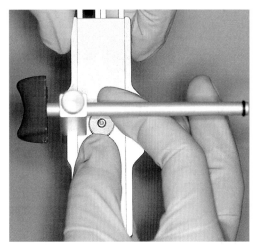

Abb. 4.3-21: Fixierung der Weite des Gesichtsbogengrundgerüstes mit der Sperrschraube vor dem Nasensteg

In diesem Zustand rotiert der Gesichtsbogen um die beiden Ohroliven in den äußeren Gehörgängen. Zur vollständigen Ausrichtung bleibt noch die arbiträre Einstellung des anterioren Refererenzpunktes. Hierzu wird zunächst die Steghalteschraube unter dem Nasensteg mit einer halben Umdrehung gelöst. Der Nasensteg kann daraufhin lateral verschoben werden, bis der Nasionadapter mittig vor der Nasenwurzel steht. In dieser Position wird dann zunächst die Steghalteschraube unter dem Nasionadapter wieder fixiert (Abbildung 4.3-22).

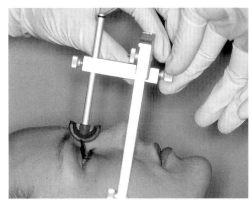

Abb. 4.3-22: Lateralverschiebung des Nasionadapters und Fixierung mit der Steghalteschraube an der Unterseite

Die linke Hand des Behandlers sollte anschließend auf dem Vorderhaupt ruhen – eine Geste, die Zuwendung fühlbar vermittelt. Das primäre Ziel dieses Handgriffes ist es jedoch, die Haut über der Nasenwurzel ein wenig zu spannen. Die gespreizten Finger der rechten Hand halten währenddessen das Gesichts-

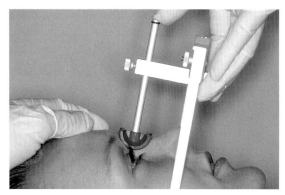

Abb. 4.3-23: Sagittale Ausrichtung des Gesichts-bogengrundgerüstes mit der rechten Hand und leichtem Druck auf den Nasionadapter

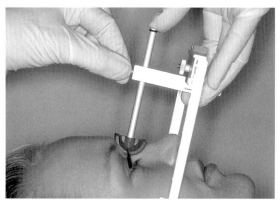

Abb. 4.3-24: Fixierung des Nasionadapters mit der Stegschraube in dieser Position

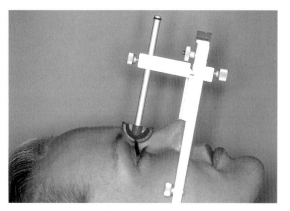

Abb. 4.3-25: Das Gesichtsbogengrundgerüst sollte auch ohne Unterstützung des Zahnarztes halten

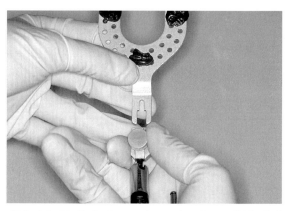

Abb. 4.3-26: Befestigung der vorbereiteten Bißgabel am 3D-Support vor dem Anlegen am Patienten

bogengrundgerüst. Nach zusätzlicher Aus-richtung der Höhe legt der Zahnarzt schließlich seinen rechten Daumen auf dem Steg des Nasionadapters und fixiert dessen Position mit leichtem Druck (Abbildung 4.3-23). Während die rechte Hand in dieser Position verbleibt, arretiert die linke Hand mit der verbleibenden Stegschraube den Nasionadapter (Abbildung 4.3.-24).

Das Gesichtsbogengrundgerüst ist somit fertig angelegt und und sollte – in dieser lie-genden Position – auch ohne Abstützung durch den Zahnarzt seine Position im wesentlichen halten (Abbildung 4.3-25).

Um nachher am Patienten die Anzahl der Schraubvorgänge am Gesichtsbogen mög-lichst gering zu halten, empfiehlt es sich, nun den noch fehlenden 3D-Support mit der bereits vorbereiteten Bißgabel vorzumontie-ren (Abbildung 4.3-26).

Am Patienten erfolgt dann zunächst die Positionierung der Bißgabel im Mund. Hierzu führt die linke Hand des Zahnarztes die Bißgabel in die von den Stops vorgegebene Position (Abbildung 4.3-27).

Auf das vorher vereinbarte Zeichen hin übernimmt der Patient bzw. die Patientin nun die Unterstützung der Bißgabel. Hierzu hat es sich bewährt, einen bestimmten Handgriff ausdrücklich vorzugeben. Dieser besteht darin, beide Hände zu Fäusten geballt aneinander zu legen und dabei die Daumen auszustrecken. Die Unterarme sollten dabei aneinander liegen. Dies bewirkt einerseits eine Stabilisierung und hat darüber hinaus den erwünschten Nebeneffekt, daß die in der Mittellinie über der Brust zentrierten Arme das weitere Vorgehen nicht behindern können. Im Vergleich zum Abstützen der Bißgabel auf Watterollen kommt als weiterer Vorteil die aktive Mitwirkung des Patienten hinzu. Die Angst vor dem Ungewissen wird so durch eine Konzentration auf die erfolgreiche Mitarbeit ersetzt (Abbildung 4.3-28).

Erst jetzt wird der 3D-Support mit dem Gesichtsbogen selbst verbunden und von der rechten, freien Hand des Zahnarztes verschraubt. Die linke Hand hält den Gesichtsbogen – als Widerlager gegen das übertragene Drehmoment (Abbildung 4.3-29).

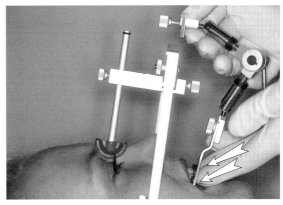

Abb. 4.3-27: Positionieren der Bißgabel in die vorbereiteten Stops auf der Bißgabel

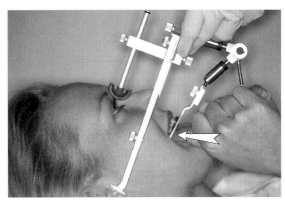

Abb. 4.3-28: Unterstützung der Bißgabel mit beiden Daumen, Hände zu Fäusten geballt, Unterarme in der Mittelline

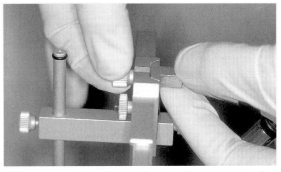

Abb. 4.3-29: Einfügen des 3D-Supports in das Gesichtsbogengrundgerüst und Verschraubung durch die freie rechte Hand des Zahnarztes

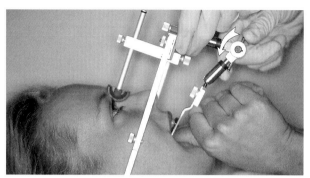

Abb. 4.3-30: Arretieren des 3D-Supports durch festes Anziehen des Knebelverschlusses bei gleichzeitiger Stabilisierung des Gesichtsbogens durch die linke Hand

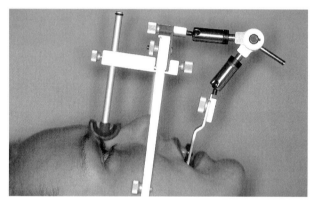

Abb. 4.3-31: Der fertig angelegte Gesichtsbogen Artex Rotofix hält im Liegen seine Position

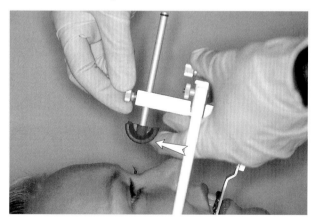

Abb. 4.3-32: Zurückziehen des Nasioandapters, Fixieren mit dem linken Zeigefinger und vorübergehendes Sichern der Stegschraube mit der rechten Hand

Die linke Hand bleibt an gleicher Stelle und hält bzw. unterstützt weiter den Gesichtsbogen, während mit der freien rechten Hand nunmehr der Knebel des 3D-Supports fest angezogen wird (Abbildung 4.3-30).

Wie bei allen Gesichtsbogensystemen ist es zwingend erforderlich, zu diesem Zeitpunkt die endgültige Festigkeit der Fixierung zu erreichen. Spätere Korrekturen sind ausgesprochen fehlerträchtig und eine Kontrolle *dieses* Fehlers praktisch unmöglich.

Der Gesichtsbogen ist nunmehr fertig angelegt. In liegender Position sollte der Artex Rotofix dabei seine Lage halten – was als letzte Kontrolle des korrekten Anlegens ausreicht. Ein zusätzliches Rütteln am Gesichtsbogen ist nicht erforderlich und auch nicht sinnvoll (Abbildung 4.3-31).

Bei der **Entfernung des Gesichtsbogens** ist zu beachten, daß bei den meisten Patienten die Gehörgänge leicht nach anterior ausgerichtet sind. Dies macht zum *Entfernen der Ohroliven* eine Bewegung des Gesichtsbogens nach posterior erforderlich. Bei unveränderter Position des Nasionadapters ist dies nicht möglich. Demzufolge muß zum Entfernen des Gesichtsbogens immer zuerst die Stegschraube gelöst werden, die die sagittale Position des Nasionadapters fixiert. Dessen Steg wird anschließend nach vorn gezogen und zur Sicherheit wieder leicht fixiert (Abbildung 4.3-32).

Nachdem der Patient die Bißgabel nicht mehr durch Aufbeißen oder mit den Händen fixiert, kann nun der Gesichtsbogen vorsichtig von der Oberkieferzahnreihe gelöst und nach kaudal rotiert werden. Die Ohroliven verbleiben dabei zunächst noch an Ort und Stelle (Abbildung 4.3-33).

Abschließend wird nun die Sperrschraube gelöst, die den Abstand zwischen den horizontalen Armen fixierte und der Gesichtsbogen unter gleichzeitigem Auseinanderziehen der beiden Längsträger nach posterior schließlich entfernt (Abbildung 4.3-34).

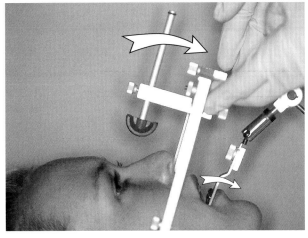

Abb. 4.3-33: Rotation des Gesichtsbogens um die Ohroliven nach kaudal löst die Bißgabel von der Zahnreihe. Dies ermöglicht es, die Längsträger nach posterior und auseinander zu ziehen und anschließend den Gesichtsbogen zu entfernen.

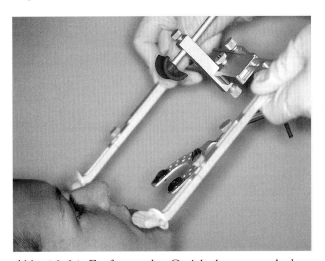

Abb. 4.3-34: Entfernen des Gesichtsbogens nach dem Anlegen im Liegen – Nasionadapter in zurückgezogener Position gesichert

4.3.5 Anlegen des arbiträren Gesichtsbogens im Sitzen

Das Anlegen des arbiträren Gesichtsbogens im Sitzen unterscheidet sich vom Vorgehen in liegender Position durch die unterschiedlichen Einflüsse der Schwerkraft. Die größte Gewichtskraft geht dabei von der metallenen Masse des 3D-Supports aus. Dies führte mittlerweile übrigens zu der Entwicklung einer neuen Version mit kürzeren und leichteren Schenkeln. Beim Anlegen des Gesichtsbogens *am sitzenden Patienten* wirkt diese Gewichtskraft nach unten. Ihr entgegen steht die Abstützung des Gesichtsbogens durch den Nasionadapter vor der Nasenwurzel. Sagittal treffen beide Vektoren an verschiedenen Punkten auf das Gesichtsbogengrundgerüst. So wirkt die Gewichtskraft des 3D-Supports an dessen Aufnahmepunkt, womit sie anterior *vor* der Auflage des Nasionadapters angreift. Die beiden Kräfte können sich dadurch nicht ausgleichen und verursachen eine potentiell instabile Situation. Je nach anatomischer Situation führt dies zu unterschiedlichen Konsequenzen:

▶ *Bei prominentem Nasenrücken* bleibt die sagittale Position des Nasionadapters vor dem Nasion unverändert. Die Auflage wirkt dabei als Drehpunkt und lenkt die angreifende Kraft auf die Ohroliven um, die in der Folge nach anterio-kranial gezogen werden (Abbildung 4.3-35).

▶ *Auf einem geraden, steil abfallenden Nasenrücken* („Kleopatra-Nase") ruht der Nasionadapter wie auf einer schiefen Ebene. In diesem Fall fördert die Schwerkraft ein Abgleiten des Nasionadapters in Richtung Nasenspitze unter gleichzeitigem Zug auf die Ohroliven nach anterior (Abbildung 4.3-36). Diese Situation muß klinisch ohne geeignete Abstützung in der

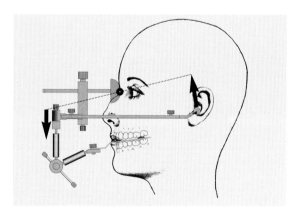

Abb. 4.3-35: Das Gewicht des 3D-Supports bewirkt über die Auflage des Nasionadapters als Drehpunkt seinen Druck auf die Ohrolive nach oben.

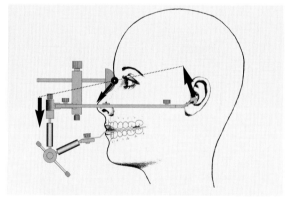

Abb. 4.3-36: Bei entsprechender Form der Nase kompensiert der Nasionadapter einen Teil der Gewichtskraft durch Abgleiten „auf schiefer Ebene"

Regel zu einer vermeintlich „instabilen" Zuordnung führen. Falsch verstandene Sorgfalt mit dem Ziel, einen „ganz festen Sitz" des Gesichtsbogens nach dem Anlegen sicherzustellen, verstärkt diesen Effekt noch zusätzlich.

Ohne geeignete Gegenmaßnahmen ist in beiden Fällen eine nicht bestimmungsgemäße Positionierung des Gesichtsbogens abweichend von den Vorgaben des Herstellers zu erwarten. Vor diesem Hintergrund wird deutlich, warum beim Anlegen des arbiträren Gesichtsbogens am sitzenden Patienten ständig eine Abstützung des Gesichtsbogens erforderlich und eine Kontrolle unter „Loslassen" nicht zulässig ist.

Dennoch ist auch bei sitzender Position der Patienten das Anlegen des Artex Rotofix problemlos ohne Stuhlassistenz möglich. Im Gegenteil: Die Konstruktion des 3D-Supports ermöglicht es sogar, die Einflüsse der Schwerkraft dafür auszunutzen, daß während des Anlegens am Patienten keine Teile zusätzlich angeschraubt werden müssen. Die ist insofern erstrebenswert, als derartige Schraubvorgänge vom Patienten durch die Knochenleitung in der Regel als sehr unangenehm wahrgenommen werden.

In Abwandlung des Vorgehens im Liegen (Abbildung 4.3-37) hat sich daher zum Anlegen im Sitzen das folgende Vorgehen bewährt: Der Gesichtsbogen wird zunächst wie 4.3.1 beschrieben vormontiert und die Bißgabel wie in 4.3.2 dargestellt angepaßt. Anders als beim Anlegen am liegenden Patienten können der 3D-Support und die angepaßte Bißgabel jedoch von Anbeginn am Gesichtsbogengrundgerüst montiert sein; durch die Gewichtskraft hängen sie bei aufrecht sitzenden Patienten vor dem Gesicht frei herunter. Der Knebelverschluß des 3D-Support bleibt dabei gelöst.

Nun wird der Gesichtsbogen zuerst an der zahnarztfernen Seite mit der Ohrolive in den äußeren Gehörgang eingeführt (Abbildung 4.3-38). Während dessen Enge die Ohrolive in ihrer Position stabilisiert, kann

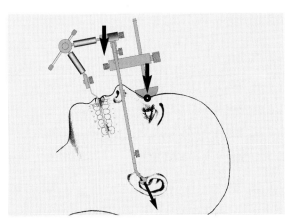

Abb. 4.3-37: Kräfte beim Anlegen im Liegen: Das Gewicht des 3D-Supports wird weitgehend vom Nasion abgefangen. Die Restkraft stützt sich auf die (stabile) Rückwand des Gehörgangeinganges

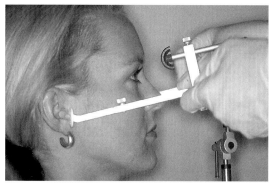

Abb. 4.3-38: Einführen der Ohrolive in den äußeren Gehörgang auf der zahnarztfernen Seite leitet auch im Sitzen das Anlegen ein

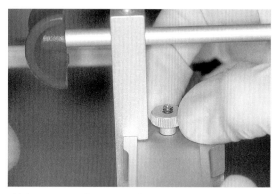

Abb. 4.3-39: Fixieren der Weite des Gesichtsbogengrundgerüstes mit der Sperrschraube vor dem Nasensteg

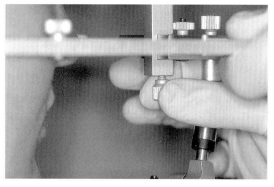

Abb. 4.3-40: Ausrichtung des Nasenstegs mittig vor dem Nasion und Fixieren dieser Position mittels der Steghalteschraube auf der Unterseite

unter Sicht auch auf der Zahnarztseite die Ohrolive positioniert werden. Auch hier sollten die Patienten die Zahnreihen bereits leicht geöffnet haben, weil so der laterale Kondylenpol leicht rotiert und dabei Platz für die Ohrolive freigibt. Der Abstand zwischen den beiden horizontalen Längsträgern wird anschließend mit der Sperrschraube vor dem Nasensteg fixiert (Abbildung 4.3-39).

Anschließend wird der Nasensteg so ausgerichtet, daß der daran befestigte Nasionadapter mittig vor dem Nasion steht. Auch die Position des Nasenstegs wird daraufhin mit der Steghalteschraube an der Unterseite fixiert (Abbildung 4.3-40).

Analog zum Vorgehen im Liegen legt der Zahnarzt die linke Hand auf das Vorderhaupt und spannt sanft die Haut über der Nasenwurzel. Währenddessen stützen die Finger 2-5 der rechten Hand den Gesichtsbogen unter dem Querträger. Heben oder Senken der rechten Hand richtet den Gesichtsbogen mit dem Nasionadapter genau auf das Nasion. Der freie rechte Daumen drückt dabei den Steg des Nasionadapters zur sicheren Fixierung leicht an (Abbildung 4.3-41).

Während die rechte Hand in dieser Position verbleibt, arretiert der Zahnarzt mit der linken Hand die verbleibende Stegschraube auf dem Nasensteg und somit die sagittale Position des Nasionadapters (Abbildung 4.3-42).

Der 3D-Support und die Bißgabel sollten bereits montiert sein und daher zu diesem Zeitpunkt frei herunter hängen. Der eigentliche Gesichtsbogen ist nun angelegt, bedarf aber der Abstützung. Bis zu diesem Zeitpunkt hatte die rechte Hand diese Aufgabe übernommen. Da für die weiteren Handgriffe, vor allem das Verschrauben des Knebels am 3D-Supports, eine freie rechte Hand benötigt wird, sollte zu diesem Zeitpunkt die Unterstützung des Gesichtsbogens auf die linke Hand überwechseln.

Der nächste Arbeitsschritt ist das Positionieren der bislang frei herunterhängenden Bißgabel am Oberkiefer. Dabei ist es hilfreich, zum problemlosen Einführen der Bißgabel den 3D-Gelenksupport in einer bestimmten Art und Weise anzuordnen. Hierzu sollten die Dehnungsschlitze in den Kugelgelenken in sagittaler Richtung ausgerichtet sein. Aus dieser Position läßt sich die Bißgabel am einfachsten in die richtige Position unterhalb der Oberkieferzahnreihe führen.

Entsprechend diesem Vorgehen wird nun die Bißgabel zunächst nahe an das Gesichtsbogengrundgerüst heran und dann intraoral in die vorbereitete Position geführt (Abbildung 4.3-43). Wie beim Anlegen im Liegen sollte der Patient nun auf ein verabredetes Zeichen hin aktiv in das Geschehen einbezogen werden und die Bißgabel mit beiden

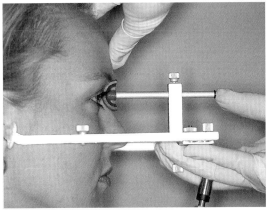

Abb. 4.3-41: Sagittale Ausrichtung des Gesichtsbogens mit der rechten Hand unter leichtem Druck auf den Nasionadapter

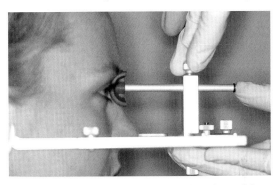

Abb. 4.3-42: Arretieren der Stegschraube auf dem Nasionadapter mit der freien linken Hand sichert die Position des Gesichtsbogengrundgerüstes

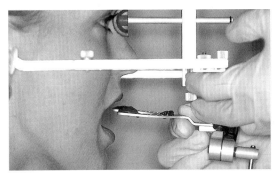

Abb. 4.3-43: Führen der vorbereiteten Bißgabel in die entsprechende Position intraoral, während die linke Hand den Gesichtsbogen unterstützt

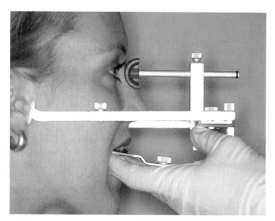

Abb. 4.3-44: Fixierung der Bißgabel mit beiden Daumen und Ergreifen des Knebels mit der rechten Hand; die linke Hand sichert den Gesichtsbogen

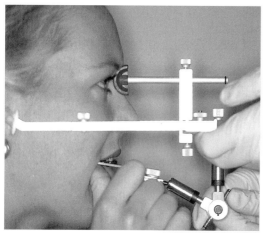

Abb. 4.3-45: Anziehen des Knebelverschlusses mit der rechten Hand eine halbe Umdrehung über den ersten Widerstand hinaus

Daumen von unten gegen die Oberkieferzahnreihe drücken. Die Hände sind dabei zu Fäusten geballt und berühren sich ebenso wie die Unterarme über der Brust. Die rechte Hand des Zahnarztes wird dadurch wieder frei, um den Knebel am 3D-Gelenksupport mit einer Drehung anzuziehen. Währenddessen sichert die linke Hand des Zahnarztes den Gesichtsbogen weiterhin gegen Verdrehung (Abbildung 4.3-44).

Auch beim Anlegen im Sitzen ist es zwingend erforderlich, von vornherein die endgültige Festigkeit der Fixierung zu erreichen. Nachträgliche Korrekturen sind fehlerträchtig und eine Kontrolle *dieses* Fehlers ist später praktisch unmöglich (Abbildung 4.3-45).

Bei der **Entfernung des Gesichtsbogens** ist auch am sitzenden Patienten zu beachten, daß die Gehörgänge in der Regel innen leicht nach anterior verlaufen. Das Entfernen des Gesichtsbogens am sitzenden Patienten gleicht daher prinzipiell dem bereits beschriebenen Vorgehen im Liegen (siehe 4.3.4).

4.3.6 Grundlagen des Einsatzes arbiträrer Gesichtsbögen

Das in den vorangehenden Abschnitten beschriebene Vorgehen zum Anlegen des arbiträren Gesichtsbogens beruht auf der arbiträren Lokalisation der Scharnierachse. Im Gegensatz zur ausschließlichen Orientierung an den Durchschnittsmaßen des Bonwill'schen Dreiecks bezieht dieses Vorgehen bereits die individuelle Patientensituation ein.

In einer Vielzahl von Fällen ermöglicht dies bereits eine befriedigende schädelbezügliche Koordinierung des Aufzeichnungsinstrumentes Gesichtsbogen, was wiederum eine entsprechende Übertragung der Oberkieferposition in den Artikulator zur Folge hat. In einigen Fällen werden jedoch die technischen Grenzen des Verfahrens bzw. der geschilderten Vorgehensweise erreicht. In zahnmedizinischer Hinsicht von Bedeutung sind dabei drei Situationen:

▸ Bei der *Montage des Oberkiefermodells* in das Artikulatoroberteil stellt sich heraus, daß der Platz zwischen der Bißgabel und der Montageplatte für das Oberkiefermodell nicht ausreicht.

▸ Analog dazu stellt sich bei der *Montage des Unterkiefermodells* in das Artikulatorunterteil heraus, daß der verbleibende Platz hierfür nicht mehr ausreicht.

In beiden Fällen besteht ein Zusammenhang zwischen dem problematischen Platzmangel im Artikulator und der vorherigen *anterioren Ausrichtung des Gesichtsbogens* am Patienten. Im Gegensatz dazu tritt der Einfluß der *posterioren Ausrichtung* erst später zutage:

▸ Nach der erfolgreichen Montage des Ober- und Unterkiefermodells stellt sich beim Versuch der Eingliederung von Registratbehelfen, Okklusionsschienen oder umfangreichen Restaurationen *klinisch eine Diskrepanz* im Sinne eines keilförmigen Auseinanderweichens posterior oder anterior heraus.

Alle drei Phänomene sind folglich abhängig von der Ausrichtung des Gesichtsbogens am Patienten. Da jedes einzelne Vorkommnis den weiteren Behandlungsverlauf stört oder unterbricht ist es sinnvoll, die jeweiligen Ursachen und entsprechende Gegenmaßnahmen zu kennen. Die nachfolgenden Ausführungen erläutern zunächst die Grundlagen der arbiträren Übertragung sowie die spezifischen Besonderheiten des Artex Rotofix-Gesichtsbogens. Die Abschnitte 4.3.7 und 4.3.8 geben dann auf dieser Grundlage konkrete Hinweise zur Abhilfe im Problemfall bzw. zum Vorgehen unter Einsatz zusätzlicher Lokalisationshilfen.

Die **Grundlage aller Gesichtsbogensysteme** ist es, eine räumliche Beziehung zwischen der *Oberkieferzahnreihe* des Patienten und einer *Bezugsebene* herzustellen. Diese Bezugsebene entsteht als konstruierte Ebene zwischen den beiden Scharnierachsenpunkten und einem zusätzlichen anterioren Referenzpunkt. Unterschiede zwischen den verschiedenen Verfahren bestehen dabei sowohl in der Genauigkeit, mit der die Scharnierachsenpunkte lokalisiert werden als auch in der Auswahl und Lokalisation des anterioren Referenzpunkts.

Die individuelle *kinematische Scharnierachslokalisation* ist das bestimmende Merkmal *achsiographischer* und *pantographischer Registrierverfahren*. Die Festlegung des *anterioren Referenzpunktes* unterscheidet sich dabei systembedingt in technischen Details, orientiert sich in der Mehrzahl der Systeme jedoch am Orbitalpunkt. Diese Verfahren nehmen bei der Registrierung also Bezug auf die *Achs-Orbitalebene* des Patienten. Der Begriff *„Achsebene"* bedeutet hier, daß die zwischen den Scharnierachsenpunkten gebildete Scharnierachse kinematisch lokalisiert wurde. Die Achs-Orbitalebene ist somit nicht identisch mit der *Frankfurter Horizontalen*, welche posterior durch den Oberrand des Porus acusticus externus verläuft (Abbildung 4.3-46). Der tatsächliche Unterschied zwischen beiden Ebenen ist allerdings eher gering. In der Praxis werden beide Bezeichnungen daher synonym verwendet (international: „Frankfurt Plane").

Die vergleichsweise aufwendige kinematische Bestimmung der Scharnierachse und des anterioren Referenzpunktes wird vom **Grundprinzip arbiträrer Gesichtsbögen** abstrahiert. Die Lokalisation der Scharnierachse erfolgt hier nicht kinematisch, sondern willkürlich unter Verwendung von Mittelwerten. Für die anteriore Ausrichtung wird zudem von durchschnittlichen Mittelgesichtshöhen ausgegangen. Zur Umsetzung dieser Vereinfachungen ins praktische Vorgehen wurden sogenannte *Schnellübertragungsbögen* entwickelt, die sich zweier Positionierungshilfen bedienen:

▶ Die Scharnierachse wird in der Regel nicht mehr temporal bestimmt und markiert, sondern über *Ohroliven* übertragen, die in die Gehörgänge eingeführt werden.

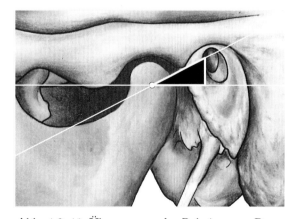

Abb. 4.3-46: Übertragung der Relation von Porus acusticus externus zur zentrischen Scharnierachse sowie zur Bezugsebene nach Mittelwerten

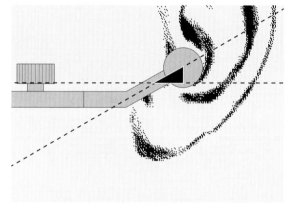

Abb. 4.3-47: Arbiträrer Gesichtsbogen als Schnellübertragungsbogen mit Ohroliven und Nasensteg/Nasionadapter

▶ Zur Ausrichtung auf den anterioren Referenzpunkt dient ein *Nasensteg (Glabellastütze)* vorbestimmter Höhe (Abbildung 4.3-47).

Auch der Artex Rotofix-Gesichtsbogen lokalisiert als arbiträrer Schnellübertragungsbogen die Scharnierachse mit Hilfe der bereits geschilderten Ohroliven. Anatomisch unterscheidet sich die Position der Gehörgänge aber von der der Scharnierachse, und zwar in sagittaler und vertikaler Richtung. Aus diesem Grunde ist die Ohrolive am arbiträren Rotofix-Gesichtsbogen in einem bestimmten geometrischen Verhältnis („offset") zum Scharnierachsstift bzw. Scharnierachspunkt angeordnet. Dieses Verhältnis zwischen Ohrolive und Scharnierachsstift läßt sich im Zusammenhang mit der Bezugsebene geometrisch als eine Dreiecksbeziehung beschreiben (Abbildung 4.3-48). Nach der Übertragung in den entsprechenden Artex-Artikulator wird dieses Dreiecksverhältnis durch die korrespondierenden „Arbiträrstifte", die Scharnierachspunkte sowie die Bezugsebene repräsentiert (Abbildung 4.3-49).

Wie sich aus den Abbildungen ergibt, ist eine Vorgabe des Artex-Systems und vergleichbarer Lösungen, die *Parallelität der Bezugsebene zum Artikulatorober- und Unterteil* sicherzustellen. In praktischer Hinsicht bedeutet dies, bei der **Übertragung in den Artikulator** die Bezugsebene parallel zum Artikulatoroberteil auszurichten. Da der Gesichtsbogen am Patienten die Bezugsebene in Relation zur Oberkieferzahnreihe setzt, stehen in der gleichen Relation später auch die Modelle im Artikulator. Die spätere Position der Modelle im Artikulator hängt demzufolge neben der individuellen Anatomie auch von der am Patienten gewählten Bezugsebene ab.

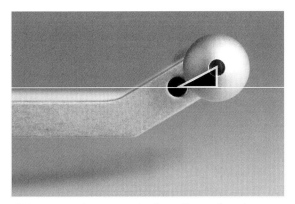 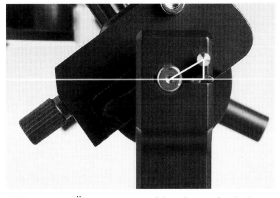

Abb. 4.3-48: Geometrische Grundlagen der arbiträren Scharnierachslokalisation: Dreiecksbeziehung zwischen Bezugsebene, Aufnahmepunkt für Scharnierachsstift (links) und Arbiträrstift (in der Ohrolive)

Abb. 4.3-49: Übertragung auf den Artex-Artikulator: identische geometrische Dreiecksbeziehung zwischen Bezugsebene, Kerbe für Scharnierachsstift und Arbiträrstift zur Aufnahme der Ohrolive

In der Mehrzahl der Gesichtsbögen und Artikulatorsysteme findet dabei die Frankfurter Horizontale Verwendung. Der Grund hierfür ist zum einen historischer Natur und zum anderen die gute Erkennbarkeit von deren anteriorem Referenzpunkt im Fernröntgenbild. Praktische Bedeutung erreicht dieser Aspekt bisher allerdings nur im Rahmen kephalometrischer Auswertungen der Vertikaldimension – also selten. Dem steht entgegen, daß dieser anteriore Referenzpunkt bei gerader Kopfhaltung vielfach oberhalb (kranial) der Scharnierachse liegt, wodurch die definierte Bezugsebene bei vielen Patienten nach anterior ansteigt. Bei der anschließenden Übertragung in den Artikulator wird die gleiche Bezugsebene jedoch parallel zu dessen waagerechtem Oberteil ausgerichtet. In vielen Fällen bewirkt dies, daß die Kau- und Okklusionsebene im Artikulator anomal steil ausgerichtet erscheint. Die Modelle stehen dabei durchschnittlich 15° zur Tischoberkante geneigt, was bei der Anfertigung von Frontzahnersatz Beeinträchtigungen der ästhetischen Beurteilbarkeit nach sich zieht. Vor allem aber entsteht hierdurch regelmäßig der geschilderte Platzmangel im Artikulatorinnenraum (Abbildungen 4.3-50 und 4.3-51). Zum Einsetzen in Geräte herkömmlicher Bauhöhe müßten daher Unterkiefermodelle z.T. erheblich getrimmt werden, was den Einsatz von Sägemodellen mit Pins und Kontrollsockeln nachhaltig behindert.

Ein Versuch zur Lösung dieses in der Praxis häufig auftretenden Problems besteht in der Ausrichtung des Gesichtsbogens auf die Camper'sche Ebene. In der Praxis stellt sich dabei allerdings schnell heraus, daß die knöchern-anatomisch sowie röntgenologisch gut definierte

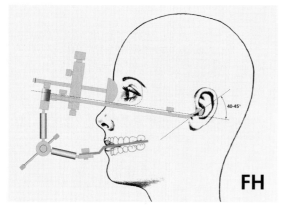

Abb 4.3-50: Ausrichtung des arbiträren Gesichtsbogens am Patienten auf die Frankfurter Horizontale

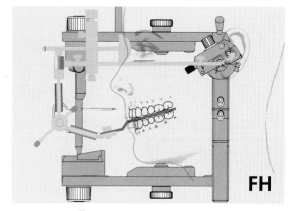

Abb 4.3-51: Übertragung in den Artikulator parallel zur Tischoberfläche bewirkt anomal steile Ausrichtung der Modelle

Spina nasalis anterior klinisch nur schwer bzw. ungenau zu lokalisieren ist. Hinzu kommt, daß bei der Übertragung der solchermaßen aufgezeichneten Oberkieferposition nun Platzprobleme beim Einsetzen des Oberkiefermodells in das Artikulatoroberteil entstehen (Abbildungen 4.3-52 und 4.3-53).

Als Ausweg aus dieser unbefriedigenden Situation sind technisch zwei Wege gangbar:

▶ Durch eine Erhöhung der Artikulatoren ließe sich die Innenraumhöhe soweit vergrößern, daß auch stark geneigte Kontrollsockelmodelle ausreichend Platz finden. Diesem Ausweg sind jedoch Grenzen gesetzt: Die Artikulatoren dürfen bei gegebener Handgröße (z.B. von Zahntechniker*innen) nicht unhandlich werden. Zudem ist heute bereits eine große Anzahl von Artikulatoren traditioneller Bauhöhe in Praxen und Dentallabors eingeführt. Dennoch folgen einige Systeme diesem Weg.

▶ Als alternativer Lösungsweg drängt sich daher auf, die Neigung der Kauebene im Artikulator zu verringern und so weniger Platz zu verbrauchen. Bei Festschreibung der Parallelität von Bezugsebene und Artikulatoroberteil ist dieses nur durch eine veränderte Ausrichtung des Gesichtsbogens am Patienten zu erreichen. Die zugrunde liegende Bezugsebene müßte demnach der Okklusionsebene näher liegen; der hierfür verantwortliche anteriore Referenzpunkt müßte sich folglich unterhalb des Orbitalpunktes befinden.

Für den Artex Rotofix-Gesichtsbogen entschied sich der Hersteller für diesen zweiten Weg. Erforderlich hierfür war die Ausrichtung auf eine Bezugsebene mit anteriorem Referenzpunkt

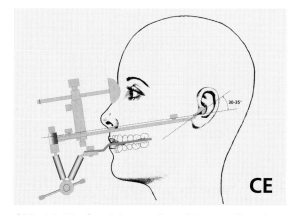

Abb 4.3-52: Ausrichtung des arbiträren Gesichtsbogens am Patienten auf die Camper'sche Ebene

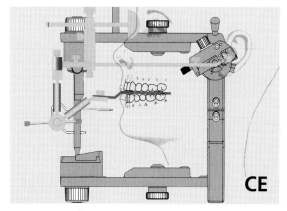

Abb 4.3-53: Übertragung in den Artikulator parallel zur Tischoberfläche bewirkt anomal flache Ausrichtung der Modelle

unterhalb der Frankfurter Horizontalen (FH), aber oberhalb der Camper'schen Ebene (CE). Die Anatomie des Gesichtsschädels bietet in diesem Bereich jedoch keine knöchernen Strukturen, die als Referenzpunkt reproduzierbar aufzufinden sind. Solange die hierdurch lokalisierte Bezugsebene nur im Rahmen arbiträrer Übertragungen Verwendung findet und eine kephalometrische Auswertung der Vertikaldimension nicht stattfindet, ist ein fernröntgensichtbarer knöcherner Referenzpunkt allerdings keine unabdingbare Voraussetzung.

Guichet hatte bereits eine Lösung dieses Problems erarbeitet, die allerdings nicht von der Situation des Patienten, sondern von der Größe des Dénar-Artikulators ausging (siehe 4.3.7). Im Gegensatz dazu war das Ziel für das Artex-System, eine Ebene zu finden, die bei aufrechter Kopfhaltung des Patienten horizontal verläuft. Diese als „Patientenhorizontale" (PH) bezeichnete Ebene liegt geometrisch zwischen der Frankfurter Horizontalen und der Camper'schen Ebene (Abbildungen 4.3-54 und 4.3-55). Da die herstellerseitige anteriore Ausrichtung von Schnellübertragungsbögen durch die Höhe des Nasenstegs am arbiträren Gesichtsbogen bestimmt wird, ergeben sich für deren Höhe die entsprechenden Werte.

Mit der Aufzeichnung der Oberkieferposition registriert der arbiträre Gesichtsbogen nicht nur die Lagebeziehung zur Rotationsachse relativ zur Bezugsebene, auch die spätere Translationsbewegung folgt dieser Ebene. Das Ziel einer „individualisierten Therapie" spricht dabei gegen die *Einstellung der kondylären Führung nach Mittelwerten* (siehe 2.2 und 2.3). Dennoch kommen klinisch Situationen vor, in denen entsprechende Registrate (noch) nicht

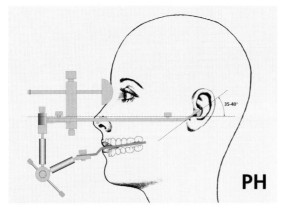

Abb 4.3-54: Ausrichtung des arbiträren Gesichtsbogens am Patienten auf die „Patientenhorizontale"

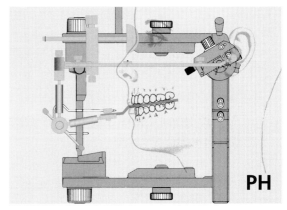

Abb 4.3-55: Übertragung in den Artikulator parallel zur Tischoberfläche bewirkt vergleichsweise aufrechte Ausrichtung der Modelle

zur Verfügung stehen. In diesen Fällen können für die Einstellung der Kondylenbahnneigung nur Mittelwerte Verwendung finden. Bei der Ausrichtung auf die „Patientenhorizontale" kommen demzufolge entsprechend gemittelte Einstellwerte zur Anwendung (Abbildung 4.3-56).

Kennwerte der Bezugsebenen		
Bezugsebene	Höhe des Nasenstegs	Neigung der Kondylenbahn
Frankfurter Horizontale	50 mm	40° – 45°
Patientenhorizontale	42 mm	35° – 40°
Camper'sche Ebene	35 mm	30° – 33°

Abb. 4.3-56: Höhe des Nasenstegs arbiträrer Gesichtsbögen in Abhängigkeit von der Bezugsebene sowie mittelwertige Einstellung der Kondylenbahnneigung

Sofern eine *individuelle Vermessung der Kondylenbahnneigung* mittels Positionsregistraten oder graphischer Aufzeichnung erfolgt, muß demzufolge die Dokumentation nicht nur die ermittelten Kondylenbahnneigungs*winkel*, sondern auch die jeweilige *Bezugsebene* enthalten. Der Befundbogen zur Registrierung mit dem Artex-System (siehe 2.3.5) stellt hierfür ein entsprechendes Auswahlfeld zur Verfügung:

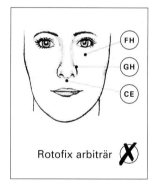

Abb. 4.3-57: Das entsprechende Auswahlfeld zur Dokumentation der Bezugsebene im Befundbogen zum Artex-System

▶ **Rotofix arbiträr**: Dieses Auswahlfeld ist regelmäßig zu markieren, wenn der arbiträre Rotofix-Gesichtsbogen angelegt und die Ausrichtung mit Hilfe des serienmäßigen Nasenstegs unveränderlicher Höhe vorgenommen wurde (Abbildung 4.3-57).

4.3.7 Anlegen des arbiträren Gesichtsbogens nach individueller Lokalisation der Bezugsebene

In der klinischen Praxis ermöglicht der arbiträre Gesichtsbogen in der Regel eine problemlose schädelbezügliche Übertragung. In Einzelfällen entstehen nach der Ausrichtung auf die „Patientenhorizontale" später allerdings dennoch Probleme bei der Übertragung in den Artikulator. Sofern es sich dabei um Platzmangel im Artikulatoroberteil handelt ergibt sich nach

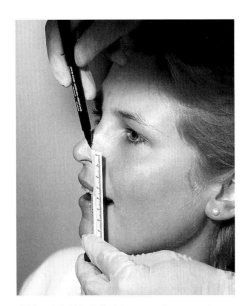

Abb. 4.3-58: Markierung des anterioren Referenzpunktes nach dem Konzept der Gesichtsmittenhorizontale 43 mm oberhalb des Inzisalpunktes bzw. der Schneidekante der lateralen oberen Inzisiven mit Hilfe des „Artexmeters".

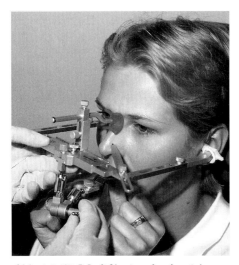

Abb. 4.3-59: Modifikation der Ausrichtung mit Hilfe des höhenverstellbaren Nasenstegs und des einzelschwenkbaren Achsebenenindikators

den Ausführungen im vorausgehenden Abschnitt 4.3.6, daß die Ursache in der Ausrichtung der Bezugsebene liegen muß. Tritt dieses Phänomen regelmäßig auf, sollte zunächste eine Überprüfung des klinischen Vorgehens bei der Ausrichtung des Nasionadapters erfolgen (siehe 4.3.4 – 4.3.5). In Einzelfällen stehen derartige Probleme auch in Zusammenhang mit anatomischen Besonderheiten, namentlich einer sehr geringen Mittelgesichtshöhe.

Einen einfachen Ausweg aus dieser Problematik bietet nach Angaben *Freesmeyers* das Konzept der „Gesichtsmittenhorizontale" nach *Guichet:* Dessen Grundgedanke ist, die Ausrichtung der Bezugsebene nicht von der variablen Anatomie der Patienten, sondern den vorgegebenen Maßen des Artikulators abhängig zu machen. Dem Ziel einer mittigen Ausrichtung der Okklusionsebene im Artikulator entsprechend wird am Patienten ausgehend von der Okklusionsebene ein anteriorer Referenzpunkt vermessen. Dieser liegt im Fall des Dénar wie des Artex-Systems 43 mm kranial des Inzisalpunktes. Da der Punkt auf der Palatinalfläche der mittleren Inzisiven liegt und somit klinisch schlecht zugänglich ist, erfolgt die entsprechende Messung ausgehend von der Schneidekante der lateralen Inzisiven. Hierfür steht im Dénar-System ein „Reference Plane Locator" zur Verfügung; eine entsprechende Aussparung im „Artexmeter" erfüllt den gleichen Zweck. Für die Übertragung wird der gemessene Hauptpunkt auf dem seitlichen Nasenflügel mit einem Filzstiftpunkt markiert (Abbildung 4.3-58). Die auf diese Art und

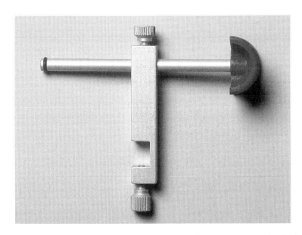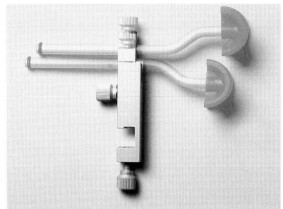

Abb. 4.3-60 und 4.3-61: serienmäßiger unveränderlicher Nasensteg (links) und höhenverstellbarer Nasensteg mit S-förmig gebogenem Nasionadapter in beiden Extrempositionen (rechts)

Weise markierte „Gesichtsmittenhorizontale (GH)" liegt dabei meistens zwischen den Referenzpunkten der Frankfurter Horizontalen und der Camper'schen Ebene.

Zur Ausrichtung des Gesichtsbogens auf einen individuell lokalisierten anterioren Referenzpunkt stehen für den Artex Rotofix heute ein nachrüstbarer *Achsebenenindikator mit Langloch* sowie ein *höhenverstellbaren Nasensteg mit S-förmig gebogenem Nasionadapter* optional zur Verfügung. In früheren Versionen waren ein von der linken Seite einschwenkbarer Achsebenenindikator sowie der höhenverstellbare Nasensteg Serienausstattung; heute sind beide in modifizierter Form als Zubehör erhältlich. So war die Länge der ehemals serienmäßig montierten Achsebenenindikatoren nur zur Ausrichtung auf den Orbitalpunkt konzipiert; den Nasenflügel erreichte sie daher nicht ganz. Der mittlerweile erhältliche Achsebenenindikator hingegen wird mit einer Rändelschraube am äußeren Ende des Querträgers befestigt; das eingearbeitete *Langloch* ermöglicht eine ausreichende Längenverstellung. Der höhenverstellbare Nasensteg bietet durch die zusätzliche Rändelschraube am Nasensteg selbst in Kombination mit abgeknickten Steg des Nasionadapters einen breiten Einstellbereich (Abbildungen 4.3-60 und 4.3-61).

Das Anlegen des arbiträren Gesichtsbogens nach individueller Lokalisation der Bezugsebene ist sowohl im Liegen als auch im Sitzen möglich. Das praktische **Vorgehen** unterscheidet sich dabei lediglich in der anterior-vertikalen Ausrichtung des Gesichtsbogens auf die zuvor lokalisierte Bezugsebene. Während beim rein arbiträren Anlegen die vertikale Ausrichtung des

Gesichtsbogengrundgerüsts durch die unveränderliche Höhe des Nasenstegs vorgegeben ist, wird diese nun von Hand justiert. Die zusätzliche Rändelschraube am verstellbaren Nasensteg dafür bleibt zunächst geöffnet, der Achsebenenindikator am vorderen Querträger bis zur Arretierung des Abstandes der Gesichtsbogenlängsträger zurückgezogen fixiert. Anschließend wird zunächst die Rändelschraube des Achsebenenindikators gelöst und dieser einwärts geschwenkt bzw. vorgeschoben und auf den Referenzpunkt ausgerichtet (Abbildung 4.3-59). Die vertikale Ausrichtung des Gesichtsbogens wird nun nachgeführt und in dieser Position mit der Rändelschraube vorn am Nasensteg fixiert. Das übrige Vorgehen entspricht dem bereits in den Abschnitten 4.3.4 und 4.3.5 geschilderten.

Innerhalb des Artex-Systems wird diese Ausrichtung in der Regel auf einen individuell lokalisierten Referenzpunkt im Sinne der Gesichtsmittenhorizontale nach *Guichet* erfolgen. Zur späteren *Übertragung in andere Artikulatoren* hingegen ist – je nach System – meistens die Ausrichtung auf die Frankfurter Horizontale erforderlich.

Lediglich in den Fällen, in denen für die weiteren zahntechnischen Arbeiten ausnahmsweise ein einfacher Non-Arcon Artikulator mit unveränderlicher Kondylenbahn von 30° bzw. 33° Neigungswinkel zur Verfügung steht, ist es erforderlich, den Artex Rotofix-Bogen mit Hilfe des Achsebenenindikators auf die zugehörige *Camper'sche Ebene* auszurichten. Der hierdurch verursachte systematische Fehler bei der Lokalisation der Scharnierachse ist mit einem Betrag von ca. einem bis zwei Millimetern sehr klein und entspricht damit dem selbst bei einer mechanisch-kinematischen Scharnierachslokalisation auftretenden zufälligen Fehler. Im Vergleich dazu wird der Fehler, der grundsätzlich aus der arbiträren Übertragung per Ohrolive resultiert, in der Regel deutlich größer sein (Abbildung 4.3-62).

Die Dokumentation der gewählten Bezugsebene erfolgt auf dem Befundbogen zum Artex-System in dem entsprechenden Auswahlfeld (Abbildung 4.3-63). Die darin vorgegebenen Auswahlmöglichkeiten sind nach anatomischen und systematischen Gesichtspunkten angeordnet. So repräsentieren die drei oberen Ankreuzoptionen („Radio-Buttons") individuell am Patienten lokalisierte Bezugsebenen:

▶ FH: Das Kürzel FH steht für die *Frankfurter Horizontale*. Es ist dementsprechend in all jenen Fällen zu markieren, in denen der arbiträre Gesichtsbogen mit Hilfe des Achsebenenindikators auf diese Bezugsebene ausgerichtet wurde – in der Regel zur anschließenden Übertragung in einen system*fremden* individuellen Artikulator.

▶ GH: Das Kürzel GH repräsentiert den Begriff *Gesichtsmittenhorizontale* nach *Guichet*. Der anteriorere Referenzpunkt wird hierfür mit Hilfe des „Artexmeters" oder des gleichartigen Dénar-Lineals bestimmt und auf dem Nasenflügel markiert. Sofern absehbar ist, daß im weiteren Verlaufe der Behandlung die ursprüngliche Schneidekante der lateralen Inzisiven nicht mehr zur Verfügung stehen wird, sollte in der Behandlungskarte zusätzlich der vertikale Abstand zum inneren Augenwinkel dokumentiert werden.

▶ CE: Das Kürzel CE steht für die *Camper'sche Ebene* und wird in all den Fällen markiert, in denen die Ausrichtung des arbiträren Gesichtsbogens auf jene am weitesten kaudal gelegene Bezugsebene erfolgte – in der Regel zur anschließenden Übertragung in einen Mittelwertartikulator mit fest eingestellter Kondylenbahnneigung.

▶ „Rotofix arbiträr", die vierte Auswahlmöglichkeit, unterscheidet sich insofern von den

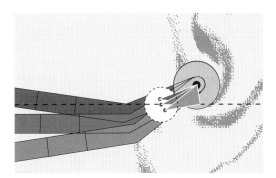

Abb. 4.3-62: Ausrichtung des arbiträren Gesichtsbogens auf die drei Bezugsebenen FH, GH, CE: Bei der Rotation um die Ohrolive verlagert sich die Scharnierachse. Dieser systematische Fehler liegt innerhalb der zufälligen Fehlerstreuung von 5-6 mm Radius (weiße Markierung).

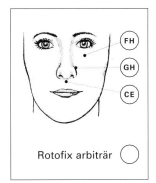

Abb. 4.3-63: Das Auswahlfeld zur Dokumentation der Bezugsebene im Befundbogen zum Artex-System.

drei vorgenannten, als hier die Ausrichtung nicht nach einer individuellen lokalisierten Bezugsebene, sondern den Vorgaben des arbiträren Gesichtsbogens erfolgt (siehe 4.3.6). Da auch im Anschluß an die Rotographie der Achsabgriff mit dem Rotofix-Übertragungsbogen bei unveränderter Höhe des Nasenstegs erfolgt, wird dieses Auswahlfeld auch bei der Rotographie markiert (siehe 4.3.8).

4.3.8 Anlegen des Gesichtsbogens nach kinematischer Lokalisation der Scharnierachse

Die modulare Bauweise des Artex Rotofix-Gesichtsbogens ermöglicht es, denselben Gesichtsbogen für die schädelbezügliche Registrierung der Oberkieferposition nach kinematischer Bestimmung der Scharnierachse im Rahmen der *Rotographie* einzusetzen.

Hierfür werden zunächst die Endstücke der horizontalen Arme des Gesichtsbogens ausgetauscht und so montiert, daß die Ohroliven nach *lateral* hervorstehen. Die mitgelieferten Scharnierachsstifte sollten stattdessen nach *medial* weisen (Abbildung 4.3-64). Sofern sie bisher nicht montiert waren, müssen sie jetzt von innen in die Gewinde nahe der Ohroliven eingeschraubt werden. Beim Artex Rotofix-Gesichtsbogen als Bestandteil des Artex Rotographie-Sets sind diese Stifte bereits vormontiert; auch der in Abschnitt 4.3.4-4.3.5 geschilderte Zusammenbau des arbiträren Anlegen sieht die Montage vor.

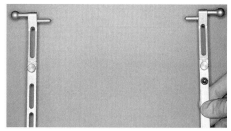

Abb. 4.3-64: Ausrichtung des Gesichtsbogens mit Hilfe der Scharnierachsstifte (Pfeil). Die Ohroliven weisen jetzt nach außen.

Da bei der Rotographie die anteriore vertikale Ausrichtung von einem speziellen Achs-Nasensteg unveränderlich vorgegeben wird, ist es bei der Übertragung der Scharnierachspunkte und des systemkonformen anterioreren Referenzpunktes möglich, den serienmäßigen Nasensteg *ohne* Höhenverstellung einzusetzen (Abbildung 4.3-65).

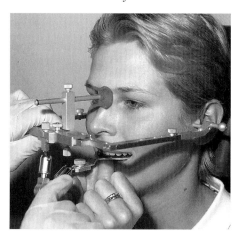

Abb. 4.3-65: Artex Rotofix-Gesichtsbogen umkonfiguriert für die Übertragung einer kinematisch lokalisierten Scharnierachse

Anstelle einer kinematischen Bestimmung der Scharnierachse ist auch eine mittelwertige Festlegung möglich. Bezogen auf die Verbindungslinie zwischen lateralem Augenwinkel und Tragus liegt sie nach Angaben verschiedener Autoren 11–12 mm vor dem Tragus und 3–5 mm unterhalb dieser Linie. Beim Auffinden dieses Punktes hilft eine spezielle Perforation auf dem Meßlineal „Artexmeter".

Auf die solchermaßen abgeschätzte oder per Rotographie kinematisch bestimmte Scharnierachse werden nun die nach innen weisenden Scharnierachsstifte des Gesichtsbogens ausgerichtet. Das eigentliche Vorgehen hierbei – und bei der kinematischen Lokalisation der Scharnierachse – bleibt einer gesonderten Darstellung vorbehalten.

4.4 Transportverschlüsselung und Übertragung

Nach der arbiträren oder kinematischen Lokalisation der Scharnierachse und deren Registrierung mit einem Gesichtsbogen erfordert die schädelbezügliche *Übertragung* der Oberkieferposition den entsprechenden Transfer in den Artikulator.

Im Falle des Artex-Systems findet hierbei dessen modulare Konzeption ihre Fortsetzung: So stehen neben dem klassischen *Axis-Transfer*, bei dem der Gesichtsbogen direkt mit dem aufnehmenden Artikulator verbunden wird, mittlerweile drei weitere Übertragungshilfen zur Verfügung. Diese machen den Gesichtsbogen vom Standort des Artikulators unabhängig, ohne dabei den Transferaufwand wesentlich zu erhöhen; in der Praxis wird hierdurch ein sehr viel effektiveres Arbeiten möglich. Die Anwendung dieser Übertragungssysteme wird nachfolgend in historischer Reihenfolge beschrieben.

4.4.1 Axis-Transfer

Der Artex Rotofix-Gesichtsbogen kann an allen Artikulatoren der Artex-Baureihe zur Übertragung mit Hilfe der *Arbiträrstifte* befestigt werden. In prinzipiell gleicher Art und Weise ist auch eine Übertragung auf Artikulatoren anderer Hersteller möglich. Die korrekte Übertragung vom arbiträren Rotofix-Gesichtsbogen auf systemfremde Artikulatoren setzt die

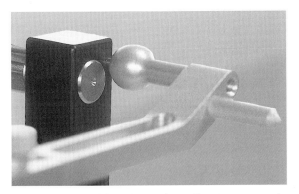

Abb. 4.4-1: Axis-Transfer am Artex Eingipsgerät nach arbiträrer Scharnierachslokalisation: das Aufsetzen der Ohroliven auf die Arbiträrstifte definiert die geometrische Beziehung zum Scharnierachspunkt

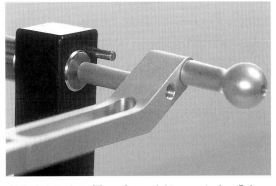

Abb. 4.4-2: Axis-Transfer nach kinematischer Scharnierachslokalisation durch Aufsetzen der Scharnierachsstifte auf den Scharnierachspunkt

Beachtung der vorgegebenen Bezugsebenen voraus. Entsprechende Einstellungen wurden für die Arcon-Geräte von Dénar, KaVo, Quick, SAM und Whip-Mix sowie für Non-Arcon-Geräte von Dentatus, Hager & Werken und Hanau vermessen.

Generell setzt das **Vorgehen** bei der schädelbezüglichen Übertragung der Oberkieferposition mit Hilfe des Axis-Transfers auf einen beliebigen Artikulator den Gesichtsbogen selbst als Übertragungsbogen ein. Ursprünglich wurden alle Gesichtsbogenregistrierungen auf diese Art und Weise auf die jeweiligen Artikulatorsysteme übertragen.

Der zur Aufnahme der Modelle vorbereitete Artikulator wird hierzu auf den Arbeitstisch gestellt und der Gesichtsbogen zunächst *im Kondylenbereich* lateral am Artikulator befestigt. In der Regel dienen hierzu die Ohroliven in Verbindung mit den Arbiträrstiften (Abbildung 4.4-1). Nach einer Umkonfiguration des Rotofix-Gesichtsbogens für die kinematische Scharnierachslokalisation hingegen ermöglichen die nach innen weisenden Scharnierachsstifte eine Ausrichtung direkt auf den gekörnten Achsmittelpunkt (Abbildung 4.4-2). Zur *anterioren Abstützung* werden zwei Teleskopbeine an den vorderen Ecken des Gesichtsbogens eingeschraubt (Abbildung 4.4-3). Deren vertikale Einstellung erfolgt mit Hilfe einer kleinen Wasserwaage, wofür zunächst die Ausrichtung der Arbeitsfläche zu überprüfen und erst dann die Justierung des Gesichtsbogens, eventuell auch des Artikulators, vorzunehmen ist (Abbildung 4.4-4). Von den hierfür möglichen Kombinationen seien an dieser Stelle folgende angesprochen:

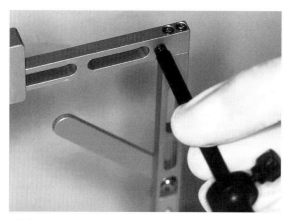

Abb. 4.4-3: Einschrauben der Teleskopbeine auf der Unterseite des Artex Rotofix Gesichtsbogen-Grundgerüstes

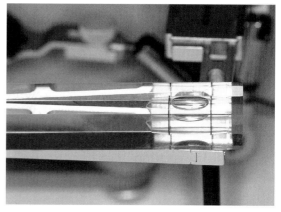

Abb. 4.4-4: Kontrolle der horizontalen Ausrichtung des Rotofix-Gesichtsbogens beim Axis-Transfer mit Hilfe der mitgelieferten kleinen Wasserwaage

▶ Bei der *arbiträren Registrierung* mit Hilfe der Ohroliven und anschließendem Axis-Transfer in den Artikulator hängt das weitere Vorgehen vom verwendeten Artikulator ab: Bei konventionellen Artikulatoren vom Arcon-Typ (Artex AL und AV) sind die Kondylargehäuse zur Montage des Oberkiefers horizontal, d.h. auf einen Kondylenbahnneigungswinkel von 0° auszurichten (Abbildung 4.4-5). Die Begründung hierfür ergibt sich aus dem bereits beschriebenen geometrischen Zusammenhang zwischen Ohroliven und Scharnierachse am Patienten sowie der Tatsache, daß eine korrekte Übertragung auf die genannten Artikulatoren nur in der 0°-Einstellung gewährleistet ist (siehe 3 und 4.3.4).

▶ Die Übertragung auf den Artex AN, AR und AP weicht hiervon in doppelter Hinsicht ab: Wie bei der Beschreibung der Geräte in Kapitel 3 erwähnt, befinden sich die Aufnahmepunkte für die Ohroliven („Arbiträrstifte") bei diesen Geräten nicht an den beweglichen Kondylargehäusen, sondern an der unbeweglichen Außenseite des Artikulator*unterteils*. Zur Übertragung der Oberkieferposition kann daher die Einstellung der Kondylargehäuse vernachlässigt werden (Abbildung 4.4-6). Dabei ist das Artikulatorunterteil des AN so breit geraten, daß die Ohroliven ohne ein Aufbiegen des Gesichtsbogens nicht mehr auf die Arbiträrstifte passen. Zum Einsetzen per Axis-Transfer sollten die Distaleinsätze daher mit denen der Gegenseite ausgetauscht werden, damit die kürzeren Scharnierachsstifte nach innen weisen. Hierdurch wird eine posteriore Ausrichtung auf den gekörnten Achsmittelpunkt des Artikulators ermöglicht. In der Praxis kommt diese Konstellation jedoch immer seltener vor, da die Anwender des Artex AN in der Regel für den Transfer den Übertragungsstand einsetzen.

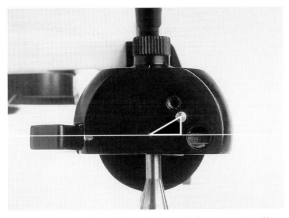

Abb. 4.4-5: Axis-Transfer auf konventionellen Arcon-Artikulator Artex AL: Die Kondylargehäuse sind zur Montage horizontal auszurichten

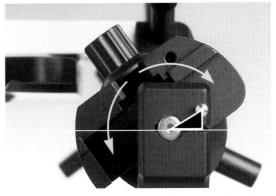

Abb. 4.4-6: Arcon-Atrikulator Artex AN: Die Ausrichtung der Kondylargehäuse übt hier keinen Einfluß auf die Position der Arbiträrstifte aus – Protrusionseinsätze zur Montage entfernt

▶ Sofern ein individueller Artex Artikulator vom Non-Arcon-Typ (Artex TS, TK, TR) Verwendung findet, ist nach Herstellerangaben zur Montage die Kondylenbahnneigung auf 60° einzustellen. Wie bereits in Kapitel 3.4 beschrieben, führt selbst diese Maximaleinstellung die Arbiträrstifte nicht ganz in ihre definitionsgemäße Position. Die Bedeutung dieser Ungenauigkeit wird allerdings durch die arbiträre Lokalisation der Scharnierachse relativiert.

▶ Zuweilen mag es vorkommen, daß zur Registrierung der arbiträre Artex Rotofix-Gesichtsbogen verwendet wurde, die Modelle jedoch per Axis-Transfer in einen anderen Artikulator vom Arcon-Typ übertragen werden sollen. In der Regel sind hier die Arbiträrstifte an der Außenfläche der Kondylargehäuse angebracht, wie etwa beim Arcon Artikulator Artex AL (siehe 3.3.3). Daher beeinflußt die Neigung der Kondylargehäuse die Position der Bißgabel im Artikulator und damit relativ zur Scharnierachse. Das Vorgehen zur *Montage* entspricht dabei zunächst dem Axis-Transfer *auf den Artex AL*. Bei diesem Gerät ist die Position der Arbiträrstifte so vermessen, daß nach arbiträrer Ausrichtung des Artex Rotofix-Gesichtsbogens beim Axis-Transfer die Kondylargehäuse auf 0° zu justieren sind (Abbildung 4.4-7). Die *Montage in den SAM 2* erfolgt zunächst genauso (Abbildung 4.4-8). Nach der Vormontage sind aus den gleichen geometrischen Gründen die gelben Kunststoff-Kondylargehäuse vor dem Einsetzen des Oberkiefermodells vorübergehend auf eine Kondylenbahnneigung von 60° einzustellen. Diese Einstellung weicht von der vom Hersteller SAM gegebenen Empfehlung für den Anatomischen Transferbogen (ATB) „Axioquick" ab und gilt *nur* in diesem Zusammenhang.

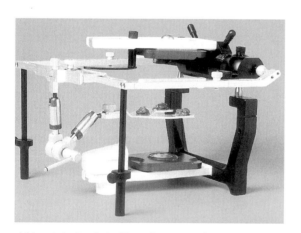 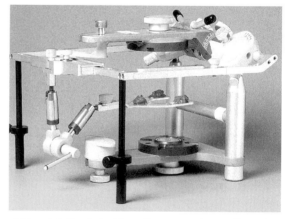

Abb. 4.4.-7: Axis-Transfer vom Artex Rotofix-Gesichtsbogen auf den Artex AL – Einstellung der Kondylenbahnneigung auf 0°

Abb. 4.4-8: Axis-Transfer vom Artex Rotofix-Gesichtsbogen auf den Artikulator SAM 2 vor der Justierung der Kondylenbahnneigung auf 60°

▸ Sofern der Gesichtsbogen am Patienten gezielt auf die *Frankfurter Horizontale* ausgerichtet wurde, stehen nachher die Modelle vergleichsweise steil im Artikulator — mit den bereits beschriebenen Folgen (siehe 4.3.6). Auch in diesem Fall wird die Programmierung des Artikulators mit Hilfe exzentrischer Checkbisse erfolgen. Sollten diese nicht zur Verfügung stehen, wird die sagittale Kondylenbahnneigung nach *Lehmann* mittelwertig auf einen Wert von 40° eingestellt. In der Praxis sollte diese Konstellation jedoch selten vorkommen, da Zahnärzte, die einen Gesichtsbogen gezielt auf eine bestimmte Referenzebene ausrichten, auf die individuelle Einstellung der Kondylenbahnneigung nicht verzichten werden.

▸ Denkbar ist hingegen eine Situation, in der schon beim Anlegen des Gesichtsbogens vorhersehbar ist, daß für die spätere zahntechnische Arbeit lediglich ein Artikulator mit unveränderlicher Kondylenbahnneigung von 30° bzw. 33°, wie z.B. Balance oder Artex N, zur Verfügung stehen wird. Wenngleich ein solches Vorgehen kaum dem Verständnis einer restaurativen Zahnheilkunde entspricht, ist es möglich, den Artex Rotofix-Gesichtsbogen per Achsebenenindikator und höhenverstellbarem Nasensteg am Patienten auf die Camper'sche Ebene auszurichten. Beim anschließenden Axis-Transfer auf den entsprechenden Mittelwertartikulator wird so – bei Anordnung des Gesichtsbogens parallel zum Artikulatoroberteil – immerhin eine mittelwertig „richtige" Lageorientierung erreicht.

▸ Für den nicht empfehlenswerten Einzelfall, daß der Rotofix-Gesichtsbogen am Patienten auf die *Frankfurter Horizontale* ausgerichtet wurde, und die Montage in einen *Mittelwertartikulator* mit vorgegebener Kondylenbahnneigung von 30° bzw. 33° und Ausrichtung auf die Camper'sche Ebene erfolgen soll, müssen die geometrischen Differenzen bei der Montage ausgeglichen werden: der Gesichtsbogen wird im anterioren Bereich so weit angehoben, daß er in einem nach anterior geöffneten Winkel von ca. 10° bzw. 7° von der Tischoberfläche absteht.

Nachdem der Gesichtsbogen mit Hilfe der Teleskopbeine abgestützt und ausgerichtet wurde und auch der Artikulator in der beschriebenen Art und Weise justiert ist, steht die Bißgabel an ihrer korrekten Position. Sie könnte das Gewicht des aufzusetzenden Oberkiefergipsmodells allerdings ohne Unterstützung auf der Unterseite nicht sicher tragen. Vor jeder weiteren Belastung ist daher zunächst eine sichere **Abstützung der Bißgabel** erforderlich. Ursprünglich fand hierfür ein *Plexiglassockel* Verwendung, der mit einer Schicht Abdruckgips bedeckt *unter* die Bißgabel geschoben und bis zur Aushärtung zunächst nicht belastet wurde. So zuverlässig dieses Verfahren auch arbeitet, es erfordert doch einen zusätzlichen, von der Aushärtungszeit des Gipses abhängigen, Arbeitsgang.

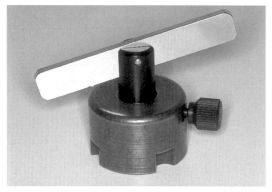

Abb. 4.4-9: Gabelbock zur Abstützung der Bißgabel beim Einartikulieren des Oberkiefergipsmodells bei der Übertragung per Axis-Transfer
und Übertragungsschlitten

Als Alternative anstelle dieses Sockels unterhalb der Bißgabel steht ein ergänzender
„Gabelbock" zur Verfügung, der eine sinnvolle
Vereinfachung des ansonsten gleichen Vorgehens ermöglicht (Abbildung 4.4-9). In der
Regel wird hierfür zunächst die traditionelle
Montageplatte aus ihrer Fassung im Artikulatorunterteil herausgeschraubt und durch den
Gabelbock ersetzt. Ist der verwendete Artikulator mit einem Gleichschaltungssystem
(z.B. Splitex) ausgerüstet, wird der Gabelbock
einfach auf die Metallplatte des Gleich-
schaltungssystems gestellt. Die magnetische Haftung des Sockels sichert auch in diesem Falle
den Stand. Anschließend wird die T-Gabel des Gabelbocks bis unter die Bißgabel angehoben
und in dieser Stellung mittels der seitlich am Sockel angebrachten Rändelschraube fixiert.

Insgesamt ermöglicht die Übertragung per Axis-Transfer eine flexible Anpassung des Rotofix-Gesichtsbogens an verschiedene Artikulatoren und erfordert dabei wenig apparativen
Aufwand. Allerdings ist ein gewisser zeitlicher Aufwand in Kauf zu nehmen – sowie die
vorübergehende Blockierung des vollständigen Gesichtsbogens und der Transport eines Artikulators. Das Einartikulieren erfolgt hierbei in der zahnärztlichen Praxis.

4.4.2 Transfer mit Übertragungsschlitten

Bei gleichem Einsatzrahmen steht mit dem speziellen *Übertragungsschlitten* ein Instrument
zur Verfügung, das auch im Routinebetrieb eine einfache und sichere Übertragung des
Gesichtsbogen-Registrats in den Artikulator ermöglicht. Auch der Übertragungsschlitten
wird zur Abstützung der Bißgabel durch den „Gabelbock" ergänzt (siehe 4.4.5). Beide Hilfsmittel sind sowohl mit allen Artikulatoren der Artex-Baureihe verwendbar, als auch an die
Typen Balance, Dénar, Dentatus, Panadent, SAM, Stuart und Whip-Mix angepaßt.

Im Gegensatz zum Axis-Transfer wird beim Einsatz des Übertragungsschlittens nicht der ganze
Artex Rotofix-Gesichtsbogen benötigt, sondern lediglich der 3D-Support mit der daran fixier-

ten Bißgabel. Der benutzte Gesichtsbogen kann dadurch unmittelbar nach Verwendung am Patienten desinfiziert und mit einem weiteren 3D-Support ausgerüstet werden. Damit steht er in der Regel schon für den nächsten Patienten wieder zur Verfügung. Der Artikulator hingegen wird für jedes Einsetzen in die zahnärztliche Praxis transportiert.

Zur **Vorbereitung** ist zunächst der Übertragungsschlitten anstelle des Frontzahnführungstellers in das Artikulatorunterteil einzuschrauben. Anschließend wird der 3D-Gelenksupport mit der Rändelschraube vom übrigen Gesichtsbogen gelöst, der Support in die entsprechende Aussparung im Übertragungsschlitten eingesetzt und dort wieder befestigt (Abbildung 4.4-10). Der Orbitalanzeiger des Artikulatoroberteils bzw. der hierzu umfunktionierte Inzisaltisch des Artex AN/AR ruhen auf der Auflage des Übertragungsschlittens (Abbildung 4.4-11).

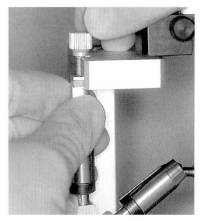

Abb. 4.4-10: Einsetzen des 3D-Supports in den bereits am Artikulator montierten Übertragungsschlitten

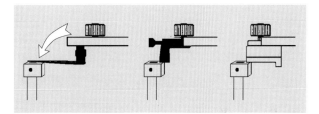

Abb. 4.4-11: Abstützung des Artikulator-Oberteils auf dem Übertragungsschlitten bei der Montage des Oberkiefermodells

Nach einem Transfer mit dem Übertragungsschlitten befindet sich die Bißgabel zwar an ihrer richtigen Position im Artikulatorinnenraum (Abbildung 4.4-12), jedoch könnte sie das Gewicht des übertragenen Oberkiefergipsmodells, wie bei der Übertragung per Axis-Transfer, ohne weitere Unterstützung nicht bedenkenlos tragen. Folglich bietet auch in diesem Fall die Verwendung des Gabelblockes die gleichen bereits erwähnten Vorteile.

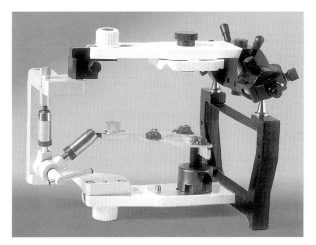

Abb. 4.4-12: Schädelbezügliche Montage des Oberkiefermodells mit Hilfe des in den Übertragungsschlitten eingesetzten 3D-Gelenksupports auf den Artex AV

4.4.3 Transfer mit Übertragungsstand

Das schädelbezügliche Einartikulieren der Modelle sollte durch den Zahnarzt erfolgen, da sowohl der Transport des Gesichtsbogens als auch die Montage erhebliche Fehlerquellen beinhalten können. In dieser Hinsicht bietet der neue *Übertragungsstand* eine sichere Abhilfe (Abbildung 4.4-13).

Bei diesem Transfersystem handelt es sich um eine Weiterentwicklung des Übertragungs-*schlittens*, der um eine stabile Vorrichtung zur Fixierung der Bißgabel ergänzt wurde. Hier-

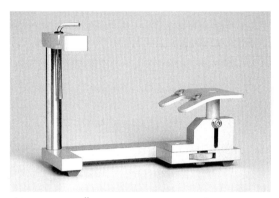

Abb. 4.4-13: Übertragungsstand zur Aufname des 3D-Supports und zur Befestigung der Bißgabel am eingeschraubten Übertragungstisch

durch entsteht die Möglichkeit, bereits in der Zahnarztpraxis mit geringstem Aufwand die schädelbezogene Montage der Bißgabel vorzunehmen und damit die spätere Position der Bißgabel in Relation zum Artikulatoroberteil eindeutig vorzugeben. Der Gesichtsbogen einschließlich 3D-Support kann in der Zahnarztpraxis verbleiben – und der Artikulator im Labor. Transportiert wird stattdessen lediglich ein „Übertragungstisch" mit der darauf fixierten Bißgabel. Die geringe Größe des so zu versendenden Objektes ermöglicht zudem eine vergleichsweise sichere Verpackung. Außerdem behält der Zahnarzt weitgehend die Kontrolle über die korrekte schädelbezügliche Positionierung der Bißgabel.

Das **Vorgehen** ähnelt dem bei der Verwendung des Übertragungs*schlittens* geschilderten (siehe 4.4.2). Unmittelbar nach Beendigung der Registrierung am Patienten wird der 3D-Support durch Lösen der Rändelschraube vom Gesichtsbogen getrennt und am Übertragungsstand befestigt. Der Übertragungsstand steht jedoch nicht in Verbindung mit einem Artikulator, sondern wird an dessen Stelle um den höhenverstellbaren *Übertragungstisch* ergänzt, der vorsichtig unter die unbelastete Bißgabel bewegt und mit dem beigefügten Inbusschlüssel fixiert wird. Der Zwischenraum zwischen der Bißgabel und dem Übertragungstisch wird nun zur Fixierung mit Gips ausgefüllt.

Nach dem Erhärten des Gipses ist zunächst die Verbindung der Bißgabel mit dem 3D-Support zu lösen. Der Übertragungstisch kann dann mit der großen seitlichen Rändelschraube

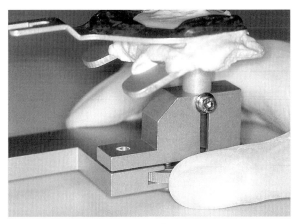

Abb. 4.4-14: Trennung des Übertragungstisches mit darauf befestigter Bißgabel vom Übertragungsstand, bei diesem neueren Modell wird hierfür lediglich die seitliche Rändelschraube gelöst

vom Übertragungsstand gelöst und zum Transport in das Dentallabor gegeben werden. Die Gestaltung früherer Versionen des Übertragungstisches ähnelt mehr der Befestigung im Artikulator mittels konventioneller Sockelplatten: Bei neueren Versionen hingegen muß zur Trennung des Übertragungstisches vom Übertragungsstand nur eine leicht zugängliche seitliche Rändelschraube gelöst werden (Abbildung 4.4-14).

Für das eigentliche Einsetzen des Oberkiefermodells im Artikulator ist eine zusätzliche Abstützung, etwa durch einen Gabelbock, nicht nur überflüssig, sondern durch das Umsetzens des Übertragungstisches in das Artikulatorunterteil impliziert erfolgt.

Ein konzeptioneller Nachteil derartiger Übertragungsstände ist die Tatsache, daß die Bißgabel zunächst an einem *Ersatz* des Artikulator*unterteils* befestigt wird, bevor sie zur eigentlichen Zuordnung des Oberkiefermodell eingesetzt werden kann. Dadurch beeinträchtigen eventuelle Fehler in der Justierung des Artikulatorunterteils zum Oberteil schon jetzt die Montagegenauigkeit.

Dieser Nachteil aller Übertragungssysteme, die die Artikulator*unterteile* – oder vergleichbare Übertragungshilfen – in die Montage des *Oberkiefer*modells einbeziehen, entfällt bei Verwendung von Gleichschaltungssystemen. Dies ist jedoch nicht das einzige Argument, das für die Integration des Splitex-Systems in den Übertragungsstand spricht.

4.4.4 Transfer mit Übertragungsstand und Splitex-System

Die geforderte Integration eines Gleichschaltungssystems in den Übertragungsstand steht nunmehr als *Übertragungsstand mit Splitex-Profil* (siehe 4.6.1) zur Verfügung. Neben der Verbesserung der Fehlersicherheit erleichtert dieser die Handhabung des Übertragungssystems zusätzlich. In der Praxis stellt sich das **Vorgehen** wie folgt dar:

Nach dem Abnehmen des Gesichtsbogens vom Patienten wird zunächst der 3D-Support vom Gesichtsbogen-Grundgerüst gelöst (Abbildung 4.4-16). Der weitere Transfer in den Übertragungsstand kann im Behandlungszimmer oder im Korrekturlabor erfolgen. Der zeitliche und instrumentelle Aufwand ist so überschaubar, daß der gesamte Arbeitsschritt auf jedem Fall der zahnärztlichen Praxis vorbehalten sein sollte. Hierzu wird nun der 3D-Support mit dem Adapter in die vorbereitete Aufnahme am „Galgen" des Übertragungsstandes eingesetzt und dort zunächst locker befestigt (Abbildung 4.4-17).

Anschließend wird der teleskopierend höhenverstellbare Splitex-Übertragungstisch mit Hilfe der seitlichen Inbusschraube so eingestellt, daß zwischen den Messingschrauben in der Tischfläche und der Unterseite der Bißgabel nur noch minimal Platz verbleibt. Die Montage der Bißgabel auf dem dem Übertragungsstand erfolgt nun mit Hilfe von Artikulationsgips. Anstelle der vom Hersteller offenbar ursprünglich vorgesehenen Techniken hat es sich am besten bewährt, den 3D-Support noch einmal kurz vom „Galgen" zu lösen und zunächst den Artikulationsgips in geeigneter Konsistenz auf die Oberfläche des Übertragungstisches aufzutragen (Abbildung 4.4-18). Gleich darauf wird der 3D-Support wieder in die vorherige Position eingesetzt und die Biß-

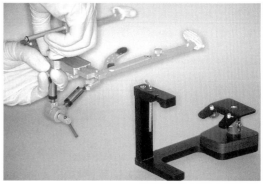

Abb. 4.4-16: Lösen der Adapterschraube als Verbindung zwischen dem 3D-Support und dem Gesichtsbogen-Grundgerüst

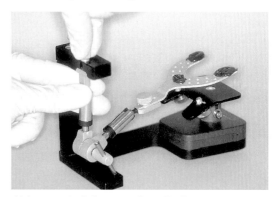

Abb. 4.4-17: Montage des 3D-Supports mittels der Adapterschraube innerhalb des Übertragungsstandes

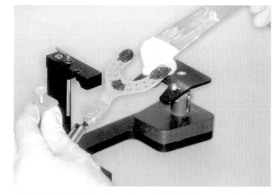

Abb. 4.4-18: Vorübergehende Entfernung des 3D-Supports zum Auftragen von Artikulationsgips auf den Übertragungsstand

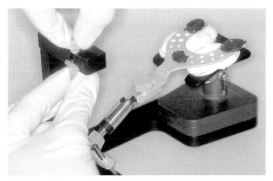

Abb. 4.4-19: Wiedereinsetzen des 3D-Supports in den Übertragungsstand und Einsenken der Bißgabel in den Artikulationsgips

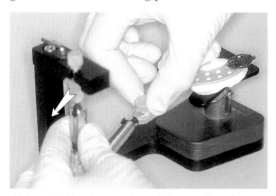

Abb. 4.4-20: Lösen der Adapterschraube am Übertragungsstand, der Bundschraube an der Bißgabel und – falls erforderlich – auch der Knebelschraube des 3D-Supports selbst

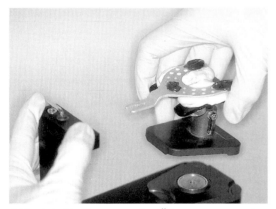

Abb. 4.4-21: Umsetzen des Übertragungstisches mit Splitex-Profil vom Übertragungsstand

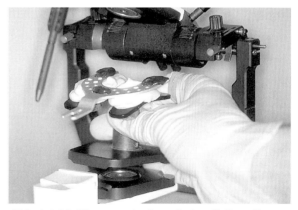

Abb. 4.4-22: Umsetzen in den mit dem Splitex-System ausgerüsteten Artikulator

gabel dabei in den noch weichen Artikulationsgips gedrückt (Abbildung 4.4-19).

Nach dem Erhärten ist die Bißgabel unverrückbar mit dem Übertragungstisch verbunden. Die Position der Bißgabel ist damit eindeutig sowohl zum Übertragungsstand als auch zum Artikulatorinnenraum aller mit dem Normungssockel gleichgeschalteten Artex-Artikulatoren fixiert. Der 3D-Support kann daher entfernt werden, wofür nacheinander die Adapterschraube am Übertragungsstand, die Bundschraube an der Bißgabel und – falls erforderlich – auch die Knebelschraube selbst zu lösen sind (Abbildung 4.4-20).

Der nachfolgende eigentliche Übertragungsvorgang beschränkt sich darauf, den Übertragungstisch vom Übertragungsstand abzuheben (Abbildung 4.4-21) und in den entsprechenden Splitex-Sockel im Artikulatorunterteil wieder einzusetzen (Abbildung 4.4-22).

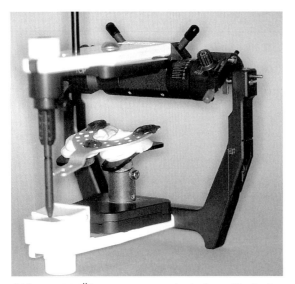 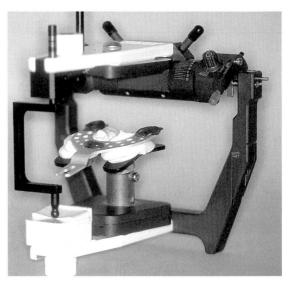

Abb. 4.4-23: Übertragungsstand mit darauf befestigter Bißgabel im Artex AN eingesetzt

Dia 4.4-24: Falls die Bißgabel mit dem Inzisalstift kollidiert, steht ein Winkelstift zur Verfügung.

Abgesehen von der erhöhten Übertragungssicherheit vereinfacht diese Übertragung die Handhabung maximal. Eine Ausnahme bilden jene Fälle, bei denen im Artikulator die Position der Bißgabel mit dem *Inzisalstift* kollidiert. Verursacht ist dieser Konflikt durch die vollständige Beweglichkeit des 3D-Supports schon beim Anlegen des Gesichtsbogens am Patienten. Sollten später beim Einsetzen in den Artikulator derartige Konflikte auftreten, sind diese in der Regel durch Vorschieben des Inzisalstiftes aufzulösen (Abbildung 4.4-23). Reicht dies ausnahmsweise nicht aus, steht mit dem optional erhältlichen *Winkelstift* eine Alternative zur Verfügung. Der serienmäßige Inzisalstift wird hierzu vorübergehend entfernt und stattdessen der Winkelstift so eingesetzt, daß die untere der beiden roten Höhenmarkierungen am Oberteil des Artikulators gerade durch das Artikulatoroberteil hindurchtritt (Abbildung 4.4-24).

4.4.5 Montage des Oberkiefermodells

Zur Aufnahme der Modelle sind Ober- und Unterkieferteil des Artikulators mit je einer an der Unterseite von allen Gipsresten befreiten Basisplatte auszurüsten. Bei Verwendung des Splitex-Systems wird statt dessen eine Kunststoff- oder Gipsträgerplatte in die jeweilige Splitex-Metallträgerplatte eingesetzt.

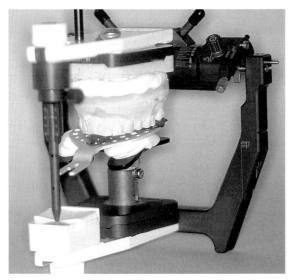

Abb. 4.4-25: Oberkiefer-Gipsmodell mit Artikulationsgips in den Artikulator eingesetzt

Sofern sich das Artikulatoroberteil um 180° zurückschwenken läßt (Artex AN, AR, AP, Artex Eingipsgerat sowie alle Non-Arcon-Artikulatoren), sollte diese Möglichkeit genutzt werden. Andernfalls, d.h. im Falle eingeschränkt zu öffnender Artikulatoren vom Arcon-Typ, wird das Artikulatoroberteil vom Unterteil vorübergehend abgenommen und beiseite gelegt. Der Artikulator ist jetzt zum Einsetzen des Oberkiefermodells bereit.

Zur Montage wird das Oberkiefermodell auf der abgestützten Bißgabel exakt positioniert und der Artikulator probeweise zur Kontrolle der Platzverhältnisse geschlossen. Sofern sich dabei herausstellt, daß die Platzverhältnisse nicht ausreichen, ist bei Verwendung des Splitex-Systems eine einfache Abhilfe durch den Austausch der unterschiedlich dicken Gipsträgerplatte möglich. Reicht diese Maßnahme nicht aus, bleibt immer noch die klassische Maßnahme, das Modell an der Unterseite des Gipssockels zu trimmen (siehe 4.2). Im Normalfall sind die Platzverhältnisse jedoch ausreichend.

Anschließend wird erneut Artikulationsgips in cremig-sahniger Konsistenz angerührt und sowohl auf die Basis des Oberkiefermodells, als auch in die Montage- bzw. Gipsträgerplatte gegeben. Unter leichtem Klopfen ist nun der Artikulator zu schließen, wobei überflüssiger Gips seitlich hervortritt. Ein untrügliches Zeichen für die korrekte Verarbeitung des Artikulationsgipses ist die Entstehung einer glatten, baiserartigen Kontur (Abbildung 4.4-25). Risse oder Spalten weisen auf Fehler bei der Verarbeitung hin: der Gips war beim Schließen des Artikulators schon zu fest. Die Montage muß in diesen Fällen abgebrochen und wiederholt werden.

Während der Abbindezeit des Gipses ist zudem auf eine korrekte Fixierung des Oberkiefermodells in den Impressionen der Bißgabel zu achten. Um zudem der Abbindeexpansion des Artikulationsgipses Rechnung zu tragen, bietet es sich an, bei Überschreiten einer Schichtdicke von ca. 5 mm zweizeitig einzugipsen. Als Platzhalter zwischen der ersten Gipsschicht und der Gipssockelplatte dient dabei eine lufthaltige Polyäthylen-Verpackungsfolie, deren Noppen eine ausgezeichnete Retention für den zweiten Montagegang bilden (siehe auch 4.6.2., Abbildungen 4.6-7 und 4.6-8). Der im Rahmen der arbiträren Scharnierachslokalisation zu erwartende zufällige Fehler ist jedoch ohnehin vergleichsweise größer als der Betrag der Gipsexpansion. Dieses relativiert hier den Stellenwert des zweizeitiges Eingipsens – ganz im Gegensatz zur Montage des *Unter*kiefermodells nach Kieferrelationsbestimmung in zentrischer Kondylenposition.

Nach dem Aushärten des Gipses können sämtliche Hilfsmittel (Gesichtsbogen, Übertragungsschlitten mit 3D-Support und Bißgabel, Gabelbock oder Montageständer samt Bißgabel) entfernt werden. Der Artikulator ist nun bereit für die Montage des Unterkiefermodells, gegebenenfalls unter Verwendung von Registraten (siehe 4.5).

4.5 Kieferrelationsbestimmung

Vor dem Hintergrund neuerer Kenntnisse über die Anatomie und Funktion des Kiefergelenkes werden frühere Konzepte einer aktiven „Bißnahme" zunehmend in Frage gestellt. Mittlerweile schlägt sich dieses auch in der Terminologie nieder. So wird nach der neueren Nomenklatur der Deutschen Gesellschaft für Zahn-, Mund- und Kieferheilkunde dieser Arbeitsschritt zutreffender als „Kieferrelationsbestimmung" bezeichnet. Je nach der dabei eingenommenen Position der Mandibula unterscheiden wir die *Kieferrelationsbestimmung in habitueller Okklusion* von der *in zentrischer Kondylenposition*.

4.5.1 Kieferrelationsbestimmung in habitueller Okklusion

Entgegen einer weitverbreiteten Vorstellung ist die Kieferrelationsbestimmung in *habitueller Okklusion* zuweilen durchaus verschieden von der manuellen Positionierung der Ober- und Unterkiefermodelle in *maximaler Interkuspidation*.

Beim letzteren Vorgehen werden die Modelle vom Zahntechniker nach Gefühl in maximalem Vielpunktkontakt zusammengesetzt, ausgehend davon, daß diese Situation der tatsächlichen habituellen Okklusion des Patienten entspreche. Zweifellos kann dieses Vorgehen in der Hand erfahrener Fachleute häufig zur richtigen Zuordnung des Unterkiefermodells führen. Tatsächlich kommen in der restaurativen Zahnheilkunde viele Fälle vor, in denen die bisherige Bißlage beibehalten bzw. restaurativ wiederhergestellt werden soll. Sofern dabei die Kieferrelation zumindest vorübergehend verlorengegangen ist, läßt die hierbei entstandene Non-Okklusion jene willkürliche Festlegung nicht zu.

Ein Beispiel hierfür ist die Präparation einer Brücke 45-47 beim Fehlen des Zahnes 48: Gnathologisch aufgewachste Kauflächen können – entsprechend der Aufwachstechnik nach *Payne/Lundeen* – zwar eine Dreipunkt-Kontaktbeziehung zwischen dem lingualen Höcker des Zahnes 44 und der distalen Grube des 14 herstellen, im natürlichen Gebiß steht jedoch Zahn 44 als mesialer Nachbarzahn des Brückenpfeilers mit seinem lingualen Höcker häufig in Non-Okklusion. Da zudem der bukkale Höcker des 44 in der Regel nur einen Kontaktpunkt am distalen Höckerabhang aufweist, reduziert sich die gesamte Abstützung im Seitenzahnbereich des rechten Unterkiefers auf einen Schrägflächenkontakt. Sofern im Frontzahnbereich physiologische Verhältnisse nach dem Vorbild der „organic occlusion" (siehe 2.2) herrschen, müßten in habitueller Okklusion auch die Frontzähne in Non-Okklusion stehen und erst unter Belastung bei Intrusion der Frontzähne in okklusalen Kontakt geraten.

Eine Zuordnung der Modelle in maximaler Interkuspidation wird unter diesen in der Praxis häufig auftretenden Umständen nicht die tatsächliche Kieferrelation des Patienten wiedergeben. Daher ist es in diesen alltäglichen Fällen sinnvoll, eine Kieferrelationsbestimmung auch in habitueller Okklusion durchzuführen.

Für die Durchführung der Kieferrelationsbestimmung in habitueller Okklusion wird ein erhärtendes Registriermaterial von lateral gegen bzw. zwischen die Zahnreihen appliziert, um diese damit zu verschlüsseln. Bei Verwendung nicht ausreichend standfester Materialien kann zusätzlich ein Träger die Registrierpaste stabilisieren und dabei das Einbringen in die Mundhöhle sowie später ihre Zuordnung erleichtern. Werden Holzspatel verwendet, so sind diese zur Vorbereitung an einem Ende mit einer Markierung oben/unten und am anderen Ende mit zwei Perforationen zu versehen.

Das klinische **Vorgehen** besteht anschließend darin, den aufrecht sitzenden Patienten normal zubeißen und gegebenenfalls in Ruhe die bequeme Kieferrelation suchen zu lassen; eine sichtlich erzwungene Position darf nicht in die Restauration übernommen werden. Zur nachfolgenden Kontrolle, ob die eingenommene Kieferrelation mit der zuvor beobachteten übereinstimmt, sollten die Zahnreihen geschlossen bleiben.

Eine kleine Menge Abdruckgips mittlerer Konsistenz wird nun im Bereich der Perforationen auf die Innenseiten der Holzspatel gegeben und hiermit zur Registrierung im Bereich der Kauzentren von lateral leicht gegen die Zahnreihen gedrückt, wobei diese weiterhin geschlossen bleiben. Für die spätere Montage ist eine wichtige Voraussetzung, daß hierbei die Schleimhaut mit den Holzspateln nicht komprimiert wird. Eine korrekte Positionierung der Modelle wäre sonst nicht gewährleistet.

Sofern für die Kieferrelationsbestimmung in *zentrischer Kondylenposition* Gips verwendet wird, bietet sich seine Verwendung auch hier an. Im Falle des entsprechenden Fertigproduktes Centridur erleichtern die mitgelieferte Applikationshilfe (Schlauchansatz) und die Standfestigkeit des automatisch dosierten Materials den Einsatz ohne Trägerspatel (siehe 4.5.3).

Eine weitere Materialalternative stellen additionsvernetzende Registriersilikone dar, die mittlerweile in Kartuschenform erhältlich sind und dadurch – sowie aufgrund ihrer thixotropen Eigenschaften – besonders einfach zu verarbeiten sind. Moderne Materialien mit hohen Endhärte von ca. Shore (A) 80, wie z.B. ED Dental Impress und Kettenbach Futar Occlusion haben dabei gegenüber *früher* verwendeten Elastomeren entscheidende Vorteile. Noch fester aushärtende Silikone sind schon zum Zeitpunkt der Kieferrelationsbestimmung hochviskös und müssen daher als knetplastischer Bolus von lateral zwischen bzw. gegen die geschlossen Zahnreihen gedrückt werden (Bisico Regidur).

Nach dem Erhärten des Registriermaterials und seiner Entnahme aus dem Mund werden sämtliche feinen Grate abgeschnitten bzw. abgeschliffen. Das Belassen der Grate ist fehlerträchtig, da diese etwa im Bereich der Fissuren die korrekte Zuordnung der Modelle verhindern können. Die Positionierung der Ober- und Unterkiefermodelle im Artikulator erfolgt daher nur an Hand der ausgeprägten Konturen.

4.5.2 Kieferrelationsbestimmung in zentrischer Kondylenposition

Zur Kieferrelationsbestimmung in *zentrischer Kondylenposition* stehen neben elektronischen Aufzeichnungen sowohl *Stützstiftregistrate* zur Verfügung als auch die klassischen *Zentrikregistrate* mit anteriorem Aufbiß und einer Verschlüsselung im Seitenzahnbereich.

Die unter dem Oberbegriff „**elektronische Aufzeichnungsverfahren**" zusammengefaßten Systeme und Techniken sind in sich durchaus heterogen, sowohl im Hinblick auf das zahnärztliche Vorgehen als auch in bezug auf die eingesetzten Aufzeichnungsverfahren.

Neben induktiv arbeitenden Systemen stehen dabei opto-elektronische und ultraschall-basierende Lösungen zur Verfügung. Allen gemeinsam ist allerdings, daß sie grundsätzlich die gleichen Informationen digital aufzeichnen wie die bekannten Arbeitstechniken auf der Basis mechanisch-analoger Verfahren.

Der wesentliche Unterschied besteht demnach darin, daß zum heutigen Zeitpunkt alle elektronischen Aufzeichnungsverfahren einen erheblich höheren zeitlichen und/oder materiellen Aufwand erfordern. Bei der *Kieferrelationsbestimmung in dynamischer Okklusion* sind elektronische Systeme den mechanisch analogen Verfahren deutlich überlegen, da sie ohne Reibungswiderstand arbeiten können, eine Projektionsfehlerkorrektur anbieten und vor allem die zeitliche Dimension aufzeichnen (siehe 4.8.3).

Bei der *Kieferrelationsbestimmung in statischer Okklusion* hingegen wird der erhöhte Aufwand nur insofern honoriert, als die Anzeigefunktionen elektronischer Systeme eine Beurteilung der Auswirkung verschiedener Lagerungs- und Manipulationstechniken sofort am Patienten ermöglichen. Vor diesem Hintergrund konnten sich elektronische Systeme für die Kieferrelationsbestimmung in zentrischer Kondylenposition bisher nicht durchsetzen.

Das **Stützstift- bzw. Pfeilwinkelregistrat** hat seine eigentliche Domäne auf dem Gebiet der Totalprothetik einschließlich der Teilprothetik bei erheblich reduziertem Restzahnbestand. Für die Behandlung von Patienten mit weitgehend erhaltenem *natürlichen* Gebiß konnte sich auch das Stützstiftregistrat nicht durchsetzten.

Demgegenüber stehen mittlerweile eine Reihe neuer Materialien für das klassische **Zentrikregistrat** nach dem Vorbild der *Lauritzen*-Platte neben der klassischen Wachsplatte zur Verfügung. Aus deren unterschiedlichen Materialeigenschaften wurden mithin entsprechende Verarbeitungsvorschriften bzw. Methoden abgeleitet, die alle das Ziel haben, die Verarbeitung zu erleichtern bzw. die Genauigkeit zu erhöhen. Das *Prinzip des Zentrikregistrates* bleibt dabei allerdings

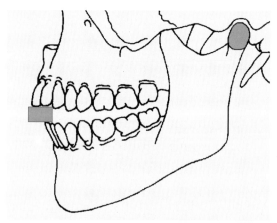

Abb. 4.5-1: Aufhebung aller Zahnkontakte durch einen Frontzahnaufbiß („anterior jig")

immer dasselbe. Im Gegensatz zur vorübergehend mit Interesse verfolgten „myozentrischen Bißnahme" basieren alle in den nachfolgenden Abschnitten vorgestellten Verfahren darauf, daß sich die Kondylen am entspannten Patienten neuromuskulär selbst zentrieren. Hieraus folgt, daß der erste Schritt der zentrischen Kieferrelationsbestimmung die *Entspannung* des Patienten, speziell des Kauorgans, sein muß. Bezogen auf die Kaumuskulatur wird hierunter eine neuromuskuläre „Deprogrammierung" unter Ausschaltung der bestehenden Engramme verstanden. Da zahngebundene Reflexbögen maßgeblich an diesen gebahnten Reflexen beteiligt sind, ist zu ihrer Unterbrechung eine vorübergehende Aufhebung aller Zahnkontakte erforderlich (Abbildung 4.5-1).

> Da bei einem vorgeschädigten Kausystem die Tendenz zur Selbstzentrierung der Kondylen u.U. nicht gegeben ist, müssen pathologische Veränderungen vor jeder Kieferrelationsbestimmung ausgeschlossen werden. Die nachfolgenden Ausführungen gelten demnach ausschließlich für Patienten mit anamnestisch und klinisch unauffälligen Kausystemen (siehe 2.). Eine Ausnahme bildet die Registrierung für die instrumentelle Funktionsanalyse und Therapie, bei der zu Behandlungsbeginn eine vorläufige „therapeutische Zentrik" registriert wird.

In der Praxis dient zur vorübergehenden Aufhebung der Zahnkontakte ein geeigneter Frontzahnaufbiß („anterior jig" nach *Lucia*). Nach der so erreichten Aufhebung der dentalen *anterioren* Führung sollten lediglich die *posterioren* Strukturen im Gelenkbereich die Position der Mandibula bestimmen. Die hierbei eingenommene Kieferposition wird schließlich mit Hilfe der verschiedenen Materialien registriert. Zur Sicherheit wird diese Aufzeichnung mehrere Male wiederholt; die Ergebnisse werden später mit Hilfe eines Kontrollsockels oder spezieller Meßinstrumente verglichen (siehe 4.7).

Über diese grundsätzlichen Vorgaben hinaus besteht allerdings *Uneinigkeit* im Hinblick auf einige **Parameter der praktischen Durchführung**. Neben der Frage des geeigneten *Registriermaterials* betrifft dies sowohl die *Gestaltung des anterioren Aufbisses* als auch die Lagerung des Patienten, sowie die Notwendigkeit, Art und Intensität unterstützender *Manipulationen* bei der Selbstzentrierung. Unglücklicherweise sind die verschiedenen Aspekte nicht nur inhaltlich, sondern auch historisch miteinander verknüpft, so daß Angaben in der Literatur stets im Hinblick auf diesen Zusammenhang zu sehen sind. Fehlt dieser Kontext, erscheinen die verschiedenen Positionen widersprüchlich.

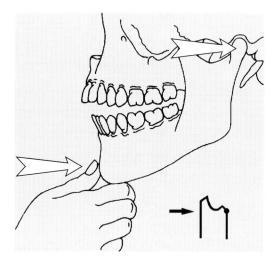

Abb. 4.5-2: Prinzip der ehemals favorisierten Führung des Unterkiefers in die „Retrale" oder „Retrudierte" Kondylen- bzw. Kontakt-Position

Der wesentliche Dissens dabei besteht – oder bestand – in der Frage nach der Notwendigkeit einer unterstützenden **Führung des Unterkiefers** oder anderer **Manipulationen** bei der Selbstzentrierung, ihrer Art und der dabei angemessenen Intensität. Eine ehemals bevorzugte Form der „Zentrierung" sah die direkt forcierte Führung des Unterkiefers mit dem aufrechten Daumen des Behandlers vor (Abbildung 4.5-2). Dem zugrunde lag einerseits die Interpretation der seinerzeit verfügbaren Röntgenbilder, etwa der schräglateralen Aufnahme nach *Schüller*. Aus heutiger Sicht wird die Aussagekraft dieser Aufnahme zurückhaltender beurteilt, da sie lediglich Aussagen über den lateralen Gelenkspalt ermöglicht, dessen Bedeutung bei der beurteilten Kieferrelation in statischer Okklusion jedoch zurücktritt. Ein anderer Aspekt war die Auffassung, daß das Raumvolumen im hinteren Teil der Gelenkgrube am größten sei und hier folglich die korrekte Gelenkposition sein müsse. Eine nicht zu unterschätzende Rolle kommt zudem der wissenschaftstheoretisch geprägten Auffassung zu, nach der die maximal posteriore Zuordnung deswegen physiologisch sein müsse, weil die hierbei erhaltenen Registrate besonders gut reproduzierbar sind. Dem entgegen stehen aus heutiger histologischer Sicht die unterschiedliche Qualität und Quantität der knorpeligen Oberflächenstrukturen im Gelenkbereich, die für eine eher anteriore Position spricht. Damit stimmen die Ergebnisse der Göttinger Arbeitsgruppe um *Kubein-Meesenburg* zur Biomechanik des Kiefergelenkes überein.

Eine praktische Abkehr von der ehemaligen „posterioren" Auffassung stellte die Entwicklung des „Kieferwinkel-Kinn-Griffes" durch *Dawson* dar. Bei dieser beidhändigen Führung des Unterkiefers ist die Kraftentwicklung nicht mehr nach posterior gerichtet, sondern zielt auf eine anterio-kraniale und mittige Positionierung beider Kondylen ab. Diese stimmt somit gut mit der Definition der physiologischen Kondylenposition seitens der AGF überein (siehe 1.1). Das Ziel dieser vergleichsweise sicheren und kontrollierten Manipulation ist somit die Einstellung der physiologischen Ruhelage der Kondylen. In dieser Position soll zu Beginn der Mundöffnung eine reine Rotation der Kondylen auf der hierdurch gebildeten Scharnierachse möglich sein (Abbildung 4.5-3).

Das gleiche Ziel verfolgt die behutsame unforcierte Führung des Unterkiefers an der Kinnspitze, wie sie in den nachfolgenden Abschnitten dargestellt ist (siehe 4.5.8). Die Autoren zahlreicher aktueller Untersuchungen stimmen überein, daß bei der Führung des Unterkiefers kein forcierter Druck nach posterior ausgeübt werden soll (siehe Anhang Literatur).

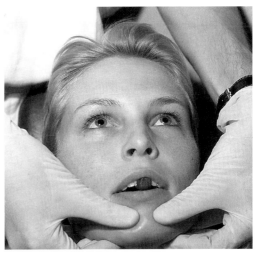

Abb. 4.5-3: Führung des Unterkiefers in die zentrische Kondylenposition mit Hilfe des Kiefer-Kinn-Griffes nach *Dawson*

Auch zur **Lagerung** des Patienten haben sich verschiedene Auffassungen entwickelt, die jede für sich gut begründet sind.

▶ Befürworter einer *Registrierung im Liegen* weisen mit gutem Grund darauf hin, daß in dieser Position die Voraussetzungen für die geforderte muskuläre Entspannung am ehesten gegeben sind. In der Praxis dürfte hierbei auch die Gestaltung der zahnärztlichen Behandlungs*liegen* eine Rolle spielen, auch wenn vergleichende Studien hierzu bislang nicht bekannt sind. Hinzu kommt, daß die liegende Position nachts regelmäßig eingenommen wird, der Zeit also, in der viele Patienten mit dysfunktionell Beschwerden ihr Kauorgan aktiv „gebrauchen".

▶ Befürworter einer *Registierung im Sitzen* wenden demgegenüber ein, daß die aufrechte Körperhaltung tagsüber – in der Phase der bewußten Wahrnehmung – dominiert und somit über die Akzeptanz von okklusalen zahnärztlichen Restaurationen entscheidet. Empfohlen wird daher, den Patienten zur „Bißnahme" statt in der Behandlungsliege auf einem „normalen" Stuhl sitzen zu lassen oder die Kieferrelationsbestimmung im Stehen durchzuführen.

Unausgesprochen unterstellt wird in beiden Fällen die Auffassung, daß die Position der Mandibula *zwischen* den beiden Behandlungspositionen differiert und *innerhalb* der jeweiligen Gruppe identisch und physiologisch sei. Neuere Arbeiten zum Zusammenhang zwischen (orthopädischen) Störungen der Halswirbelsäule und Funktionsstörungen des Kauorgans legen nahe, daß erhebliche Einflußfaktoren bestehen. So deuten klinische Studien und Fallberichte daraufhin, daß bestimmte Körperhaltungen eine vorgeneigte Stellung der Halswirbelsäule bewirken, die ihrerseits die Position der Mandibula nach anterior beeinflußt.

Andererseits lehrt die klinische Erfahrung, daß zwischen der Position in liegender und aufrechter Körperhaltung nicht unbedingt eine Differenz bestehen muß. In der Praxis erscheint es sinnvoll, beide Situationen zu berücksichtigen. Um bei Verwendung moderner Behandlungsliegen die Einnahme einer zentrischen Kondylenposition zu fördern, wird der Patient zunächst mit ca. 60°-70° nach hinten geneigter Rückenlehne gelagert. Die Nackenstütze ist dabei so einzustellen, daß der Kopf entspannt nach hinten geneigt wird. Nach der Registrierung bietet es sich an, die Position zu verändern und das Registrat – soweit technisch möglich – zu überprüfen. Stellt sich eine reproduzierbare Diskrepanz zwischen den beiden Positionen heraus, ist gegebenenfalls die aufrechte zu wählen und der Retrusionsraum freizugeben. Dies setzt allerdings einen geeigneten Artikulator mit Retrusionseinstellung voraus (siehe 3.3.2 und 3.4.2). Das aktuelle, auch in dieser Darstellung favorisierte Restaurationsdesign, sieht die Möglichkeit einer sagittalen Gleitbewegung daher ausdrücklich vor (siehe 2.2.2).

Hinsichtlich der Gestaltung des Hilfsmittels zur Bißsperrung („anterior jig") wird unterschieden zwischen einem **Frontzahneinbiß** in erhärtendes Material und einem **Frontzahnaufbiß,** bei dem die Unterkieferfrontzähne auf einer schiefen Ebene geführt werden oder sich auf einer horizontalen Ebene frei bewegen können (Abbildungen 4.5-4 und 4.5-5). Beide Varianten kommen grundsätzlich

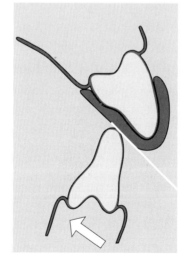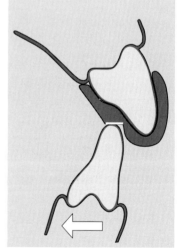

Abb. 4.5-4 und 4.5-5: Gestaltung des anterior jig als schiefe Ebene (links) – klinisch umgesetzt z.B. durch einen an die Palatinalflächen der oberen Inzisiven adaptierten Speiseeisstiel – und als individuell gestaltetes horizontales Plateau mit Bewegungsmöglichkeit (rechts)

in Zusammenhang mit allen Manipulationstechniken und Lagerungen vor. Die geeignete Gestaltung ist allerdings unmittelbar abhängig von der Intensität, mit welcher der Behandler den Unterkiefer des Patienten in eine bestimmte Position führt und von der entsprechenden Patientenlagerung. Entsprechend den einleitenden Angaben hat das nachfolgend geschilderte Vorgehen eine weitgehend selbstständige Positionierung der Mandibula zum Ziel.

Beim klassischen Vorgehen wird der Frontzahn*auf*biß am Patienten oder schon vorab im Dentallabor auf der Basis von Situationsmodellen hergestellt. Mit eingesetztem Aufbiß kann anschließend die Verschlüsselung der Zahnreihen mittels eines geeigneten Registriermaterials erfolgen (siehe 4.5.3 bis 4.5.8).

Bei der Anfertigung des Jigs am Behandlungsstuhl kann zumindest die Herstellungszeit der beiden Einzelteile zur Entspannung bzw. *Deprogrammierung* des Patienten genutzt werden. Traditionell wird hierzu eine Watterolle verwendet, auf die der Patient im Inzisivenbereich aufbeißt. Zumindest bei einem großen Overjet birgt dieses Vorgehen jedoch das Risiko, daß der Patient eine ungewollt protrudierte Position einübt. Um dieses zu vermeiden sollte beidseits je eine Watterolle im Prämolarenbereich eingesetzt werden. Eine elegantere und effektivere Alternative stellt der „Aqualizer" nach *Lerman* dar (Fa. Jean Bausch). Hierbei handelt es sich um ein flüssigkeitsgefülltes Aufbißkissen für die Seitenzahnbereiche, das u.a. erfolgreich zur Deprogrammierung verwendet wird.

Die eigentliche **Herstellung des Frontzahnaufbisses** erfolgt traditionell aus Stents- bzw. Kompositionsabformmasse. Alternativ kommt heute die Verwendung lichthärtender Kompositkunststoffe in Betracht. Das Vorgehen hierbei weicht jedoch nur materialbedingt ab, weshalb sich eine

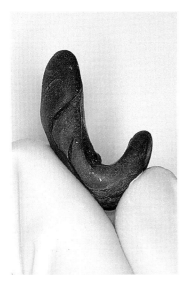

Abb. 4.5-6: Kompositionsabformmasse erweicht und in Form eines „J" vorgebogen

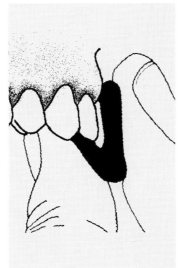

Abb. 4.5-7: Anpassung erweichter Kompositionsabformmasse (nach *Shillingburg*)

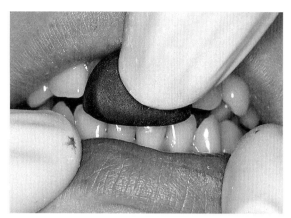

Abb. 4.5-8: Kompositionsabformmasse an die Oberkieferzahnreihe vorläufig adaptiert

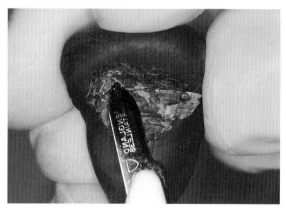

Abb. 4.5-9: Erweiterung der Impression mit Hilfe eines
Skalpells oder einer langsam rotierenden Fräse

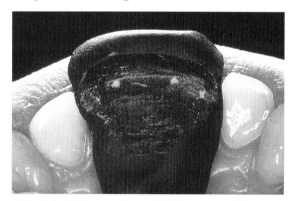

Abb. 4.5-10: Kontrolle mit Okklusionsprüffolie zeigt
ausreichenden horizontalen Bewegungsspielraum

gesonderte Beschreibung erübrigt. Bei der Herstellung aus Kompositionsabformmasse wird zunächst ein 3 cm langer Strang nach Herstellerangaben im Wasserbad erwärmt. Gut bewährt hat sich Kerr Impression Compound grün (Erweichungstemperatur 51° C). Das plastische Stück wird in Form eines „J" vorgebogen (Abbildung 4.5-6) und mit dem längeren Schenkel nach palatinal auf den oberen Inzisiven adaptiert (Abbildung 4.5-7).

Anschließend beißt der Patient soweit zu, daß im Molarenbereich genügend Platz für eine Wachsplatte verbleibt (Abbildung 4.5-8). Das Zubeißen kann ungeführt erfolgen, da später nur die tiefste Impression erhalten bleibt. Nach dem Erkalten der Masse wird der Jig entnommen und rings um die palatinale Impression herum soweit beschnitten, daß ein horizontales Plateau entsteht. Am Patienten sollte die anschließende Kontrolle des Aufbisses mit Okklusionsprüffolie eine horizontale Beweglichkeit von ca. einem Millimeter in jede Richtung zeigen (Abbildung 4.5-9 und 4.5-10). Der „anterior jig" ist damit fertiggestellt und kann ab jetzt im Munde verbleiben – sofern ein Oberkiefermodell bereits vorhanden ist, auf dem Plattenregistrate vorbereitet werden können bzw. bereits vorbereitet sind.

4.5.3 Zentrikregistrat mit erhärtendem Gips oder Kunststoff

Ein Großteil des Aufwandes bei der Kieferrelationsbestimmung mit Hilfe von Zentrikregistraten gilt der Vorbereitung der Plattenregistrate. Deren Vorzüge rechtfertigen zwar den Aufwand; die Kieferrelationsbestimmung in zentrischer Kondylenposition ist jedoch nicht zwingend an derartige Registrat*träger* gebunden. Stattdessen ist eine Registrierung allein mit Hilfe eines geeigneten Registriermaterials möglich, welches im plastischen Zustand in den Mund eingebracht wird und dort schnell erhärtet. Spezielle Beauty Pink-Wachsplatten können hierfür Verwendung finden, erzwingen aber die Unterstützung durch geeignete Manipulationstechniken wie dem Kieferwinkel-Kinn-Griff nach Dawson. Alternativ bietet sich die Registrierung durch erhärtenden Gips, Autopolymerisate oder die neuen additionsvernetzten Registriersilikone an.

Bei der **Auswahl plastischer Registriermaterialien** ist zu beachten, daß die für eine zentrische Bißnahme erforderliche Menge an Registriermaterial bei vielen *autopolymerisierenden Kunststoffen* zu einer heftigen Erwärmung führt. Die resultierende Beeinträchtigung des Patienten läßt sich durch Produkte mit gebremster Reaktionscharakteristik (z.B. Espe Protemp II, Espe Protemp Garant, DMG Luxatemp Automix) vermeiden. Ein anderes werkstoffkundliches Problem stellt die Verwendung von Kunststoffen zu Registrierzwecken jedoch generell in Frage: Die bis zu 4 cm langen Registrate werden durch die bislang für alle Kunststoffprodukte charakteristische Polymerisationsschrumpfung leicht unbrauchbar.

Produkte auf *Polyäther*basis (z.B. Espe Ramitec) erreichen andererseits nicht die Endhärte, die für eine sichere Reposition des Unterkiefergipsmodells notwendig ist. Hierdurch leidet die Akzeptanz der gewonnenen Registrate im zahntechnischen Labor erheblich.

Moderne *additionsvernetzte Registriersilikone* (ED Dental Impress, Kettenbach Futar Occlusion u.a.) sind im Hinblick auf einige dieser Eigenschaften verbessert – sie verhalten sich bei der Aushärtung temperaturneutral und weitgehend dimensionsstabil (siehe 4.3.1). Hinzu kommt die thixotrope Charakteristik der Materialien, die während der Applikation in der Mundhöhle eine ausreichende Standfestigkeit gewährleistet. Kurz nach Behandlungsende erreichen Registrate aus Impress oder Futar Occlusion bereits ca. 95 % ihrer Endhärte, innerhalb von 24 Stunden ihre vollständige Aushärtung. Danach läßt die Endhärte der Produkte – eine ausreichende Schichtdicke vorausgesetzt – sogar die Bearbeitung mit Schleifkörpern

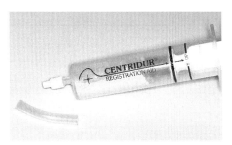 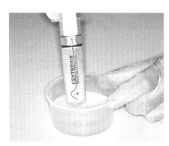 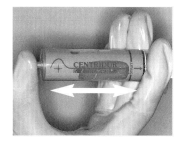

Abb. 4.5-11: Eine Centridur-Spritze enthält die abgewogene Menge Gips für ein Registratpaar

Abb. 4.5-12: Aufziehen von Wasser bis zur Stop-Markierung

Abb. 4.5-13: Schütteln der Centridur-Spritze mit dem Gips-Wasser-Gemisch

oder Fräsen zu. Die Darreichung in Kartuschen ermöglicht zudem eine blasenfreie Applikation direkt aus der Mischdüse zwischen die Zahnreihen des Patienten.

Die gleiche Vorgehensweise wurde einst von *Guichet* mit *Gips* und einer kleinen Zuckerbäckertüte realisiert. Dem Gedanken folgend, daß hierfür großvolumige Einmalspritzen eine komfortablere Alternative bieten können, konzipierte *Speich* ein modernes Applikationssystem. Die Einmalspritzen sind hier mit einem Gips-Fertigprodukt in einer großvolumige Injektionsspritze mit speziellen Füllmarken portioniert (Abbildung 4.5-11) und werden als „Centridur" vertrieben (EVE Dentalfabrik).

Zum Anmischen des Gipses wird die Öffnung der Injektionsspritze in einen Becher kalten Wassers getaucht und dieses bis zur aufgedruckten Füllmarke „Stop" aufgezogen (Abbildung 4.5-12). Die Öffnung wird anschließend mit dem Finger verschlossen, die Einmalspritze mehrfach umgeschüttelt und zuletzt mit ihrer Öffnung nach oben von entstandenen Luftblasen befreit (Abbildung 4.5-13). Der so produzierte homogene blaue Gipsbrei läßt sich mit einem speziell vorgeformten Schlauchansatz (Abbildung 4.5-14) kontrolliert und einfach applizieren.

Unabhängig vom verwendeten Produkt setzt das **klinische Vorgehen** grundsätzlich einen Frontzahnaufbiß voraus, der bei Verwendung der genannten plastischen Registriermaterialien vergleichsweise niedrig gehalten werden kann (siehe 4.5.2). Dabei ist es üblich, den Patienten nach Kieferschluß auf den Jig mit leichtem Druck in die gewünschte Position zu führen und erst anschließend das Registriermaterial von lateral zwischen die Zahnreihen einzuspritzen (Abbildung 4.5-15). Da der Patient bei diesem Vorgehen – auf den flachen Jig

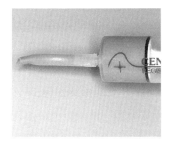

Abb. 4.5-14: Nach Eva-kuieren wird der Schlauch-ansatz aufgesetzt

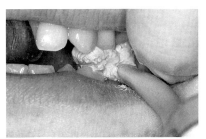

Abb. 4.5-15: Einspritzen des Regi-striermaterials zwischen fast geschlos-sene Zahnreihen

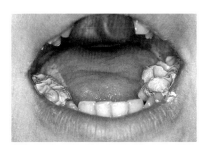

Abb. 4.5-16: Nach drei Minuten kann der ausgehärtete Gips dem Mund entnommen werden

beißend – die Zahnreihen weitgehend geschlossen hält, werden die Kauflächen jedoch nicht immer vollständig vom Registriermaterial bedeckt. Dies erschwert später die sichere Zuord-nung der Unterkiefermodelle erheblich. Vor diesem Hintergrund ist es sinnvoll, das ursprünglich von *Speich* vorgeschlagenen **Verfahren** zu **modifizieren**. Hierzu wird der Gips-brei bei geöffnetem Mund auf die Kauflächen appliziert, um erst anschließend den Patien-ten in der gewünschten Position zubeißen zu lassen bzw. ihn in die gewünschte Position zu führen. Die Verarbeitungszeit des Materials läßt dieses modifizierte Vorgehen problemlos zu.

Nach knapp 3 Minuten härtet der Gips ohne beeinträchtigende Erwärmung aus und kann anschließend problemlos dem Mund entnommen werden: Anders als bei Autopolymerisa-ten brechen in eventuellen Unterschnitten „gefangene" Anteile des Registrates zuverlässig ab und sind einfach zu entfernen (Abbildung 4.5-16).

Alle intraoral aus plastisch-erhärtenden Materialien gewonnenen Registrate müssen nach dem Aushärten und der Entnahme aus dem Mund zunächst mit einer **Markierung** versehen wer-den. Diese erfolgt noch vor dem Ent-fernen überstehender Grate durch das Einfärben der von den Höckerspitzen der ersten oberen Molaren verursach-ten Impressionen (Abbildung 4.5-18). Zur Unterscheidung verschiedener Registratpaare dienen dabei unter-schiedlich viele markierte Höckerspit-zen (Abbildung 4.5-17). Die eindeu-

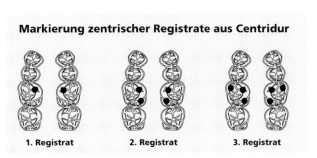

Abb. 4.5-17: Schema zur systematischen paar- und lagespezifischen Markierung einzelner Registrate

159

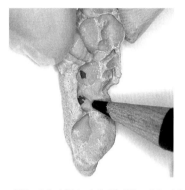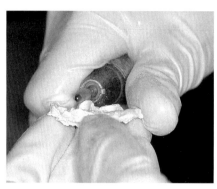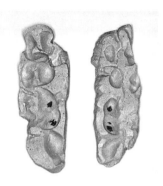

Abb. 4.5-18 bis 4.5-20: Eine Markierung der Registrate in der Tiefe der Oberkieferimpressionen ermöglicht die eindeutige Zuordnung auch nach der Entfernung okklusaler Grate

tige Zuordnung zur rechten und linken Kieferhälfte hingegen bleibt dadurch gewährleistet, daß die Markierungen grundsätzlich *zunächst palatinal* vorgenommen werden.

Erst danach sind die Registrate so zu beschleifen, daß lediglich die Impressionen der Höckerspitzen erhalten bleiben (Abbildung 4.5-19). Die Markierungen bleiben dabei erhalten, während Störungen durch eventuell überstehende Grate entfernt werden. Diese Vorgabe gilt auch für Centridur-Registrate, wobei aus werkstoffkundlichen Gründen das Beschleifen des Gipsregistrates nicht sofort nach der Entnahme aus dem Mund, sondern erst 2-3 Stunden später geschehen sollte (Abbildung 4.5-20).

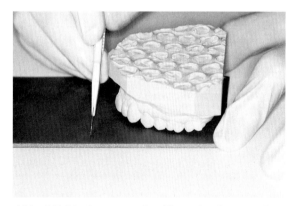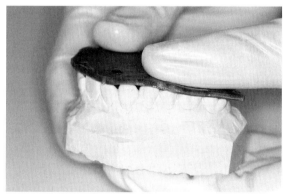

Abb. 4.5-21: Apassung der Aluwachsplatte an das Oberkiefermodell

Abb. 4.5-22: Markierung des Approximalraums zwischen lateralen Inzisiven und Canini

4.5.4 Zentrikregistrat mit Wachsplatte

Zur Herstellung des Plattenregistrates wird eine silbrig-graue Aluwachs-Platte halbiert oder gedrittelt und in etwa der Kontur des Oberkieferbogens angepaßt (z.B. Girrbach Alu Biß-wachs Platten). Ohne vorherige Erweichung im Wasserbad wird die Wachsplatte auf dem Oberkiefermodell adaptiert (Abbildung 4.5-21) und beiderseits zwischen den Eckzähnen und seitlichen Schneidezähnen markiert (Abbildung 4.5-22). Diese Markierung erleichtert später die korrekte Plazierung der Wachsplatte. Zunächst dient sie jedoch als Ausgangspunkt für das Ausschneiden des Frontzahnareals etwa im Ausmaß des primären Gaumens, um Platz für den bereits im Mund befindlichen Jig zu schaffen (Abbildung 4.5-23). Lateral noch überstehendes Wachs wird ebenfalls entfernt und der korrekte Sitz auf der Zahnreihe kontrolliert.

Zur *Feinanpassung an die Oberkiefermorphologie* wird die Oberseite des Plattenregistrates an vier Stellen dünn mit einer streichholzkopfgroßen Menge Registrierpaste z.B. Super Bite oder Kerr Temp Bond bestrichen (Abbildung 4.5-24) und hiermit gegen die Oberkieferzahnreihe plaziert. Beim probeweisen Kieferschluß, bei dem der Jig eingesetzt bleibt, sollten die Unter-kieferseitenzähne der Wachsplattenunterseite an vier auseinanderliegenden Punkten sehr nahe kommen, sie aber nicht berühren. Gegebenenfalls ist die Wachsplatte an ihrer Unterseite mit Aluwachs zu verstärken. Wesentlich häufiger *mangelt* es an interokklusalem Platz. Dies ver-deutlichen Einbisse der Molaren auf der Unterseite der Wachsplatte (Abbildung 4.5-25). Deren Ausdünnung hilft in diesem Falle meistens nicht in ausreichendem Maße weiter (Abbildung 4.5-26), so daß statt dessen der Jig zu erhöhen ist (Abbildung 4.5-27).

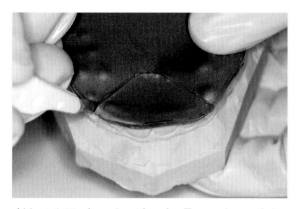 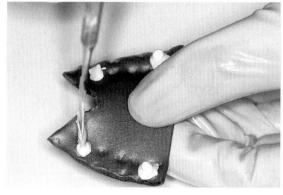

Abb. 4.5-23: Ausschneiden des Frontzahnareals im Bereich des primären Gaumens

Abb. 4.5-24: Auftragen von Registrierpaste an vier Stellen auf der Oberseite der Registrierschablone

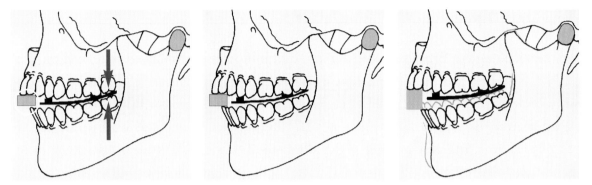

Abb. 4.5-25 bis 4.5-27: Vorzeitiger Aufbiß auf die Wachsplatte durch interokklusalen Platzmangel (links), Abhilfe möglichst durch Ausdünnen der Wachsplatte im Seitenzahnbereich (Mitte), notfalls durch Erhöhung des Frontzahnaufbisses (rechts)

Hierfür wird außerhalb des Mundes zusätzliches Kerr Impression Compound mit der Flamme erhitzt und auf das bereits angelegte Plateau aufgetropft. Mit dem Finger wird die noch weiche Masse nun parallel zum existierenden Plateau ausgeformt und geglättet, wodurch der Aufwand vergleichsweise gering bleibt. Bewährt hat sich, den Finger des Handschuhs mit einem geeigneten Produkt zu isolieren (z.B. Dentaglide). Eine zusätzliche Erleichterung bringt der Ersatz der Kerr Stangen durch GC Bite Compound als Korrekturmaterial. Dessen kontrastierende Farbgebung erleichtert nicht nur die Beurteilung der Platzverhältnisse, sein niedrigerer Schmelzpunkt reduziert zudem das Risiko einer Verformung des zuerst hergestellten Original-Jigs. Für die Praxis bedeutet dies, den Jig zunächst aus Kerr Impression Compound grün (Wasserbad) herzustellen und eventuelle Korrekturen dann mit dem roten GC Bite Compound (Flamme) vorzunehmen.

Die *eigentliche Kieferrelationsbestimmung* erfolgt bei diesem Vorgehen nicht in die Wachsplatte hinein, sondern mit vier an der Unterseite zusätzlich aufgebrachten *Stops*. Als Material für diese Stops hat sich die Verwendung eines zweiten, metallisch-grünen Aluwachses mit niedrigerer Schmelztemperatur bewährt (Aluwax Dental Products: Aluwax Bite and Impression Wax). Bei guter Adaptation der vorbereiteten Wachsplatte ist aber auch die Verwendung von Registrierpaste möglich. Hierzu wird eine geringe Menge Super Bite oder Kerr Temp Bond auf der Unterseite der Wachsplatte an vier Stellen im Bereich der Unterkiefermolaren und -prämolaren aufgetragen. Auch hier reicht die Erfassung der Höckerspitzen. Das Registrat wird anschließend wieder in den Mund eingesetzt und dieser unter behutsamer Führung auf den Jig geschlossen. Nach nur einer Minute weist das Super Bite eine ausreichende Festigkeit auf, um dem Mund entnommen und eventuell im Bereich der Fissuren etwas zurückgeschnitten zu werden. Diese positiven Eigenschaften werden leider mit einem unangenehmen Geschmack oder ein gewisses „Brennen" erkauft. Alternativ bietet sich daher die Verwendung provisorischer Befestigungszemente an. Kerr Temp Bond weist beispielsweise geeignete mechanische Eigenschaften auf und bindet in der feuchten Mundhöhle – aufgrund seiner ursprünglichen Zweckbestimmung schonender, aber auch langsamer und mit spröderem Endresultat – innerhalb von ca. eineinhalb Minuten ab.

Nach der Erhärtung wird das Registrat entnommen und ggf. überschüssige Registrierpaste entfernt. Spätestens an dieser Stelle zeigt sich der Vorteil von Stops aus Aluwachs. Sie können problemlos ergänzt bzw. korrigiert werden und haben im Zweifelsfall die Tendenz, koronal eher vom Zahn zu weichen, was eine spätere Reposition des Registrats zu Kontrollzwecken erleichtert (siehe 4.5.2). Die Wiederholung des Vorganges mit mindestens einem weiteren Registrat ermöglicht später eine Überprüfung an Hand des Kontrollsockels (Split-Cast, siehe 4.7) oder eines eines Meßinstrumentes zur Kondylenpositionsanalyse (CPM, siehe 4.10).

Drei **Probleme** bleiben im Zusammenhang mit dem Registratmaterial *Wachs* auch bei korrekter Einhaltung des geschilderten Vorgehens ungelöst:

▸ Registrate aus Wachs haben eine geringe mechanische Belastbarkeit. Bei der Montage des Unterkiefermodells (siehe 4.6) besteht dadurch materialbedingt das Risiko einer verfälschten Positionierung. Darüber hinaus sind Wachsregistrate – insbesondere bei höheren Außentemperaturen – nicht ausreichend lagerstabil.

▸ In Folge der geringen mechanischen Stabilität der Wachsplatten ist eine gewisse Mindeststärke des Wachsregistrates auch im Molarenbereich erforderlich. Die Folgen sind vergleichsweise große Bißsperrungen und dementsprechend hohe Frontzahnaufbisse, was hohe Ansprüche an die Übereinstimmung der gefundenen mit der tatsächlichen Scharnierachse stellt (siehe 4.7.2). Im Zweifelsfall kann dies dazu führen, daß die mangelnde Stabilität des Wachsregistrates indirekt eine kinematische Scharnierachslokalisation erzwingt (siehe 2.3.1).

▸ Angesichts seines thermoplastischen Charakters werden die Eigenschaften des Materials maßgeblich von der Verarbeitungstemperatur bestimmt. Die zur Erreichung optimaler Ergebnisse notwendige Temperatur liegt jedoch oberhalb jener, die vom Patienten toleriert und vom Behandler bevorzugt wird. (Dieser Umstand erklärt übrigens die Fehleranfälligkeit einer Bißnahme direkt in die erweichte Wachsplatte hinein).

Zur *Fehlervermeidung* hat sich das geschilderte, zweistufige Vorgehen durchgesetzt. Die thermoplastischen Eigenschaften des Wachses dienen dabei allenfalls zur erleichterten Anpassung der Registrierplatten, auf deren Basis dann die eigentliche Kieferrelationsbestimmung mit einem zweiten Material erfolgt. Genaugenommen ist hiermit bereits der wesentliche Schritt zum Ersatz der Wachsplatten durch andere Materialien getan.

4.5.5 Zentrikregistrat mit Metallfolienschablone

Eine „klassische" Alternative zum Wachsplattenregistrat stellt die Trägerschablone auf Basis einer Zinnfolie (Soft-Metal Dental-Foil entspr. ADA-Spezifikation No. 19) dar. Das hieraus hergestellte Registrat besitzt eine höhere thermische Stabilität und kann zudem flacher sein. Das erleichtert den Einsatz im Zusammenhang mit der arbiträren Scharnierachslokalisation, deren zufälliger Fehler mit abnehmender Höhe des Registrates kleiner wird. Ein weiterer Vorteil ist die Möglichkeit der Anpassung an die Oberkiefermorphologie bei gleichzeitiger Bestimmung der Relation zum Unterkiefer in *einem* Registriervorgang, was den Aufwand am Patienten reduziert.

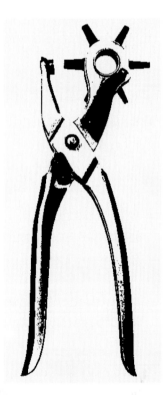

Prinzipiell entspricht das **Vorgehen** dem bei der Registrierung mit Plattenwachs geschilderten. Eine Modifikation ergibt sich erst bei der *Herstellung der Trägerschablone*. Nach deren Zuschnitt wie im Fall der Wachsplatte bleibt das Material im Bereich des primären und sekundären Gaumens zur Erhöhung der Verwindungssteifigkeit des Trägers erhalten. Hierzu wird die Metallfolie distal der lateralen Inzisiven sowie palatinal der endständigen Molaren vom Gaumenhinterrand aus markiert, eingeschnitten und umgebördelt. Im Bereich der vorgesehenen Stützpunkte (siehe 4.5.4, 4.5.8) sind zudem jeweils zwei Perforationen erforderlich, durch welche hindurch sich später das Registriermaterial auf der Ober- und Unterseite verbindet. Zum Ausstanzen der Löcher ist eine Stanzzange aus der Lederverarbeitung gut geeignet (Abbildung 4.5-29).

Abb. 4.5-29: Stanzzange zur Perforation der Zinnfolie im Bereich der geplanten Stops

Die solchermaßen vorbereitete Trägerschablone wird vor der eigentlichen Registrierung bei eingesetztem Jig zwischen die Zahnreihen des Patienten gebracht und durch Aufbeißen vorgeformt. Bei einer anschließenden „Rüttelkontrolle" muß die Trägerschablone zwischen den Zahnreihen beweglich sein; andernfalls ist die Ausformung zu verbessern oder – wie bei der Wachsplatte beschrieben – der Jig zu erhöhen. Dieser Punkt ist von erheblicher Bedeutung, da sich im Falle der Metallfolie ein unkontrollierter (Vor-)Kontakt auf der Trägerschablone nicht unbedingt durch eine Impression abzeichnet und somit potentiell unbemerkt bleibt.

Für die eigentliche Registrierung wird eine geeignete Registrierpaste (Super Bite, Kerr Temp Bond o.ä.) auf die Ober- und Unterseite der Schablone im Bereich der Perforationen aufgetragen, das Registrat eingesetzt und die Erhärtung abgewartet.

Zur Entnahme wird der Patient aufgefordert, den Mund energisch zu öffnen. Das Registrat haftet danach an *einer* Zahnreihe, von der der Behandler es mit einer ruckartigen Bewegung entfernt, um jegliche Verbiegung des Trägers möglichst zu vermeiden. In der diesbezüglichen Anfälligkeit des bleitoten Materials liegt seine größte Schwäche, zumal beim Verbiegen der Registratplatte leicht die ausgehärtete Registrierpaste abplatzt. Eine *Wiederholung* des Vorgehens mit mindestens einem weiteren Registrat sowie eine Überprüfung an Hand des Kontrollsockels sind deshalb unbedingt *notwendig* (siehe 4.7).

4.5.6 Zentrikregistrat mit Sliding Guide und Leaf Wafer

Eine konfektionierte Variante des vorstehend geschilderten Vorgehens hat *Woelfel* mit der Kombination eines gebrauchsfertigen Jig (Sliding Guide, Leaf Wafer, beide Girrbach Dental) mit dazu passenden Registratträgern entwickelt. Der individuelle Frontzahnaufbiß wird dabei durch den *Sliding Guiding Inclined Gauge* ersetzt, einen gebogenen Kunststoffkeil, dessen jeweilige Stärke auf der Oberseite in 0,5 mm-Schritten abzulesen ist. Anstelle des Wachs- oder Metallträgers findet mit dem *Leaf Wafer* eine speziell abgestimmte, vorgefertigte Kartonschablone in verschiedenen Stärken Verwendung. Da der plastifizierte Karton noch flexibler ist als der gegen Verbiegung anfällige Metallträger, ist zu seiner Stabilisierung eine elastische, gegen Verwindung versteifte Registrierpaste erforderlich. Der Hersteller empfiehlt hierfür das hochviskose Registriermaterial ED Dental Impress, ein additionsvernetzendes Vinylpolysiloxan mit schneller Abbindung, thixotropem Verhalten und hoher Endhärte.

Vom Grundgedanken her stellt die Methode eine Weiterentwicklung der Metallfolientechnik (siehe 4.5.5) dar. Der konfektionierte keilförmige Frontzahnaufbiß bedingt jedoch, daß die Inzisiven nicht auf eine horizontale Ebene, sondern wie beim Speiseeisstiel auf eine Schrägfläche aufbeißen. Damit weicht der Sliding Guide vom zuvor skizzierten Konzept der Gestaltung des Frontzahnaufbisses ab. Eine weitere Abweichung besteht darin, daß die Gestaltung des Sliding Guides keine „Führung" des Unterkiefers zuläßt. Das zugrundeliegende Konzept *Woelfels* sieht eine solche Führung auch nicht vor und setzt statt dessen voraus, daß allein durch den Aufbiß auf den Sliding Guide die bedingten Reflexe ausgeschaltet werden und die Kondylen sich in ihrer physiologischen Position reproduzierbar einstellen.

Dabei ermöglicht der Einsatz konfektionierter Bestandteile einen verringerten Vorbereitungsaufwand. So beschränkt sich die *Gestaltung des Frontzahnaufbisses* auf die **Auswahl des Sliding Guides** geeigneter Größe. Häufig reicht hierfür die dünnste, max. 4 mm starke Ausführung nur knapp aus; andererseits wird die mittlere Stärke oft als zu voluminös empfunden. Daher wird neuerdings eine universell einsetzbare, 6 mm starke Variante angeboten.

Die *Herstellung der Trägerschablone* beschränkt sich auf die **Auswahl der gewünschten Kartonstärke**. Leider ist aber die Kartonschablone beim Ausformen im Vergleich zur bleitoten Metallfolie vergleichsweise rückstellfreudig. Dieser Effekt kommt besonders dann zum Tragen, wenn – im Zusammenspiel mit der arbiträren Scharnierachsbestimmung – ein möglichst flaches Registrat angestrebt wird. Der Rückverformung ist am ehesten zu begegnen durch die Auswahl des dünneren, 0,15 mm starken hellblauen Kartons, welcher sich – ähnlich der bleitoten Metallfolie – durch Aufbeißen noch einigermaßen gut vorformen läßt. Im Gegensatz dazu setzt der 0,25 mm starke gelbe Karton jeglichen Ausformungsversuchen vergleichsweise viel Widerstand entgegen, verbunden mit einer deutlichen Tendenz zur elastischen Rückverformung. Die stärkere Folie trägt das Gewicht der Registriermasse jedoch scheinbar besser, was ihre Beliebtheit erklären könnte. In jedem Fall muß das Registriersilikon zur Versteifung des Registrates eine ausreichende Schichtstärke erreichen. Dies erzwingt eine ausreichende Sperrung durch den Sliding Guide, wodurch der ursprüngliche Vorteil der extrem dünnen Leaf Wafer wieder verloren geht.

Da eine individuelle *Ausformung der Kartonschablone* am Oberkiefermodell nicht möglich ist, muß dieser Arbeitsschritt gleich zu Beginn am Patienten erfolgen. Zur leichteren Reposition kann zusätzlich die anteriore Kontur der Oberkieferinzisiven mit einem Fettstift markiert werden. Der Leaf Wafer wird dann zunächst beiseite gelegt.

Anschließend wird der ausgewählte Sliding Guide palatinal der Oberkieferinzisiven so plaziert, daß die Oberseite des Kunststoffkeils an ihrem äußersten Ende im Bereich der Rugae die Schleimhaut berührt. Erst jetzt schließt der Patient den Mund und beißt für fünf Minuten mit leichtem Druck auf die Unterseite des Kunststoffkeils (Abbildung 4.5-30 und 4.5-31). Durch das Vor- oder Zurückschieben des Sliding Guides kann die vertikale Sperrung und damit die spätere Höhe des Registrates stufenlos verändert werden; der gefundene Wert ist an der Oberseite vor der Inzisalkante abzulesen. (Obwohl das Ziel hierbei in der Entspannung der Kaumuskulatur liegt, reagieren einige Patienten genau entgegengesetzt mit Anspannung. In diesem Fall ist die individuelle Ruheschwebelage zu prüfen und bei ausreichendem Wert auf ein anderes Verfahren auszuweichen.)

Im Gegensatz zu anderen Techniken werden **Frontzahnaufbiß und Registrierschablone** nun zur Registrierung **zusammengefügt.** Der Sliding Guide muß hierfür kurz aus dem Mund entnommen werden, ohne daß der Patient wieder zubeißt. Stattdessen kommt nun die Verbindung beider Teile dadurch zustande, daß der Sliding Guide bis zum notierten Wert von unten in den Schlitz am vorbereiteten Leaf Wafer eingeschoben wird. Die formale Gestaltung des Durchtritts ist dabei nicht als rechteckiges Fenster, sondern als I-förmiger Schlitz ausgeführt.

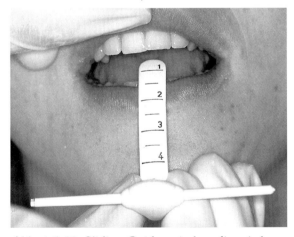

Abb. 4.5-30: Sliding Guide zwischen die mittleren Inzisiven gehalten

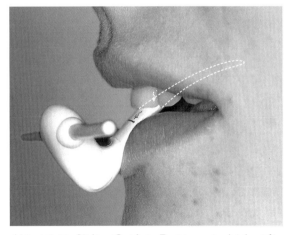

Abb. 4.5-31: Sliding Guide in Position mit gleichmäßigem Frontzahnkontakt auch bei leichter Fehlstellung

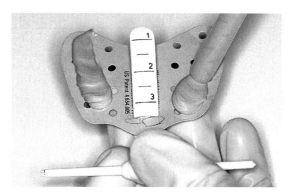 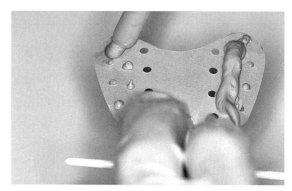

Abb. 4.5-32: Registrat nach dem Zusammenfügen beider Teile: Auftragen der Registriermasse

Abb. 4.5-33: Auftragen der Registriermasse auf der Ober- und Unterseite des Leaf Wafers

Hierdurch teilt der Kunststoffkeil beim Durchschieben die Kartonschablone in zwei Zungen, die sich auf die Ober- und Unterseite des Aufbisses legen. Der Sliding Guide selbst kommt dadurch stets nur indirekt, vermittelt durch mindestens eine Lage Kartonpapier mit den Inzisiven in Kontakt. Der Vorteil dieser Gestaltung soll bei minimaler Sperrung zum Tragen kommen, weil so der Leaf Wafer den durch ihn verursachten Verlust an interokklusalem Freiraum im Seitenzahnbereich am Inzisalpunkt teilweise kompensiert.

Zur eigentlichen **Registrierung** wird nun Registrierpaste auf der Ober- und Unterseite der Schablone links und rechts im Bereich der Perforationen aufgetragen, das Registrat wieder in den Mund gesetzt und die Erhärtung der Registrierpaste abgewartet (Abbildung 4.5-32 und 4.5-33). Nach eineinhalb Minuten kann das Registrat entfernt, und der Sliding Guide für das zweite Registrat verwendet oder für den nächsten Patienten im Autoklaven sterilisiert werden (Abbildung 4.5-34). Zum Zwecke der späteren Kontrolle wird das Vorgehen grundsätzlich mit mindestens einem zweiten Registrat wiederholt.

Wie bei allen anderen Verfahren ist anschließend eine Entfernung aller vorstehenden Grate der Registrierpaste bis auf die Höckerimpressionen erforderlich (Abbildung 4.5-35). Die Härte der verwendeten Registriersilikone (z.B. ED Dental Impress) läßt dessen spätere Bearbeitung sogar mit rotierenden Instrumenten zu. Trotzdem reicht die stabilisierende Wirkung des Registriersilikons in der Regel nicht aus, um den elastischen Rückstellkräften der Kartonschablone standzuhalten. Die Folge sind Registrate, die von selbst zunächst nicht plan auf dem Ober- bzw. Unterkiefermodell aufliegen und somit keine eindeutige Bestimmung der zentrischen Kieferrelation ermöglichen. Da die Ursache dieses Phänomens u.a. in einer

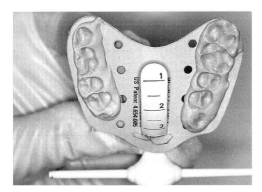

Abb. 4.5-34: Ausgehärtetes Registrat nach der Entnahme aus dem Mund

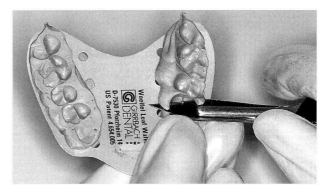

Abb. 4.5-35: Fertiges Registrat nach der Entfernung okklusaler Grate

Nicht-Übereinstimmung jener Kräfte besteht, die intraoral bei der Kieferrelationsbestimmung sowie später beim Einsetzen des Unterkiefermodells in den Artikulator auftreten, liegt es nahe, hier eine Angleichung herbeizuführen. Neben dem Ersatz des Leaf Wafers durch anderes Material stehen dabei zwei Wege zur Disposition:

▸ Eine Reduzierung der intraoral auftretenden Kräfte bis zu dem Betrag der Gewichtskraft, den später das Unterkiefer-Gipsmodell auf das ausgehärtete Registrat ausüben wird. Diesem Vorhaben steht klinisch das Problem entgegen, die vom Patienten aufgewandte Kraft im Routinebetrieb zuverlässig zu kontrollieren bzw. zu begrenzen.

▸ Eine Erhöhung der Kraft, mit der später das Unterkiefer*modell* auf das zwischen den Zahnreihen plazierte Registrat drückt, erscheint da realistischer und führt in einigen Fällen auch durchaus zum Erfolg. Im Zusammenspiel mit einer dreidimensional-metrischen Kondylenpositionsanalyse unter Verwendung des Kondylenpositionsmeßinstruments CPM (siehe 4.10) ist aber auch dieser Weg nicht ausreichend sicher.

Als Vorzug der Methode bleibt hingegen die einfache Herstellung eines zusätzlichen *hohen Registrates*. Hierbei handelt es sich um ein zusätzliches Registrat mit einer höheren Sperrung, jedoch nicht größer als zehn Millimeter Schneidekantendistanz (SKD), gemessen am Inzisalpunkt. Mit Hilfe des mittelstarken Sliding Guide wird die Sperrung direkt eingestellt und als Trägerschablone ein nicht ausgeformter gelber Leaf Wafer verwendet. Dieser ist zur Ausfüllung des interokklusalen Raumes beidseits mit einer erheblichen Menge Registrierpaste zu beschicken. Die Indikation dieser Maßnahme und ihre Integration in das beschriebene Vorgehen sind an anderer Stelle erläutert (siehe 4.7).

4.5.7 Zentrikregistrat mit Kunststoffplatte

Als Weiterentwicklung der klassischen Wachsplattenregistrate stehen heute individuell angefertigte Plattenregistrate auf der Basis von Kunststoffen zur Verfügung. Diese Kunststoffe wurden ursprünglich zur Herstellung von individuellen Abform- und Funktionslöffeln entwickelt. Neben selbsthärtenden Materialien (z.B. Heraeus Kulzer Pekatray, GC Dental Ostron) werden hierfür seit einigen Jahren zunehmend lichthärtende Plattenrohlinge eingesetzt (z.B. Heraeus Kulzer Palavit LLC oder DMG Supertec Oberkieferplatten).

Die klinische Verwendung derartiger Plattenregistrate entspricht grundsätzlich dem bereits beschriebenen Vorgehen auf der Basis konventioneller Wachsplattenregistrate. Endhärte und Elastizitätsmodul der eingesetzten Kunststoffe sind jedoch erheblich größer und ermöglichen daher den Einsatz wesentlich dünnerer Registrate. Diese Eigenschaft ist klinisch bedeutsam, da sie im Zusammenhang mit *arbiträren* Scharnierachslokalisationen die Auswirkungen hierbei auftretender Fehler begrenzt. Dem steht als Hauptnachteil die Polymerisationsschrumpfung des Plattenmaterials entgegen, welche mitunter zu beträchtlichen Verwerfungen der Kunststoffplatten führt. Der ursprünglich angestrebte Vorteil einer geringeren Registrathöhe geht dadurch in unterschiedlichem Maße wieder verloren.

Die **Herstellung von Plattenregistraten aus Kunststoff** leitet sich demzufolge vom Vorgehen bei der Vorbereitung wächserner Plattenregistrate ab. Bei der Verwendung lichthärtender Plattenmaterialien sind dabei lediglich einige materialspezifische Besonderheiten zu beachten: Aus dem lichtgeschützten Vorratsbehälter wird zunächst ein (Oberkiefer-)Plattenrohling entnommen, auf eine ebene Fläche gelegt und von der oberen Schutzfolie befreit. An deren Stelle

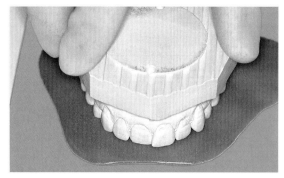

Abb. 4.5-36: Eindrücken des isolierten Oberkiefermodells in die nicht ausgehärtete Kunststoffplatte

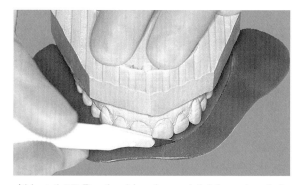

Abb. 4.5-37: Beschneiden der noch leicht zu bearbeitenden Platte mit einem Wachsmesser

sollte eine extra dünne Polyäthylenfolie (aus dem Haushaltswarensortiment, z.B. Melitta Toppits) auf die Kunststoffoberfläche gelegt werden – so wird eine wirksame und zugleich schnelle Isolierung erreicht. Gips-Kunststoff-Isolierflüssigkeiten hingegen schützen bei dieser speziellen Anwendung das Gipsmodell nicht sicher vor Beschädigungen durch das Abziehen der geschrumpften Platte vom Gipsmodell.

Mit dem Zahnkranz nach unten wird nun das Oberkiefergipsmodell in die noch weiche Basisplatte gestellt und beinahe durchgedrückt (Abbildung 4.5-36). Da sich der *Kunststoffrohling in unpolymerisiertem Zustand* leicht bearbeiten läßt, wird nun die Kunststoffplatte mit dem Wachsmesser entsprechend der Kontur des Zahnkranzes beschnitten (Abbildung 4.5-37).

Das Modell wird nun mitsamt der noch nicht ausgehärteten Kunststoffplatte umgedreht und die zweite Lichtschutzfolie an der Platten*unterseite* abgezogen. Der Rohling ist somit zum ersten Polymerisationsvorgang vorbereitet; dieser erfolgt anschließend in einem handelsüblichen Lichtpolymerisationsgerät. Nach Ablauf der Polymerisationszeit wird die Kunststoffplatte vom Modell abgehoben und von der Gegenseite nachgehärtet. Die dabei einzuhaltenden vom Hersteller angegebenen Polymerisationszeiten richten sich nach der Art, Leistungsfähigkeit und Trübung der eingesetzten Lichtquelle, überschreiten jedoch nicht die Größenordnung von fünf Minuten pro Belichtungszyklus (Abbildung 4.5-38).

Nach Abschluß der Lichthärtung weisen derartige Kunststoffplatten eine am Patienten unerwünschte schmierige Oberfläche auf. Sofern diese Sauerstoffinhibitions- bzw. Dispersionsschicht nicht für weitere Bearbeitungsschritte (s.u.) erforderlich ist, kann sie mit Alkohol, z.B. auf einem Gazetupfer, entfernt werden (Abbildung 4.5-39).

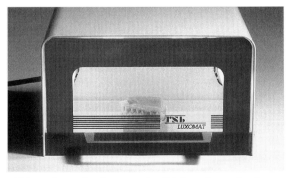

Abb. 4.5-38: Aushärtung im Lichtpolymerisationsgerät nach Herstellerangaben

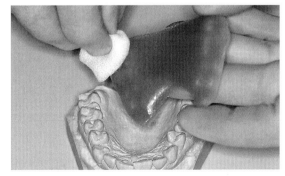

Abb. 4.5-39: Entfernung der oberflächlichen Dispersionsschicht mit Alkohol

Die Überprüfung der Passung auf dem Gipsmodell sollte – zu dessen Schonung – erst danach stattfinden. Fällt diese befriedigend aus, bleibt zur Erhöhung des Patientenkomforts das Abrunden der Kanten mit Fräse und/oder Sandpapier. Am Behandlungsstuhl wird die Plattenoberseite schließlich – wie die Wachsplatte – mit Super Bite oder Kerr Temp Bond an die Oberkiefermorphologie detailliert angepaßt. Diese Anpassung kann selbstverständlich auch auf dem Situationsmodell geschehen, setzt aber eine entsprechende Isolierung des Modelles (Gips gegen Wachs) voraus.

In dieser Form stellen die Kunststoffplatten hochwertige, verwindungssteife Plattenregistrate nach dem Vorbild der bewährten *Lauritzen*-Platte dar.

Der beschriebene Herstellungsgang zielt auf die Bereitstellung besonders verwindungssteifer und gleichzeitig extrem flacher Kunststoffplattenregistrate. Am Patienten bleibt die eigentliche zentrische Kieferrelationsbestimmung dabei unverändert wie mit Hilfe der Wachsplattenregistrate nach *Lauritzen*. Der Einsatz des *getrennten* Frontzahnaufbisses (anterior jig, siehe 4.5.2 und 4.5.4) erfordert demnach einen entsprechenden Ausschnitt in der Registratbasis.

Die ursprüngliche Begründung für den *isolierten Aufbiß* aus Kompositionsabformmasse oder einem unterfütterten Speiseeisstiel entstand allerdings aus der geringeren Festigkeit der ehemals zur Plattenherstellung verwendeten Materialien. Jene Registrate aus dünnen Metallfolien, Beauty-Pink- oder Aluwachsplatten wären unter der Belastung durch den Aufbiß des Patienten im Bereich des Inzisalpunktes leicht verbogen und hätten erst recht keinen Einsatz zur vorherigen Deprogrammierung der Patienten ermöglicht (siehe 4.5.2 und 4.5.4 – 4.5.5).

Für Plattenregistrate aus Kunststoff gelten diese Einwände angesichts ihrer überlegenen physikalischen Eigenschaften (Härte, Biegefestigkeit, E-Modul) nicht. Die Steifigkeit des Kunststoffmaterials ermöglicht es daher, einen *anterioren Aufbiß* prinzipiell gleicher Funktion *direkt auf dem Plattenregistrat* anzubringen. Ausgehend von der beschriebenen Herstellung unterbleibt hierbei das beschriebene Ausschneiden der Kunststoffplatte im Bereich des primären Gaumens. Statt dessen wird in regio des Inzisalpunktes ein planer Aufbiß aus Kunststoffresten in der Stärke von ein bis ein bis zwei Basisplatten aufmodelliert und zu einem horizontalen Plateau ausgeformt. Die Aushärtung des Aufbisses muß noch vor der Entfernung der Sauerstoffinhibitionsschicht in einem zusätzlichen Arbeitsgang erfolgen.

Reusch et al. sehen für derartig hergestellte Kunststoffplattenregistrate in gleicher Weise das Anbringen eines anterioren Griffes im Bereich der Mittellinie vor. Eine bessere Abstützung der Registrierplatte gegen die Oberkieferzahnreihe wird durch die paarweise Anlage zweier Griffe lateral der ersten Prämolaren erreicht, mit deren Hilfe die Kunststoffplatte bei der Kieferrelationsbestimmung am Oberkiefer des Patienten gehalten werden kann (siehe 4.5.8). Derartige Flügelgriffe sind zudem bei der eigentlichen Kieferrelationsbestimmung weniger hinderlich als ein Haltegriff in der Medianebene. Auch beim Einsatz von Wachsplattenregistraten wären derartige Griffe wünschenswert; die geringere Steifigkeit dieses Plattenmaterials läßt jedoch Verlängerungen über die Kontur des Zahnbogens hinaus nicht zu.

4.5.8 Zentrikregistrat mit Kunststoffplatte und integriertem Aufbiß bei kontrollierter Bißsperrung

Bei kritischer Betrachtung leiden die bisher beschriebenen Registrate unter folgenden Nachteilen:

▶ hoher Vorbereitungsaufwand am Patienten

▶ schwierige Handhabung des Registrates sowie des getrennten – oder unsicher befestigten – Frontzahnaufbisses

▶ mangelnde Stabilität des Registrates und dadurch bedingt seine – im Zusamenspiel mit der arbiträren Scharnierachsenlokalisation – unerwünschte Höhe (Im Falle der lichthärtenden Kunststoffplatten führt deren Verwerfung bei der Polymerisation zum gleichen Resultat.)

▶ unkontrollierbare Höhe des fertigen Registrates und daher fehlende Informationen über die erforderliche Einstellung des Inzisalstiftes beim späteren Einartikulieren

▶ teilweise erheblicher Bedarf an Registrierpaste bzw. Aluwachs durch im Einzelfall suboptimale Positionierung der Stops

▶ mangelhafter Verbund der eingesetzten Registrierpasten mit den Registratträgermaterialien.

Infolge dieser Probleme wurde ein Verfahren zur Herstellung besonders flacher Zentrikregistrate aus Kunststoffplatten mit integriertem Aufbiß bei kontrollierter Bißsperrung entwickelt. Im Vergleich zum vorstehend beschriebenen Vorgehen (siehe 4.5.7) waren hierfür sowohl der Austausch ehemals „bewährter" Materialien als auch Modifikationen des Herstellungsganges erforderlich. Um zudem die *Weiterverarbeitung* der Zentrikregistrate nach der Kieferrelationsbestimmung *zu vereinfachen*, wurde ein Verfahren integriert, daß schon bei der Registratherstellung eine Kontrolle der Bißsperrung über deren definierte Einstellung im Artikulator ermöglichte. Dabei hat sich das folgende **Vorgehen bei der Registratherstellung** gut bewährt:

Um später eine definierte Bißsperrung durch die Registrate einstellen zu können, wird bereits das Situationsmodell in den Artikulator montiert (Abbildung 4.5-40). Dabei empfiehlt es sich aus zwei Gründen, schon die Situationsmodelle mit arbiträrem Gesichtsbogen schädelbezüglich einzuartikulieren:

▶ Einerseits wird im Rahmen systematischer restaurativer Maßnahmen in der Regel ohnehin eine schädelbezügliche Registrierung und Übertragung der Oberkieferposition erforderlich. Findet hierzu ein Gleichschaltungssystem Verwendung, so bietet es sich an, von vornherein auch die Situationsmodelle schädelbezüglich einzuartikulieren. Der hierdurch bedingte Mehraufwand hält sich beim Einsatz z.B. des Übertragungsstandes mit Splitex-System in engen Grenzen. Auch der vermeintliche Nachteil einer anschließenden Blockierung von Artikulatoren wird durch das Gleichschaltungssystem überwunden, indem es die vorübergehende Entnahme der einartikulierten Modelle ohne wesentliche Beeinträchtigung erlaubt.

▶ Andererseits ergibt sich aus der schädelbezüglichen Übertragung der Oberkieferposition ein erheblicher *Vorteil*: Erst hierdurch kann auch die Herstellung von Registrierplatten mit Aufbiß unter denselben okklusalen Bedingungen erfolgen, unter denen sonst nur die Herstellung der eigentlichen Restauration erfolgt. Durch diese schädelbezügliche zahntechnische Vorbereitung erhält der Zahnarzt bereits zum Zeitpunkt der Kieferrelationsbestimmung eine *Kontrollmöglichkeit*, die aufzeigt, inwieweit die arbiträre *Simulation im Artikulator* der übertragenen *Situation am Patienten* entspricht. Eine mangelhafte Übereinstimmung stellt dabei ein zuverlässiges Warnsignal dar, daß es ermöglicht, spätere Probleme rechtzeitig vorauszusehen und geeignete Maßnahmen zu ihrer Vermeidung zu treffen (s. 4.7.3).

Für das schädelbezügliche Einsetzen der Situationsmodelle genügt zu diesem Zeitpunkt selbst ein gleichgeschalteter Mittelwertartikulator wie der Artex N. Nach dem Einsetzen des Oberkiefermodells und dem Erhärten des Artikulationsgipses wird der Artikulator vorübergehend auf das Oberteil gestellt, um anschließend das Unterkiefermodell in habitueller Okklusion einzusetzen. Der Inzisalstift steht hierbei zunächst in Nullstellung (Abbildung 4.5-41).

Die Herstellung der Kunststoffregistrate erfolgt vorzugsweise nicht mehr auf der Basis *lichthärtender* Kunststoffplatten, sondern aus transparentem *selbsthärtendem* Löffelmaterial (GC Ostron 100 transparent blue). Die Gründe für diese Umstellung sind:

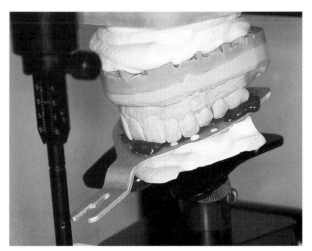

Abb. 4.5-40: Oberkiefermodell nach Registrierung mit arbiträrem Gesichtsbogen in Mittelwertartikulator eingesetzt

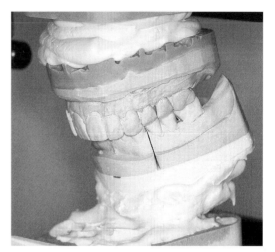

Abb. 4.5-41: Unterkiefermodell in habitueller Okklusion einartikuliert

▶ die **geringe Schrumpfung und Verwerfungen** auf dem Modell, dadurch

▶ die **Vermeidung von Beeinträchtigungen der Modelloberfläche**, ferner

▶ eine **bessere Passung** der Registrate am Patienten, sowie eine **geringere Bißsperrung** durch das Registrat,

▶ gezielt plazierte **okklusale Stops** durch Festlegung entsprechender Positionen durch das transparente Plattenmaterial hindurch, und schließlich

▶ eine **einfachere zahntechnische Herstellung** im Mittelwertartikulator unter Verzicht auf Lichtpolymerisationsvorgänge.

Zur **Vorbereitung der Plattenrohlinge** werden zunächst Pulver und Flüssigkeit nach Herstellerangaben im beiliegenden Napf 30 Sekunden lang gemischt. Angesichts einer Gesamtverarbeitungszeit von über 5 Minuten (Herstellerangabe: 7 min bei 23° C) verbleibt ausreichend Zeit, um das Material zunächst durchzukneten und auf der zugehörigen Formplatte auszurollen (Abbildung 4.5-42).

Die **Isolierung** erfolgt auch in diesem Fall nicht mittels einer Gips-Kunststoff-Isolierlösung und/oder Wässern des Situationsmodells, sondern mittels Polyäthylen-Folie. Hierfür haben sich Produkte aus dem Haushaltswarenbereich aufgrund ihrer vergleichsweise geringeren Foliendicke besonders bewährt (z.B. Melitta Toppits Frischhaltefolie). Zur Isolierung wird die Folie zunächst

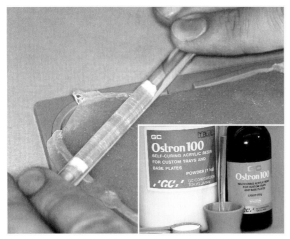
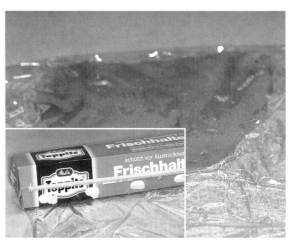

Abb. 4.5-42: Vorbereitung des Trägermaterials für die anschließende Herstellung eines Zentrikregistrates

Abb. 4.5-43: Abdeckung des noch unpolymerisierten Kunststoffes mit Polyäthylenfolie zur Isolierung

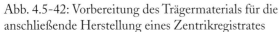

auf der Arbeitsfläche ausgebreitet, der ausgerollte Plattenrohling darauf gelegt und die Folie anschließend so umgeschlagen, daß sie die Platte beidseitig abdeckt (Abbildung 4.5-43).

Der isolierte Plattenrohling wird nun an die Modellsituation angepaßt. Dieser Arbeitsschritt *muß* im Artikulator mit angehobenem Inzisalstift stattfinden, um nachher eine definierte – möglichst geringe – Bißsperrung zu erreichen. In der Regel wird dabei für das fertiggestellte Registrat eine Sperrung angestrebt, die einer Erhöhung des Inzisal*stiftes* um insgesamt 5 mm entspricht. Für den ersten Arbeitsschritt, die **Ausformung des Rohlings auf dem Modell**, muß daher eine Erhöhung des Inzisalstiftes um 3 mm genügen.

Der Artikulator wird nun vorübergehend auf sein Oberteil gestellt, um das – durch die Schwerkraft bedingte – Durchbiegen der Platte für eine größere Zungenfreiheit zu nutzen. Ferner werden im Bereich der Eckzähne und Prämolaren lateral zwei zusätzliche Abstützungen aus Knetgummi angebracht, um später einen annähernd planen Überstand der Platte für die Haltegriffe sicherzustellen. Das von Folie umhüllte Löffelmaterial wird nun auf der Oberkieferzahnreihe positioniert und der Artikulator langsam bis auf das eingestellte Niveau des Inzisalstiftes geschlossen (Abbildung 4.5-44). Nach der vollständigen Aushärtung des Löffelmaterials wird der Artikulator wieder auf das Unterteil gestellt (Abbildung 4.5-45).

Die Auswirkungen der Polymerisationsschrumpfung zeigen sich nun an der Spitze des Inzisalstiftes: Bei Verwendung des genannten autopolymerisierenden Plattenmaterials hebt sich

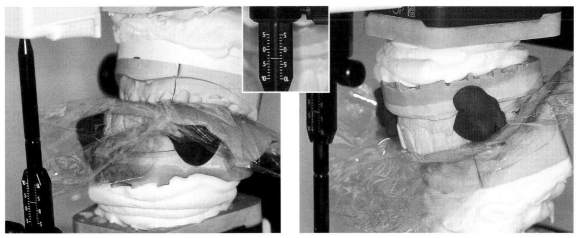

Abb. 4.5-44: Positionierung des Löffelmaterials im umgedrehten Artikulator bei 3 mm Sperrung inzisal. (Durch das Eigengewicht des Kunststoffes bewirktes Durchbiegen der Platte vergrößert den Zungenraum)

Abb. 4.5-45: Auspolymerisierte Kunststoffplatte – die rote Knetmasse stellt einen annähernd planen vestibulären Überstand sicher, der für die nachfolgend anzufertigenden „Haltegriffe" benötigt wird

der Inzisalstift während und nach der Polymerisation vergleichsweise wenig vom Inzisalteller ab, was als Indiz einer geringen Verwerfung anzusehen ist. Eine Kompensation der Schrumpfung erfolgt im übernächsten Arbeitsschritt.

Der Plattenrohling wird nun zusammen mit dem Oberkiefermodell aus dem Artikulator entnommen und zunächst von der Isolierfolie befreit. Zur Festlegung der endgültigen Formgebung hat es sich bewährt, das Oberkiefermodell auf den Plattenrohling aufzusetzen und die Position der späteren Haltegriffe lateral der ersten Prämolaren auf der Platten*ober*seite zu markieren. Ausgehend von diesen Markierungen erfolgt anschließend die Festlegung des vollständigen Plattenumrisses. Dabei ermöglicht das transparente Kunststoffmaterial die Markierung von der Platten*unter*seite aus vorzunehmen (Abbildung 4.5-46). Entlang dieser Umrißlinie wird dann mit einer Stichfräse zunächst der Überschuß abgetrennt und anschließend der Rand geglättet (Abbildung 4.5-47).

Die Registrierplatte ist nun fertig ausgeformt, muß aber zur Korrektur von Abweichungen, die durch Schrumpfung und Verwerfung während der Aushärtung entstanden sind, feinangepaßt werden. Auch dieser Arbeitsschritt findet im Artikulator statt. Der zusätzlich erforderliche okklusale Freiraum entsteht durch erneute Erhöhung des Inzisalstiftes um 1 mm auf insgesamt 4 mm. Die eigentliche **Feinanpassung an die Morphologie des Oberkiefermodells**

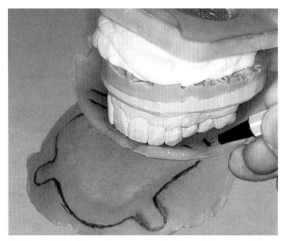

Abb. 4.5-46: Markierung der Griffposition lateral (im Bereich der ersten Prämolaren) und Anzeichnung der Umrißform auf der Unterseite des Registrates

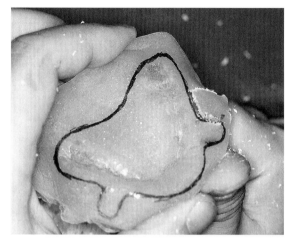

Abb. 4.5-47: Ausfräsen des Registrates mit geeigneter Stichfräse, nachfolgend empfiehlt sich eine Glättung der Ränder

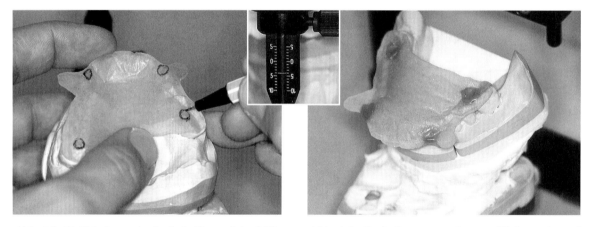

Abb. 4.5-48: Erhöhung des Inzisalstiftes auf vier Millimeter, um Platz für die nachfolgende Feinanpassung an die Oberkieferzahnreihe zu schaffen. Anzeichnung der geplanten Oberkieferimpressionen im Bereich der Canini und der mesiopalatinalen Höcker der endständigen Molaren auf der Registrat-Unterseite

Abb. 4.5-49: Auftragen von hartem Klebewachs auf der Registrat-Oberseite über den zuvor angebrachten Markierungen. Die Transparenz des Löffelmaterials ermöglicht die Bestimmung dieser Positionen durch die Kunststoffplatte hindurch und das Aufsuchen der Markierungen auf der Plattenoberseite

erfolgt vorzugsweise durch das Auftragen von vier Stops auf der *Oberseite* des Registrates. Auch hierbei ermöglicht das transparente Plattenmaterial das Anzeichnen der Positionen der Stops im Bereich der Canini und der endständigen oberen Molaren unter Sicht auf der *Unterseite* der aufgelegten Platte (Abbildung 4.5-48). Die ausgeformte Registrierplatte wird

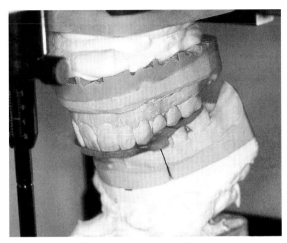

Abb. 4.5-50: Nach Isolierung des Gipsmodells gegen Wachs wird das Artikulatoroberteil in das noch weiche Klebewachs abgesenkt

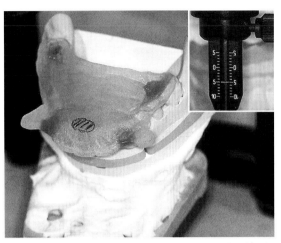

Abb. 4.5-51: Erhöhung des Inzisalstiftes auf fünf Millimeter. Die Position des Aufbisses wird anschließend zunächst auf der Plattenoberseite angezeichnet

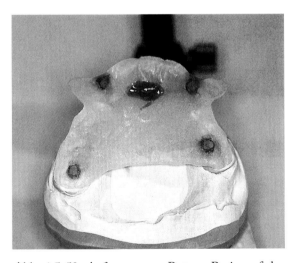

Abb. 4.5-52: Auftragen von Pattern Resin auf der Registratunterseite über der Markierung. Die Transparenz des Materials ermöglicht das Aufsuchen von deren Positionen durch die Kunststoffplatte hindurch

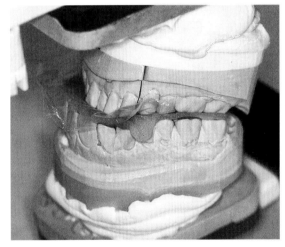

Abb. 4.5-53: Nach Isolierung des Unterkiefergipsmodells mit Hilfe einer Polyäthylenfolie wird das Artikulatorunterteil in das noch weiche Pattern Resin abgesenkt

anschließend bei geöffnetem Artikulator auf das *Unter*kiefermodell aufgelegt. Nach Bestreichen des *Ober*kiefermodells mit einer versiegelnden Isolierlösung (Gips gegen Wachs) wird die Kunststoffplatte dann im Bereich der markierten Stops mit Klebewachs beschickt (Abbildung 4.5-49) und der Artikulator geschlossen (4.5-50).

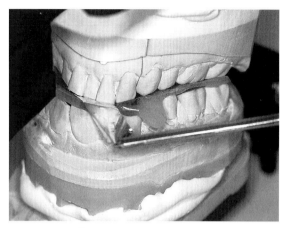

Abb. 4.5-54: Überprüfung des inzisalen Kontaktes im Bereich des anterioren Aufbisses. Um ein horizontales *Plateau* zu schaffen, wird die Kunststoffimpression flächig ausgeweitet

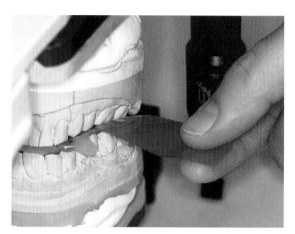

Abb. 4.5-55: Kontrolle mit Okklusionsprüffolie, um sicherzustellen, daß hierbei trotzdem ausreichende interokklusale Freiheit zum Oberkiefermodell besteht

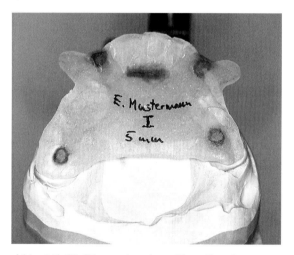

Abb. 4.5-56: Das vorbereitete Zentrikregistrat ermöglicht ein angenehmes, sicheres Arbeiten unter Einhaltung einer definierten, reproduzierbaren Bißsperrung auch bei schwierigen Bißverhältnissen

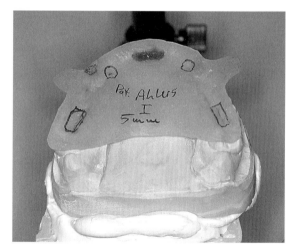

Abb. 4.5-57: Rote Markierungen auf der Registratunterseite markieren die Areale in denen zur eigentlichen Registrierung Aluwachs vorzugsweise aufzutragen ist

Um zusätzlichen okklusalen Freiraum für das **Auftragen des anterioren Aufbisses** zu schaffen ist abschließend der Inzisalstift zum dritten Mal um 1 mm auf insgesamt 5 mm zu erhöhen. In Wiederholung des bereits bekannten Vorgehens erfolgt auch die Markierung der Position des anterioren Aufbisses in regio des Inzisalpunktes unter Sicht durch die transparente Registrierplatte hindurch – in diesem Fall auf deren *Ober*seite (Abbildung 4.5-51). Das feinangepaßte Registrat wird dann auf dem geöffneten Oberkiefermodell positioniert und auf der Unterseite im Bereich der Markierung mit frisch angeteigtem Autopolymerisat (GC Pattern Resin) beschickt (Abbildung 4.5-52). Zur Isolierung gegen das Unterkiefermodell wird auch dieser Kunststoff mit einer Polyäthylen-Folie abgedeckt und so das Artikulatorunterteil in den isolierten Kunststoff hinein langsam geschlossen (Abbildung 4.5-53).

Nach der vollständigen Aushärtung und dem Entfernen der Isolierfolie erfolgt zunächst eine Kontrolle der okklusalen Verhältnisse: Im Bereich des inzisalen Aufbisses sollte dabei ein deutlicher Okklusionskontakt bestehen. Der zunächst konturenhafte Okklusionskontakt im Bereich der Inzisiven wird anschließend – entsprechend den bereits geschilderten Prinzipien der Jig-Ausformung – mit einer Fräse zu einem horizontalen Plateau ausgeweitet (vgl. Abbildung 4.5-10). Im Frontzahnbereich müssen anschließend die Okklusionskontakte erhalten sein (Abbildung 4.5-54), im Seitenzahnbereich dürfen keine Kontakte mehr bestehen (Abbildung 4.5-55).

Abschließend wird das Registrat mit dem Patientennamen und einer Registratnummer (I oder II) beschriftet. Darüber hinaus bietet es sich an, den Betrag der Sperrung am Inzisalstift (z.B. 5 mm) auf dem jeweiligen Registrat zu dokumentieren (Abbildung 4.5-56).

Den Einsatz am Patienten erleichtert zudem – andersfarbige – Markierungen jener Positionen auf der Plattenunterseite, auf denen bei der zentrischen Kieferrelationsbestimmung die Aluwachs-Stops aufgetragen werden müssen (Abbildung 4.5-57). Der Herstellungsgang ist hiermit beendet. Nach der Vorbereitung eines zweiten derartigen Plattenregistrates sind diese zusammen mit den Situationsmodellen bereit zum Transport in die Behandlungsräume.

Die nun folgende **Einprobe am Patienten** ermöglicht zwei wertvolle Kontrollen im Sinne einer integrierten Qualitätssicherung:

▶ Die *erste Kontrolle* überprüft die Passung der auf dem Situationsmodell angepaßten Registrierschablone auf dem Patientenoberkiefer.

Etwaige Abweichungen des Situationsmodells fallen hierbei sofort auf und ermöglichen eine frühzeitige Korrektur. Hierfür ist die Situationsabformung und Modellherstellung zu wiederholen; die fertigen Registrierplatten können darauf angepaßt werden. Die Einhaltung der in Kapitel 4.1 erläuterten Abformtechnik hilft, derartige Abweichungen zu verhindern.

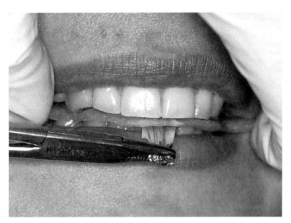

Abb. 4.5-58: Überprüfung der Paßform der Registrierschablone und Kontrolle des Kontaktes am Inzisalpunkt mit Shimstockfolie

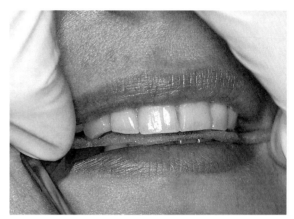

Abb. 4.5-59: Kontrolle der ausreichenden Sperrung im Seitenzahnbereich – mit farbiger Okklusionsprüffolie

▶ Die *zweite Kontrolle* überprüft die Übereinstimmung der okklusalen Einstellung zwischen Artikulator und Patientensituation. Analog der vorherigen Überprüfung im Artikulator wird dabei zunächst der Kontakt auf den Inzisiven mit Shimstockfolie sichergestellt (Abbildung 4.5-58). Mit farbiger Okklusionsprüffolie erfolgt anschließend die Kontrolle der ausreichenden Sperrung im Seitenzahnbereich (Abbildung 4.5-59). Sofern der Artikulator die Patientensituation naturgetreu simuliert, müßte die Okklusion der Registrierschablone am Patienten anschließend der Artikulatorsituation exakt gleichen! Der inzisale Kontakt sollte daher erhalten sein, während im Seitenzahnbereich auf der Registrierplatte keine Okklusionskontakte zustande kommen.

Weicht die intraorale Situation hiervon ab, deutet dies auf eine mangelhafte Übereinstimmung der arbiträr übertragenen Scharnierachse mit der tatsächlichen Rotationsachse hin. *Zuckermann* hat die **Auswirkungen von Abweichungen** der Scharnierachse auf die spätere okklusale Passung von Restaurationen berechnet (siehe Anhang Literatur). Neben der Lokalisation der Scharnierachse spielen dabei der Betrag der vertikalen Erhöhungen im Inzisalbereich sowie verschiedenen Abstände der Inzisiven zur Scharnierachse eine Rolle. Bei einer zu erwartenden durchschnittlichen Abweichung der arbiträr lokalisierten Scharnierachse von 5 mm beträgt die anteriore Verlagerung im Inzisivenbereich zwischen 0,3 mm posterior und 0,4 mm anterior. Die Voraussetzung hierfür ist eine Registrathöhe von maximal 5 mm am Inzisalpunkt. Eine Verdoppelung der Höhe auf 10 mm verdoppelt auch den Betrag der inzisalen Verlagerung.

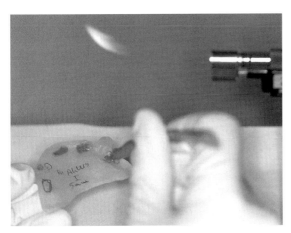

Abb. 4.5-60: Auftragen der Stops aus erhitztem Aluwachs

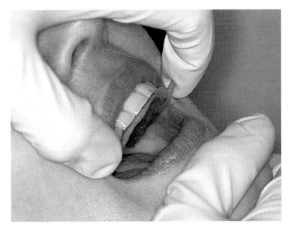

Abb. 4.5-61: Haltegriffe an der Schablone und Verzicht auf zusätzlichen Jig erleichtern die Handhabung

Aus diesem Grunde ist das im Rahmen dieser Darstellung beschriebene Zentrikregistrat so flach gestaltet, daß es jene 5 mm Höhe am Inzisal*stift* erreicht. Am Inzisal*punkt* muß es demnach deutlich dünner sein, was eine entsprechend geringere Abweichung erwarten läßt. Sollte bei einer derart kleinen Toleranz klinisch eine Abweichung auffallen, müssen die vorbereiteten Registrate korrigiert werden. Hierbei sind zwei Wege gangbar:

▸ Dem Ziel möglichst niedriger Registrate entsprechend sollte zunächst versucht werden, die *störenden Okklusionskontakte* im Seitenzahnbereich *subtraktiv zu beseitigen*. Häufig sind hierfür lediglich kleine Veränderungen am Rande der Registrierplatte erforderlich. Der Kontakt auf dem inzisalen Plateau und mithin die Höhe des Registrates bleibt hierbei erhalten.

▸ Sofern dies nicht gelingt, ist eine *Erhöhung des inzisalen Aufbisses* erforderlich. Diese Maßnahme muß im gleichen – oder einem gleichgeschalteten – Artikulator wie die Registratherstellung erfolgen, da andernfalls die Kontrolle über die Bißsperrung für das Einartikulieren verloren geht. Der auf der Plattenoberseite angegebene Betrag der Bißsperrung ist demnach sofort zu korrigieren. Bei erheblichen Abweichungen ist die Behandlungskonzeption dahingehend zu überprüfen, ob Veränderungen der vertikalen Dimension unterbleiben können. Alternativ bietet sich eine kinematische Scharnierachslokalisation (Rotographie) mit erneuter Übertragung des Oberkiefermodells an.

Die beschriebene Registratherstellung ermöglicht demnach im Vergleich zu anderen Zentrikregistraten einerseits besonders flache und mechanisch dennoch überlegene Registrate und

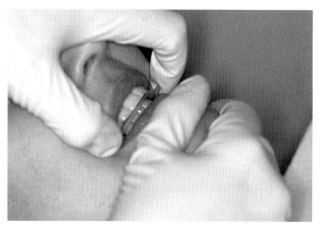 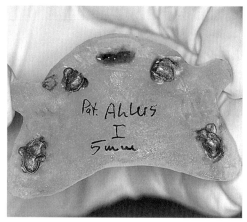

Abb. 4.5-62: Kieferrelationsbestimmung durch *unforcierte Führung* des Unterkiefers mit dem Daumen des Behandlers auf der Kinngrube, dem Zeigefinger am gegenüberliegenden Massetervorderrand und dem Mittelfinger submental

Abb. 4.5-63: Fertiges Zentrikregistrat nach der Kieferrelationsbestimmung in statischer Kondylenposition.

andererseits eine in das klinische Vorgehen integrierte Überprüfung der arbiträren Scharnierachslokalisation. Im Normalfall reichen hierfür zwei derartig vorbereitete Registratträger aus; die Begründung für ein zusätzliches „*hohes Registrat*" mit besonders erhöhter Bißsperrung entfällt (siehe 4.7).

Die **Durchführung der zentrischen Kieferrelationsbestimmung** am Patienten erfolgt analog zum beschriebenen Vorgehen auf der Basis klassischer Wachsplattenregistrate. Zur Aufzeichnung der zentrischen Kieferrelation auf der Unterseite des Plattenregistrates findet dabei zu Stangen gerolltes metallisch-grünes Aluwachs („Aluwax"/Aluwax Dental Products) Verwendung. Dieses wird zunächst mit der Flamme erhitzt und an den bezeichneten Punkten auf der Registratunterseite aufgetragen (Abbildung 4.5-60). Vor dem Einbringen in den Mund ist eine Abkühlung bis auf eine Temperatur abzuwarten, bei der das Wachs trotz Kippung des Registrates gerade nicht mehr verläuft.

Die seitlich angebrachten Haltegriffe erleichtern die anschließende *Handhabung* der Registrate erheblich (Abbildung 4.5-61). Durch die Haltegriffe und den integrierten Aufbiß kann die eigentliche Kieferrelationsbestimmung ohne Eindringen von Fingern in die Mundhöhle erfolgen; was die Patienten weniger „bedrängt" und die einleitend geforderte Entspannung fördert (Abbildung 4.5-62).

Das nachfolgende **Einsetzen des Unterkiefermodells** ist mit den hergestellten Zentrikregistraten dank der kontrollierten Bißsperrung vergleichsweise einfacher als bei anderen Registraten. Das Vorgehen unterscheidet sich jedoch nicht grundsätzlich von diesen und wird zusammenfassend für alle Zentrikregistrate im folgenden Kapitel beschrieben (siehe 4.6).

Zusammenfassend weisen die so fertiggestellten Plattenregistrate (Abbildung 4.5-63) in Kombination mit der dargestellten Technik der Kieferrelationsbestimmung folgende Vorteile auf:

Mit der individuell hergestellten Kunststoffplatte steht trotz minimaler Plattenstärke ein stabiles, dauerhaft lagerfähiges Registrat zur Verfügung

Der plateauförmige anteriore Aufbiß erleichtert die neuromuskuläre Selbstzentrierung

Die geringe Plattenstärke in Verbindung mit der minimalen zusätzlichen Bißsperrung durch den Aufbiß begrenzen die Auswirkungen der arbiträren Scharnierachslokalisation.

Das zur Feinanpassung an die Morphologie der Oberkieferzähne verwendete Klebewachs haftet exzellent an der Plattenbasis und weist eine gute Formstabilität auf.

Der gesamte Vorbereitungsaufwand am Patienten ist im Vergleich zum klassischen Wachsregistrat deutlich verringert, verlangt dafür aber zusätzlichen Laboraufwand.

Die Handhabung des Plattenregistrates bei der Kieferrelationsbestimmung fällt dank der seitlich angebrachten Haltegriffe und des Wegfalls eines zusätzlichen Jigs erheblich leichter.

Angesichts der minimalen Bißsperrung ist zur eigentlichen Fixierung der Kieferrelation nur sehr wenig Registriermaterial erforderlich, was das klinische Vorgehen erleichtert und Fehlermöglichkeiten reduziert.

Das Ausmaß der Bißsperrung am Patienten ist schon bei der Registratherstellung im Artikulator als Betrag am Inzisalstift numerisch ablesbar und später leicht zu reproduzieren.

Die kontrollierte Registratherstellung im Artikulator in Verbindung mit minimaler Bißsperrung integriert schon am Patienten eine interne Qualitätskontrolle in den Gesamtprozeß.

Insgesamt profitiert die Durchführung der Kieferrelationsbestimmung am Patienten ebenso wie die Weiterverarbeitung und Auswertung von der individuellen Vorbereitung der Zentrik-Registrate. Das hierbei bewährte Vorgehen in der Zusammenarbeit zwischen Zahnarzt und Dentallabor illustiert das nachfolgende Fließdiagramm (Abbildung 4.5-64).

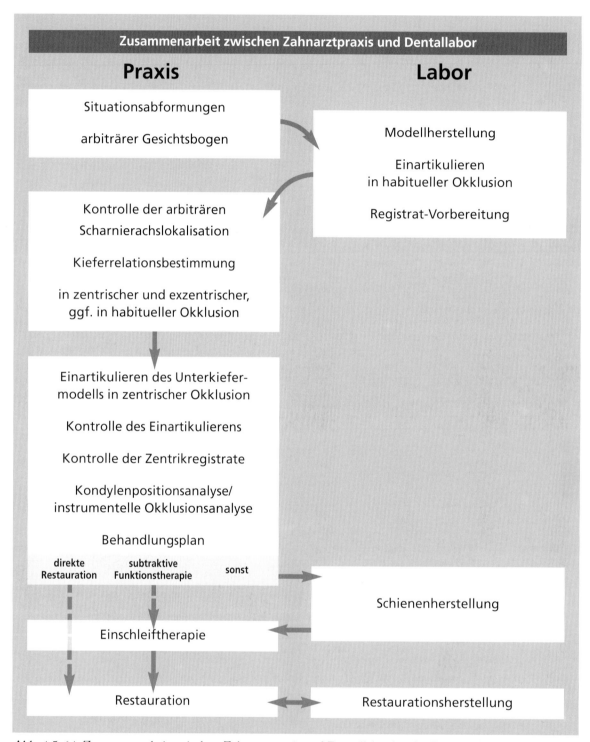

Abb. 4.5-64: Zusammenarbeit zwischen Zahnarztpraxis und Dentallabor bei der Registratherstellung

4.6 Montage des Unterkiefermodells

Im vorigen Arbeitsschritt wurde die Position des Unterkiefers in Relation zum Oberkieferzahnbogen *klinisch* mit Hilfe von Kieferrelationsbestimmungen aufgezeichnet. Auf der Grundlage dieser Registrate erfolgt nun im *Artikulator* die Zuordnung des Unterkiefermodells zum bereits schädelbezüglich einartikulierten Oberkiefermodell.

Das *Prinzip der Montage des Unterkiefermodells* ist dabei weitgehend unabhängig von der Frage, ob die Kieferrelation *in habitueller* oder *zentrischer Okklusion* registriert wurde.

Eine hiervon abweichende Situation ergibt sich bei der instrumentellen Okklusionsanalyse. Zur Kondylenpositionsanalyse muß das Unterkiefermodell in habitueller Okklusion *und* zentrischer Kondylenposition eingesetzt und die Kieferrelation in beiden Fällen verglichen werden (siehe 4.10). Für die Vermessung beider Unterkieferpositionen dient im Artex-System ein spezielles Meßinstrument, das „CPM" („Condylen-Positions-Meßinstrument"). Dieses Zusatzgerät entspricht vom Prinzip her einem Artikulator, dessen Kondylenkugeln durch Schreibspitzen ersetzt sind, welche senkrecht auf korrespondierende Schreibplatten am Artikulatoroberteil weisen; ein Schreibetikett auf dem entsprechend modifizierten Inzisalteller zeichnet die Position der Inzisalstiftspitze auf (Abbildung 4.6-1).

Die technische Voraussetzung für den Einsatz von Artex-Artikulatoren mit dem Condylen-Positions-Meßinstrument ist eine Ausrüstung aller Geräte mit dem Gleichschaltungssystem

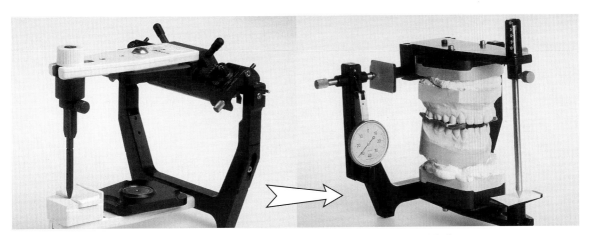

Abb. 4.6-1: Umsetzen der Modelle zur Auswertung in das Condylen-Positions-Meßinstrument

Splitex. Die Einrichtung und Gleichschaltung der verschiedenen Systemkomponenten kann in der Zahnarztpraxis oder im Dentallabor erfolgen; im Falle des CPM führt der Hersteller die Einrichtung mit Hilfe des individuellen Normkontrollsockels durch (Abbildung 4.6-2).

4.6.1 Kontrollsockel und Gleichschaltungssysteme

Im Rahmen der Beschreibung verschiedener Registrate wurde bereits mehrfach auf die Verwendung eines „Kontrollsockels" (engl.: „split cast") hingewiesen. Beide Bezeichnungen werden zuweilen synonym mit dem Begriff „Gleichschaltungssystem" verwendet, seit konfektionierte Gleichschaltungssysteme mit *integriertem* Kontrollsockel verfügbar sind. Historisch und funktionell weichen aber beider Indikation und Anwendung voneinander ab:

▶ *Kontrollsockel* wurden traditionell in das Oberkiefermodell eingearbeitet, um die Übertragung der Patientensituation in den Artikulator überprüfen und die Übereinstimmung verschiedener Registrate kontrollieren zu können. Jene Kontrollen sind zwar erst nach der Montage des *Unter*kiefermodells möglich. Aus geometrischen Gründen muß die Prüfung aber dennoch am Kontrollsockel des *Ober*kiefermodells stattfinden.

▶ *Gleichschaltungssysteme* erleichtern das Umsetzen von Modellen zwischen verschiedenen Artikulatoren und Meßinstrumenten zur Kondylenpositionsanalyse und wirken Fehlern entgegen, die durch ungenau sitzende Modellträgerplatten entstehen.

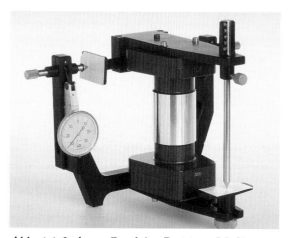
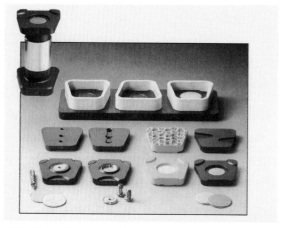

Abb. 4.6-2: Artex Condylen Positions-Meßinstrument mit Splitex-Normkontrollschlüssel und speziellen Metallträgerplatten gleichgeschaltet

Abb. 4.6-3: Bestandteile des Gleichschaltungssytems Splitex

Im Zusammenhang mit der Koordination des Gesichtsbogens wurden die Platzprobleme angesprochen, die bei Ausrichtung der Modelle nach der Frankfurter Horizontalen bzw. der Achs-Orbitalebene im Artikulatorinnenraum auftreten (siehe 4.3.4). Diese verstärken sich noch bei Gipsmodellen mit konventionellen Kontrollsockeln. Sie können – unter Verwendung von Gewebeband oder speziellen Kontrollsockelformern hergestellt – eine beträchtliche Höhe erreichen.

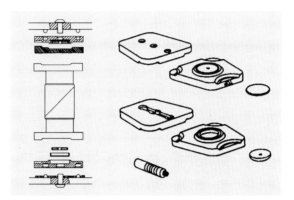

Abb. 4.6-4: Gleichschaltung verschiedener Geräte durch justierbare Montageplatten und einen Normkontrollschlüssel

Durch die Entwicklung von Gleichschaltungssystemen mit *integriertem* Kontrollsockel verringern sich der Raumbedarf als auch der Aufwand zur Herstellung des Kontrollsockels erheblich, so daß die typischen Einwände gegen den Einsatz von Kontrollsockeln entfallen.

4.6.2 Einsetzen des Unterkiefermodells mit dem Splitex-System

Das *Splitex-System* (Abbildung 4.6-3) ersetzt die herkömmlichen Modellträgerplatten durch ein *Gleichschaltungssystem*, welches grundsätzlich das Umsetzen der Modelle vom Übertragungsstand bzw. Artex Eingipsgerät in die verschiedenen Artex Artikulatoren oder das Condylen-Positions-Meßinstrument ermöglicht (Abbildung 4.6-4 links). Darüber hinaus kann die Grenzfläche zwischen den metallenen Sockelplatten und den Gips- oder Kunststoffmontageplatten als *Kontrollsockel* genutzt werden, ohne daß dabei ein zusätzlicher vertikaler Platzbedarf entsteht (Abbildung 4.6-4 rechts).

Das **Vorgehen** zum Einsetzen des Unterkiefermodells erfolgt analog der bereits geschilderten Arbeitsschritte bei der Montage des Oberkiefermodells. Der Artikulator kann dabei ohne eine zusätzliche Montagehilfe zunächst auf die Standfüße seines Oberteils gestellt und – im Falle des Artex AN – vollständig geöffnet werden. In dieser Lage sollte routinemäßig eine Überprüfung der korrekten Lage der Kondylen im Kondylargehäuse erfolgen.

Zur Kompensation der Höhe des Registrates ist anschließend der Inzisalstift *vor* der Montage einige Millimeter zu erhöhen. Der jeweilige Betrag ist abhängig von der Höhe des ent-

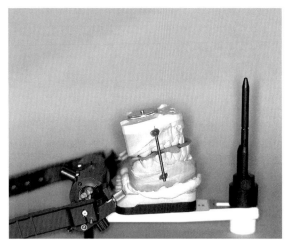 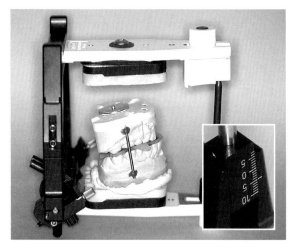

Abb. 4.6-5: Zentrikregistrat auf dem Unterkiefer-modell plaziert und Oberkiefermodell darauf mit alten Instrumenten und Klebewachs fixiert

Abb. 4.6-6: Artikulatorunterteil eingesetzt, Zentrik-verriegelung geschlossen und Inzisalstift nach der mm-Angabe auf dem Registrat ausgerichtet

sprechenden Registrates sowie der Anordnung der Modelle zum Inzisalstift und muß in der Regel geschätzt werden. Bei der Verwendung von *Plattenregistraten aus Autopolymerisat mit integriertem Aufbiß bei kontrollierter Bißsperrung* (siehe 4.5.8) kann der Betrag dieser Bißsper-rung bereits bei der Herstellung auf dem Registrat dokumentiert werden. Diese Information wird hier zur Einstellung des Inzisalstiftes genutzt.

Damit ist das Oberkiefermodell für die Positionierung des jeweiligen Registrats und des Unterkiefermodells vorbereitet. Sofern das einzusetzende Unterkiefermodell vorher bereits in habitueller Okklusion einartikuliert war, ist zum erneuten Einartikulieren zunächst die Trennung von der Gipssockelplatte – oder ein Duplikat des Situationsmodells – erforderlich. In die Splitex-Metallträgerplatte des Artikulatorunterteils wird nun eine der vorbereiteten Gipsmontageplatten eingesetzt; auch *deren* Rückseite sollte bei der Herstellung mit Reten-tionen durch (Luftpolster-Verpackungsfolie aus Polyäthylen) profiliert sein (siehe 4.2).

Das erste Registrat wird nun auf der Oberkieferzahnreihe plaziert und anschließend in die Aluwachsimpressionen auf der Registratunterseite ausgerichtet. Alte Schleifkörper und Kle-bewachs fixieren das Modell auch bei schräger Ausrichtung der Okklusionsebene sicher am Oberkiefermodell (Abbildung 4.6-5). Das Artikulatoroberteil wird daraufhin noch einmal auf korrekte *Justierung der Protrusionseinstellung* („0" mm) überprüft und anschließend das

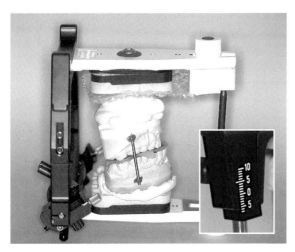

Abb. 4.6-7: Zweizeitiges Einsetzen des Unterkiefer-modells: erster Arbeitsschritt mit eingelegter Ver-packungsfolie

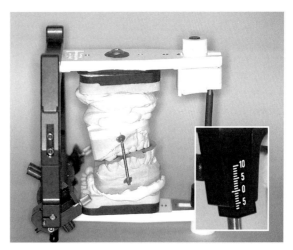

Abb. 4.6-8: Zweizeitiges Einsetzen des Unterkiefer-modells: zweiter Arbeitsschritt nach Entfernung der Verpackungsfolie

Zentrikschloß verriegelt. Vor dem Eingipsen muß jetzt noch die Höhe des Inzisalstiftes nach der Angabe auf dem Registrat eingestellt werden (Abbildung 4.6-6).

Für das anschließende Eingipsen reicht in der Regel eine kleine Menge Artikulationsgips mit niedriger Expansion (z.B. Girrbach Artifix) aus. Bei Schichtstärken von mehr als ca. 5 mm wird infolge der Gipsexpansion ein **zweizeitiges Eingipsen** sinnvoll. Hierzu wird im ersten Arbeitsschritt der Freiraum zwischen der Modellunterseite und der Splitex-Sockelplatte fast

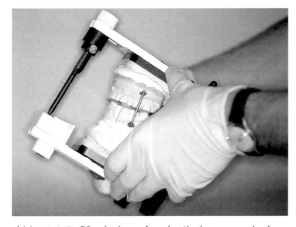

Abb. 4.6-9: Umdrehen des Artikulators nach dem Aushärten des Montagegipses

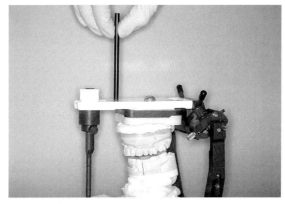

Abb. 4.6-10: Der in das Artikulatoroberteil einge-schraubte Abstützstift erleichtert die Handhabung bei der nachfolgenden Kontrolle des Einsetzens

vollständig ausgefüllt. Lediglich eine Lage Verpackungsfolie trennt die beiden Flächen zu diesem Zeitpunkt und hinterläßt im Artikulationsgips ein geeignetes retentives Muster (Abbildung 4.6-7). Im zweiten Arbeitsschritt wird dieser Freiraum mit einer nunmehr sehr dünnen Schicht Montagegips ausgefüllt. Bei unveränderten relativen Expansionswerten bleibt der Betrag der absoluten Expansion dadurch vernachlässigbar (Abbildung 4.6-8).

Nach dem Aushärten des Gipses kann der Artikulator umgedreht (Abbildung 4.6-9) werden. Bei der nachfolgenden Kontrolle des Einsetzens (siehe 4.7) erleichtert der auf der Oberseite eingeschraubte Abstützstift die Handhabung der Artikulatoren (Abbildung 4.6-10).

4.7 Kontrolle der Montage

Nach dem Einsetzen des Unterkiefermodells mit Hilfe eines Zentrikregistrates ermöglicht die „Kontrollsockelmethode" eine Überprüfung der *Montage* des Unterkiefermodells sowie der Übereinstimmung verschiedener Zentrikregistrate. In Verbindung mit geeigneten Registraten erlaubt die Methode zudem eine Kontrolle der Scharnierachslokalisation. Bereits seit vielen Jahren hat sich diese nach *Lauritzen* „split cast method", später von *Posselt* „Kontrollsockelmethode" genannte Technik in der restaurativen Zahnheilkunde durchgesetzt.

Der Begriff „Kontroll*sockel*" kennzeichnet dabei ein Verfahren, daß im wesentlichen darauf beruht, den Sockel des Oberkiefermodells oder beider Modelle in einen Primär- und einen Sekundärsockel zu unterteilen (siehe 4.6.1). An die Stelle des hierfür eigens hergestellten Kontrollsockels treten dafür zunehmend Gleichschaltungssysteme mit integriertem Kontrollsockel. Im Falle des Splitex-Systems bildet demnach die Kunststoff- oder Gipssockelplatte am Kiefermodell den *Primärsockel* und die metallene Splitex-Trägerplatte den *Sekundärsockel* (siehe 4.6.1). In beiden Fällen besteht die Kontrolle in der Beurteilung der Passung zwischen Primär- und Sekundärsockel unter verschiedenen Prüfbedingungen.

▶ Die **Kontrolle der Montage** des Unterkiefermodells erfolgt am Kontrollsockel des Artikulator*ober*teils mit dem *ersten*, bereits zur Montage verwendeten Zentrikregistrat – allerdings ohne Magnet und Inzisalstift (siehe 4.7.1).

▶ Zur **Kontrolle der Kieferrelationsbestimmung** bedarf es eines *zweiten* zentrischen Registrates, dessen Übereinstimmung mit dem zur Montage benutzten nun an Hand des Kontrollsockels überprüft wird. Aus einer Übereinstimmung beider Registrate kann abgeleitet werden, daß es zum Untersuchungszeitpunkt möglich war, bei dem behandelten Patienten die Kieferrelation reproduzierbar und – bei sachgerechtem Vorgehen – korrekt zu bestimmen. (Auch die Durchführung dieser Kontrolle wird im Abschnitt 4.7.1 detailliert beschrieben).

Wenn im Verlauf der Behandlung eine Veränderung der vertikalen Dimension bzw. deren Wiederherstellung ansteht, kommt der Übereinstimmung der arbiträr lokalisierten und übertragenen Scharnierachse mit der tatsächlichen Rotationsachse des Patienten eine besondere Bedeutung zu.

▶ Zur **Kontrolle der Scharnierachslokalisation** dient ein *drittes* Registrat, dessen Bezeichnung als *hohes Registrat* sich aus der Bißsperrung von max. 10 mm interinzisal ableitet, die gleichsam „vergößernd" wirkt. Die Prüfkaskade beruht auf dem Vergleich mehrerer Registrate, die sich – bei ansonsten identischem Vorgehen – im Betrag der Bißsperrung unterscheiden (siehe Abbildung 4.7-1). Stimmen die verschiedenen Registrate im Artikulator bei der Prüfung am Kontrollsockel überein, belegt dies die Übereinstimmung der arbiträr übertragenen Scharnierachse mit der tatsächlichen Rotationsachse (siehe 4.7.3).

Eine Alternative zu dieser „klassischen" Anordnung entsteht durch den Ersatz des zusätzlichen hohen Registrates durch die Integration eines Aufbisses kontrollierter Bißsperrung in die beiden ersten Zentrikregistrate (siehe 4.5.8). Die Zuverlässigkeit der arbiträr lokalisierten Scharnierachse – und damit die Notwendigkeit einer kinematischen Scharnierachslokalisation – zeichnet sich dadurch schon sehr viel früher ab (Abbildung 4.7-2).

Die nachfolgenden Abschnitte erläutern das Vorgehen für beide Prüfkaskaden im Detail.

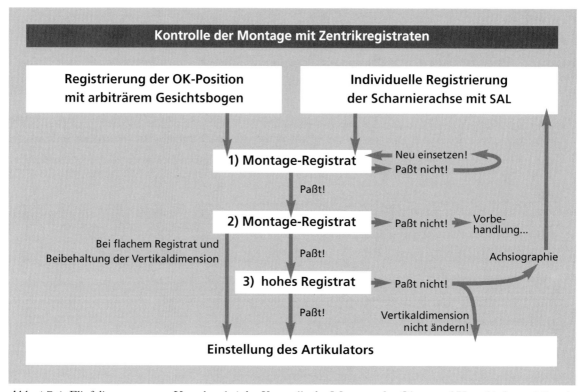

Abb. 4.7-1: Fließdiagramm zum Vorgehen bei der Kontrolle der Montage des Ober- und Unterkiefermodells mit Hilfe mehrerer Zentrikregistrate (SAL: Scharnierachslokalisator z.B. mit Artex Rotograph).

4.7.1 Kontrolle der Übertragung in den Artikulator

Nach dem vollständigen Abbinden des Gipses steht der Artikulator zunächst aufrecht auf dem Artikulator*unter*teil. Dies erlaubt das Einschrauben des Abstützstiftes in das Artikulator*ober*teil, was wiederum die Grundlage für dessen vollständige Öffnung bildet (Eine Ausnahme erfordert die „klassische" Zentrikverriegelung des Artex AL, wo der Artikulator mithin nur teilweise geöffnet werden kann).

Für die nachfolgende Prüfung am „Kontrollsockel" wird das Oberkiefermodell zunächst zwischen Primär- und Sekundärsockel vom Artikulator*ober*teil getrennt (Abbildung 4.7-3).

Bei der nachfolgenden Prüfung am Kontrollsockel ist die Haltewirkung des Magneten unerwünscht. Mit Hilfe des Magnethebers wird daher der Magnet aus der Splitex-Trägerplatte des Oberkiefermodells vorübergehend entfernt. Auch der Inzisalstift muß vorübergehend entfernt oder zumindest deutlich außer Kontakt gebracht werden (Abbildung 4.7-4).

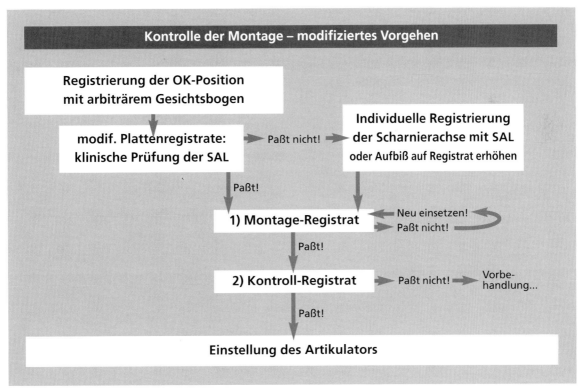

Abb. 4.7-2: Modifiziertes Vorgehen bei Verwendung spezieller Kunststoff-Plattenregistrate mit intergriertem Aufbiß und kontrollierter Bißsperrung

Das aus dem Artikulator*ober*teil entfernte Oberkiefermodell wird nun erneut mit dem zur Montage verwendeten *ersten* Zentrikregistrat auf dem Unterkiefermodell plaziert und das Artikulatoroberteil auf das Oberkiefermodell geschlossen (Abbildung 4.7-5).

Mit einlagiger Okklusionsprüffolie (Shimstock-Metall-Folie 8 µm, Jean Bausch Arti-Fol 8 µm bzw. Roeko Hanel Okklusionsprüffolie 10 µm) erfolgt nun zwischen dem Primär- und dem Sekundärsockel die Überprüfung, ob beide Platten gleichzeitig paßgenau ineinandertreffen. Als Ort der Kontrolle sind dafür nur die *Schrägflächen* der Kunststoff- oder Gipssockelplatte sowie die metallene Splitex-Trägerplatte vorgesehen; die größeren Planflächen hingegen sind beim Splitex-System – wie bei vergleichbaren Gleichschaltungssystemen (Adesso-Split, KaVo-Protar) – zur Vermeidung von Ungenauigkeiten durch Staub o.ä. hohl gelegt (Abbildung 4.7-6 und 4.7-7).

Eine Abweichung im Sinne eines Spaltes am Kontrollsockel weist einen Fehler beim Einartikulieren des Unterkiefermodells nach; in diesem Fall müßte das Modell mit dem gleichen Registrat neu einartikuliert werden (vergl. Schema in Abbildung 4.7-1).

Dagegen beweist eine Übereinstimmung bzw. das Fehlen eines Spaltes, daß bei der Montage kein Fehler aufgetreten ist. In

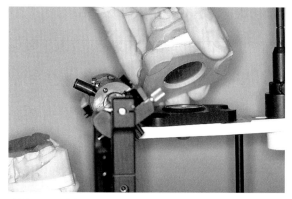

Abb. 4.7-3: Trennung des Oberkiefermodells vom Artikulatoroberteil zwischen Primär- und Sekundärsockel

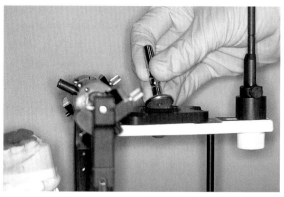

Abb. 4.7-4: Entfernung des Magneten aus dem Artikulatoroberteil mit Hilfe des Magnethebers

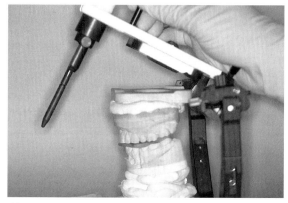

Abb. 4.7-5: Einsetzen des Oberkiefermodells auf dem bereits zur Montage verwendeten *ersten* Zentrikregistrat und Schließen des Artikulators

diesem Fall können die nachfolgenden Abschnitte der Prüfkaskade (Vergleich unterschiedlicher Registrate) statt am Kontrollsockel auch mit einem Meßinstrument zur Kondylenpositionsanalyse erfolgen (siehe 4.10).

4.7.2 Kontrolle der Kieferrelationsbestimmung

Zur Kontrolle der zentrischen Kieferrelationsbestimmung wird das erste „Montageregistrat" entfernt und gegen das zweite „Kontrollregistrat" ausgetauscht. Zur Kontrolle der Übereinstimmung wird anschließend das Oberkiefermodell ohne Magneten wieder auf das Registrat gesetzt.

Die Überprüfung erfolgt dabei in der gleichen Art und Weise wie die Kontrolle der Montage im vorherigen Arbeitsschritt (siehe 4.7.1). Sofern mehrere Zentrikregistrate paßgenau ineinandertreffen bestätigt dies die Reproduzierbarkeit und damit die Zuverlässigkeit der registrierten Unterkieferposition. Hierfür sind demnach mindestens zwei exakt übereinstimmende Registrate erforderlich (vergl. Schema in Abbildung 4.7-1).

Stimmen beide oder mehrere Registrate *nicht* überein, so ist bei erfahrenen Untersuchern und geeignetem Vorgehen davon auszugehen, daß eine Vorschädigung des Kauorgans besteht (*Helkimo und Ingervall*). In diesem Fall ist von einer sofortigen Restauration abzusehen und

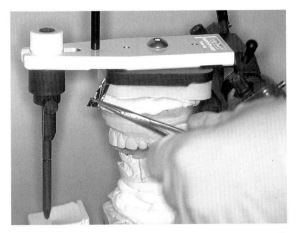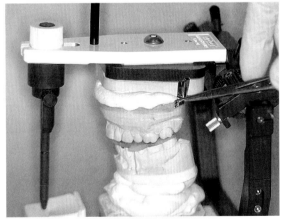

Abb. 4.7-6 und 4.7-7: Kontrolle der Montage durch Überprüfung des gleichmäßigen Kontaktes an allen Schrägflächen zwischen der Kunststoff- oder Gipssockelplatte und der metallenen Splitex-Trägerplatte

zunächst eine Vorbehandlung zur Äquilibrierung der Kaufunktion einzuleiten. Bei ansonsten unauffälliger „Kleiner Funktionsanalyse" bis auf Spuren verstärkter Abrasion finden hierzu geeignete Aufbißschienen (Relaxationsschiene) und begleitende Physiotherapie Anwendung. Auch das Gegenteil kommt vor: Ist durch eine klinisch-funktionsanalytisch Untersuchung der Verdacht auf eine Dysfunktion belegt, revidieren auch perfekt übereinstimmende Zentrikregistrate nicht die ursprüngliche Diagnose *(Lotzmann)*.

4.7.3 Kontrolle der Scharnierachslokalisation

In bezug auf die Zuverlässigkeit einer arbiträr übertragenen Scharnierachse stellt die für das Zentrikregistrat erforderliche Bißsperrung eine zusätzliche Fehlerquelle dar. Sofern der Betrag der Sperrung gering bleibt und/oder die Anforderungen an die Übertragung nicht zu hoch sind (z.B. Anfertigung einer Relaxationsschiene), ist ein Verzicht auf die Kontrolle der arbiträr übertragenen Scharnierachse vertretbar (vergl. Schema in Abbildung 4.7-1). Voraussetzung für dieses Vorgehen ist die Zuverlässigkeit der verwendeten Registrier- und Übertragungsmethode, bestätigt durch übereinstimmende Montage- und Kontrollregistrate (siehe 4.7.2).

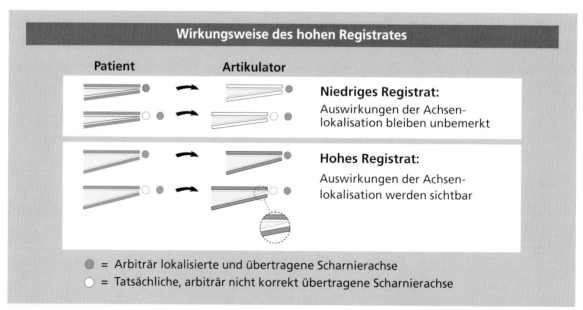

Abb. 4.7-8: Kontrolle der Scharnierachslokalisation am Kontrollsockel mit Hilfe eines niedrigen Registrates (oben). Erst das hohe Registrat verdeutlicht den Fehler in Folge einer Differenz zwischen der arbiträr übertragenen und der tatsächlichen Scharnierachse (unten).

Stellt sich auch nach dem Austausch des Kontrollregistrates durch ein weiteres Registrat mit erhöhter Bißsperrung ein gleichmäßiges, gleichzeitiges, paßgenaues Schließen des Kontrollsockels heraus, so bestätigt dies die Übereinstimmung der arbiträr lokalisierten und übertragenen Scharnierachse mit der Rotationsachse des Patienten. Die arbiträre Scharnierachslokalisation verursacht somit keinen relevanten *systematischen* Fehler und gestattet Veränderungen der vertikalen Dimension im Artikulator (Abbildung 4.7-8).

Zeigt die Überprüfung mit dem hohen Registrat hingegen eine Diskrepanz der arbiträr übertragenen und der tatsächlichen Scharnierachse, werden die Okklusion am einartikulierten Modell und am Patienten je nach Bißsperrung des Registrates voneinander abweichen. Auf dieser Grundlage sollte keine Veränderung der vertikalen Dimension erfolgen. Bereits zur zentrischen Kieferrelationsbestimmung ist eine derartige Veränderung jedoch erfolgt. Nach der Entfernung des Zentrikregistrats und dem Absenken des Inzisalstiftes ist daher mit einem gewissen okklusalen Fehler am Patienten zu rechnen; restaurative Veränderungen der vertikalen Dimension sollten unter diesen Umständen unterbleiben (vergl. Schema in Abbildung 4.7-1 links). Sieht der Behandlungsplan jedoch derartige Veränderungen vor, ist eine kinematische Scharnierachsenlokalisation und auf deren Basis eine erneute Übertragung des Oberkiefermodells erforderlich (vergl. Schema in Abbildung 4.7-1).

Unter diesem Aspekt bietet die *Kieferrelationsbestimmung in zentrischer Okklusion mit Plattenregistraten aus Autopolymerisat und integriertem Aufbiß bei kontrollierter Bißsperrung* gleich mehrere Vorzüge (vgl. Zusammenfassung am Ende von 4.5.8):

▸ Das Vorgehen ermöglicht eine kontrollierte Herstellung von Plattenregistraten mit *besonders geringer Bißsperrung*. Angesichts dessen bleiben die Auswirkungen einer Abweichung der arbiträr lokalisierten von der tatsächlichen Scharnierachse gering.

▸ Die *Herstellung* der Registrate auf der Basis *schädelbezüglich* in den Artikulator übertragener Oberkiefermodelle ermöglicht als Nebeneffekt schon am Patienten eine Abschätzung, inwieweit die arbiträr übertragene Scharnierachse mit der Rotationsachse des Patienten tatsächlich übereinstimmt (siehe 4.5.8). Die *Kontrollfunktion des hohen Registrates* steht hiermit zu einem sehr viel früheren Termin zur Verfügung, *ohne daß ein zusätzliches Registrat* hergestellt werden muß (siehe Abbildung 4.7-3). Deutet der Befund auf eine erhebliche Differenz hin, zeigt dies, daß die arbiträr übertragene Scharnierachse von der tatsächlichen

Achse und/oder die habituelle Okklusion von der zentrischen Kondylenposition abweicht (bzw. abweichen). Sieht der Behandlungsplan eine umfangreiche Restauration vor, ist so eine frühzeitige Korrektur der arbiträren Scharnierachslokalisation durch ein kinematisches Verfahren (Rotographie) möglich.

▶ Nach der erneuten Übertragung des *Ober*kiefermodells in entsprechend korrigierter Position sind die vorhandenen Registrate für die Zuordnung des *Unter*kiefermodells wiederverwendbar. Auch unter diesem Aspekt lohnt sich der geringe anfängliche Mehraufwand für solide Plattenregistrate auf der Basis autopolymerisierender Kunststoffe (siehe 4.5.8).

Mit der Kontrolle der Kieferrelations- und Scharnierachsbestimmung ist die korrekte Montage der Modelle abgeschlossen. Vor der abschließenden Einstellung des Artikulators kann der Magnet wieder in die metallene Splitex-Trägerplatte des Artikulatoroberteils eingesetzt werden. Der Inzisalstift bleibt für die Einstellung von Kondylenbahnneigung und Bennettwinkel vorerst noch angehoben.

4.8 Registrierung der kondylären Führung

Die Simulation der Unterkieferbewegungen nach dem individuellen Vorbild des Patienten stellt den wesentlichen Vorteil justierbarer individueller Artikulatoren dar. Dabei erlauben teiljustierbare individuelle Artikulatoren mit verhältnismäßig geringem Aufwand, die Kondylenbahnneigung und den Bennettwinkel den klinischen Verhältnissen anzupassen.

Die Grundlage dieser Einstellungen ist eine Ermittlung der entsprechenden Einstellwerte durch die Aufzeichnung einzelner exzentrischer Positionen mit Hilfe von Wachsregistraten (siehe 4.8.1). Eine aufwendigere, aber genauere Alternative zu diesem Vorgehen sind kontinuierliche Bewegungsaufzeichnungen mit Hilfe graphischer oder elektronischer Spurschreibungen (siehe 4.8.2).

4.8.1 Exzentrische Positionsregistrate (Checkbisse)

Das *Prinzip der Artikulatoreinstellung* auf der Basis exzentrischer Positionsregistrate beruht auf dem Christensen'schen Phänomen. Das hierdurch beschriebene Auseinanderweichen der Zahnreihen bei protrudierter Stellung ein oder beider Kondylen ermöglicht die Aufzeichnung diskreter exzentrischer Unterkieferpositionen. Der Patient wird hierfür in eine deutlich protrudierte Stellung sowie in je eine rechts- und linksexkursive Position geführt. Diese exzentrischen Kieferrelationen werden dann als Einbisse in geeignete Wachs-Schablonen registriert („*Checkbisse*"). Die verwendeten Wachsregistrate werden anschließend in den Artikulator übertragen und simulieren dort die relative Position der Zahnreihen in den registrierten exzentrischen Unterkieferpositionen. Zur Einstellung („Programmierung") werden daraufhin die kondylären Führungselemente so justiert, daß sie fortan das Unterkiefermodell in die registrierte dynamische Okklusionsposition führen. Durch die Ablesung der eingestellten numerischen Winkelwerte des Kondylenbahnneigungswinkels sowie des Bennettwinkels sind diese Einstellungen später reproduzierbar (siehe 4.9.1).

Die Bezeichnung der lateral exkursiven Checkbisse als „Laterotrusionsregistrate" ist jedoch insofern mißverständlich, als hiermit eben lediglich der *Winkel,* in dem sich der schwingende Kondylus bei der Mediotrusionsbewegung zur Medianebene hin bewegt, vermessen wird. Im gleichen Sinne dient auch das „Protrusionsregistrat" ausschließlich dazu, beiderseits je einen Kondylenbahnneigungs*winkel* festzuhalten.

Dieses Vorgehen registriert demnach eine exzentrische Position pro Bewegungsrichtung der Kondylen. Den Bewegungsursprung bildet die zentrische Kondylenposition, ersatzweise die Kondylenposition in habitueller Okklusion. Die *individuelle* Form der intermediären Kondylenbahn sowie der Bennett'schen Seitwärtsbewegung bleiben bei diesem Vorgehen unberücksichtigt. Stattdessen resultiert die Geometrie der Bewegung aus der *vorgegebenen Form* der kondylären Führungselemente sowie der gewählten exzentrischen Position. Zwischen beiden Faktoren besteht dabei eine gegenseitige Abhängigkeit:

▶ **Artikulatoren mit geraden kondylären Führungselementen** erzwingen eine Simulation mit geradem (rektilinearem) Bewegungsverlauf. Umfangreiche achsiographische Untersuchungen verschiedener Arbeitsgruppen konnten jedoch zeigen, daß bei ca. 95 % aller Patienten die Kondylenbahn deutlich *gekrümmt* verläuft. Je nach registrierter Position muß die simulierte Bewegungsbahn sich zum tatsächlichen Bewegungsverlauf daher im Sinne einer Tangente oder einer Sekante verhalten (siehe Abbildung 3.1-1).

Das Registrieren einer weit exzentrischen Position hätte bei Übertragung auf einen solchen Artikulator zur Folge, daß der simulierte Weg im Sinne einer Sekante vom tatsächlichen Bewegungsverlauf abweicht. Die simulierte geradlinige Intermediärbewegung verringert den Effekt des Christensen'schen Phänomens und mithin die Disklusion im Seitenzahnbereich. Dieser Zusammenhang wirkt sich auf das resultierende Restaurationsdesign aus und erzwingt eine wesentlich flachere Kauflächengestaltung, welche wiederum die Kauleistung sowie die eindeutige Positionierung des Unterkiefers zum Oberkiefer beeinträchtigen.

Angesichts der geradlinigen Kondylenbahnführung vieler Artikulatoren hat es sich daher durchgesetzt, die *initiale* Exkursionsbewegung im teiljustierbaren Artikulator realistisch nachzubilden und dafür auf die Nachbildung der *exzentrischen* Grenzpositionen zu verzichten. Hierfür ist es erforderlich, anstelle der Bewegungsgrenzen Positionen sehr nahe des Bewegungsursprungs zu registrieren – nur ca. 2 mm vom Anfangspunkt entfernt. Auf die geraden kondylären Führungsflächen des Artikulators wurde diese Bewegungsrichtung dann

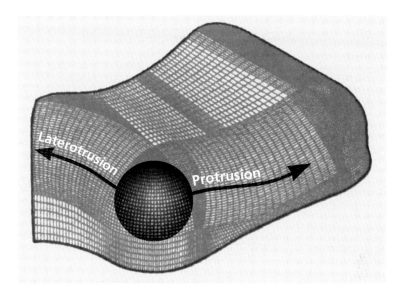

Abb. 4.8-1: Linkes Kondylargehäuse eines Artex AL bzw. AN
(Radius 12,5 mm, Side Shift 0 mm)
von mesio-disto-okzipital aus gesehen: die Kondylenkugel des Artikulatorunterteils läuft bei der Protrusion nach rechts oben; bei der
Seitwärtsbewegung in „retrusiver
Latero-Surtrusion" nach links-
oben-außen-hinten.

als *initialer Kondylenbahnneigungswinkel* bzw. als *initiale Tangente* des Immediate Side Shift
übertragen. Die initiale Exkursionsbewegung wird bei diesem Vorgehen ausreichend realistisch abgebildet, der weitere Verlauf der Bewegung hingegen steht in keinerlei Zusammenhang mit dem natürlichen Vorbild. Probleme verursacht zuweilen die Einstellung selbst,
da die initial exkursive Position nicht immer eindeutig abgrenzbar ist.

▸ **Artikulatoren mit gekrümmten kondylären Führungselementen** hingegen sollen eine Wiedergabe der Bewegungsbahnen auf der Grundlage exzentrischer Positionsregistrate in den anatomischen Grenzpositionen ermöglichen, ohne daß hierfür in jedem Fall eine achsiographische oder pantographische Aufzeichnung notwendig ist. *Stachniss* entwickelte diesem
Gedanken folgend Gelenkboxen mit unterschiedlich gekrümmten Pro- und Mediotrusions-
bahnen (Frasaco). Auch die Kondylargehäuseeinsätze der Artikulatoren Artex AN (AR) und
AL (AP) verfolgen mit ihrer Gestaltung das Ziel, eine nahezu anatomische Bewegungsbahn
im Artikulator nachzubilden (Abbildung 4.8-1), wodurch eine Registrierung exzentrischer
Positionen auch jenseits der früher üblichen initialen Exkursionen zulässig ist.

Das **Registriermaterial** für die exzentrischen Positionsregistrate darf initial in plastischem
Zustand keinen Widerstand leisten und muß nach einer geeigneten Frist glasartig aushärten. Allgemein durchgesetzt hat sich hierfür ein mit Metallspänen oder einer Gewebeeinlage
verstärktes Wachs in hufeisenförmigen Schablonen (z.B. Girrbach Alu-Bisswachs Zahnbogen oder Vigano Bißnehmeplatten hart).

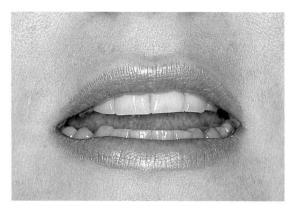

Abb. 4.8-2: Einüben der protrusiv-exzentrischen Unterkieferposition in Kopfbißstellung oder geringfügig davor ohne Zahnkontakt

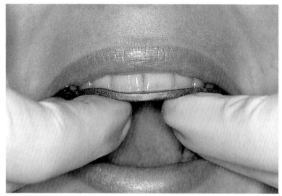

Abb. 4.8-3: Adaptation des Wachsregistrates an die Oberkieferzahnreihe

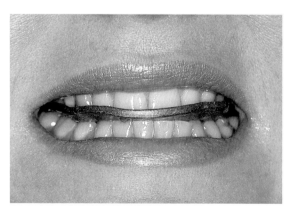

Abb. 4.8-4: Registrierung der zuvor eingeübten Unterkieferposition in das erweichte Wachsregistrat hinein

Für das **Protrusionsregistrat** hat es sich bewährt, Patienten ohne eine besondere Markierung eine max. 6 mm protrudierte Stellung einüben zu lassen. Unter Berücksichtigung der sagittalen Stufe (Overjet) bedeutet dies eine Protrusion in Kopfbißposition oder etwas davor. Da mit der Einstellung der kondylären Winkelwerte keine dentalen Vorgaben registriert werden sollen, ist ein vollständiger Kieferschluß bis zum Durchbeißen des späteren Wachsregistrates zu diesem Zeitpunkt nicht sinnvoll (Abbildung 4.8-2).

Da bei der nachfolgenden Registrierung – im Gegensatz zu Plattenregistraten für die zentrische Kieferrelationsbestimmung – die *Aufzeichnung* von Impressionen *in das Wachsregistrat hinein* erfolgt, muß das Registrat vorab im Wasserbad kurz erwärmt werden. Am Patienten beginnt die Registrierung mit der Adaptation an die Oberkieferzahnreihe (Abbildung 4.8-3).

Anschließend wird der Patient gebeten, den Unterkiefer wie eingeübt vorzuschieben und dabei leicht in das Wachs zu beißen (Abbildung 4.8-4).

Zum raschen intraoralen Abkühlen hat sich der Einsatz von Luftpüstern bewährt (Abbildung 4.8-5). Dieses versteift das Registrat ausreichend, so daß bei der anschließenden Mundöffnung „mit einem Ruck" ein zuvor gut an der Oberkieferzahnreihe adaptiertes Registrat am Oberkiefer verbleibt. Damit auch bei der nun folgenden Entfernung das Registrat nicht verbiegt, wird es jetzt mit beiden Daumen ruckartig von der Oberkieferzahnreihe entfernt und anschließend unter fließendem Wasser nachgekühlt (Abbildung 4.8-6).

Auch für die **Laterotrusionsregistrate** hat es sich bewährt, das Aufsuchen der gewünschten Exkursivpositionen vorher einzuüben. Da die okklusale Zuordnung lateraler Grenzpositionen mit eingelegtem Registrat nur unzuverlässig zu beurteilen ist, wird eine *Referenz in der Medianen* notwendig. Als Fixpunkte eignen sich hierzu z.B. die Mittellinien des Ober- und Unterkiefers, sofern sie in habitueller Okklusion genau übereinanderstehen (Abbildung 4.8-7). Andernfalls wird bei geschlossenen Zahnreihen die Position der *Unter*kiefer-Mittellinie auf der Labialfläche des entsprechenden *Ober*kiefer-Antagonisten angezeichnet. Lateral von dieser Referenzmarkierung wird dann jeweils *die* Position markiert, die der Unterkiefer bei einem lateralen Versatz um sechs Millimeter nach rechts und links einnehmen würde (Abbildung 4.8-8).

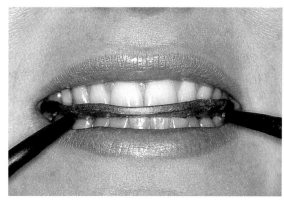

Abb. 4.8-5: Abkühlen und Aushärtung des Wachsregistrates unter Einsatz von Luftpüstern

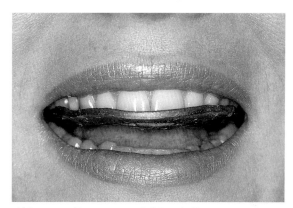

Abb. 4.8-6: Registrat nach Mundöffnung „mit einem Ruck" an der Oberkieferzahnreihe verblieben.

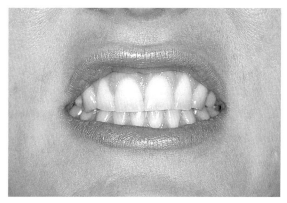

Abb. 4.8-7: In habitueller Okklusion genau übereinanderstehende Mittellinien des Ober- und Unterkiefers als *Referenz in der Medianen*

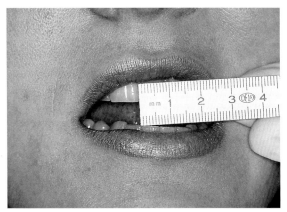 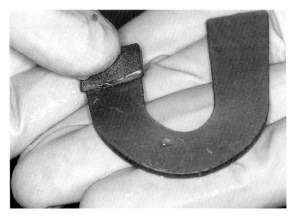

Abb. 4.8-8: Vermessen und Einüben der Exkursion 6 mm nach lateral zur Vorbereitung der lateral exzentrischen Kieferrelationsbestimmung

Abb. 4.8-9: Vorbereitung eines Alu-Bißwachs-Zahnbogens für ein links-laterales Positionsregistrat

Eine Alternative bilden Wachsregistrate, die im Front- oder Eckzahnbereich einseitig ausgeschnitten sind (Girrbach Regi-Wax). Auch diese Registrate sollen im Seitenzahnbereich eine rein wächserne Registrierung sicherstellen. Die Ausrichtung der exzentrischen Positionen orientiert sich dabei aber nicht an der Bewegung des Unterkiefers, sondern folgt einer okklusalen Zuordnung der Inzisiven bzw. Canini in Kopfbißstellung.

Die *dünnen Wachsregistrate* aus Aluwachs lassen sich gut verarbeiten, sind aber wegen mangelnder Impressionen auf der Mediotrusionsseite später schwer zuzuordnen. Erfolgreiche Abhilfe bietet das Umbiegen je eines der beiden freien Enden nach kurzem Einweichen im Wasserbad (Abbildung 4.8-9). Hierdurch werden zwei Vorteile erreicht:

▸ Das Registrat wird im Bereich der größten Sperrung im Seitenzahnbereich auf der Mediotrusionsseite doppelt so hoch. Während ohne diese Maßnahme die betreffenden Zähne selten Impressionen im Wachsregistrat hinterlassen, kommen diese Eindrücke nunmehr zuverlässig zustande. Die spätere Repositionierung der Modelle zur Einstellung der kondylären Führung am Artikulator wird dadurch nachhaltig erleichtert.

▸ Bei konsequenter Einhaltung der Konvention „Umbiegen nach oben", also zur gut sichtbaren Oberkieferseite hin, ist schon dadurch die korrekte, seitenrichtige Zuordnung des Registrates sichergestellt; eine Markierung als „linkes" oder „rechtes" Registrat wird überflüssig.

Das solchermaßen vorbereitete **Laterotrusionsregistrat** wird nun ebenfalls (mit dem „Knick" zum Oberkiefer hin) zuerst an die Oberkieferzahnreihe adaptiert und dann der Unterkiefer

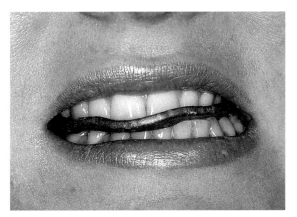

Abb. 4.8-10: Exzentrisches Positionsregistrat: links-laterotrusiv

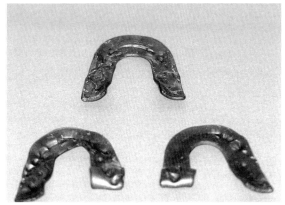

Abb. 4.8-11: Protrusionsregistrat und beide Laterotrusionsregistrate sind bei diesem Vorgehen ohne weitere Beschriftungen jeweils eindeutig identifiziert

unter sanfter Führung in die jeweilige laterale Exkursivposition geleitet (Abbildung 4.8-10). Da mit der Einstellung der kondylären Winkelwerte keine dentalen Vorgaben registriert werden sollen, ist auch hier ein vollständiges Durchbeißen des Wachsregistrates nicht sinnvoll. Das Vorgehen für das jeweils zweite Laterotrusionsregistrat entspricht dem ersten; die Entfernung beider aus dem Mund stimmt mit dem Vorgehen beim Protrusionsregistrat überein. Die drei resultierenden Positionsregistrate sind durch ihre Form jeweils eindeutig identifiziert (Abbildung 4.8-11).

Nach schädelbezüglicher Registrierung der Oberkieferposition und Kieferrelationsbestimmung sind die exzentrischen Checkbisse die dritte, letzte Registriermaßnahme am Patienten.

Je nach Praxisorganisation bleibt es dem Zahnarzt natürlich unbenommen, die Reihenfolge der Arbeitsschritte gegenüber dieser Darstellung zu verändern. So mag es z.B. sinnvoll erscheinen, zunächst alle Arbeitsschritte am Patienten vorzunehmen und diese erst danach im Labor umzusetzen. Die im Rahmen dieser Darstellung gewählte Reihenfolge ist primär an didaktischen Gesichtspunkten orientiert, hat sich aber in der Praxis zur Erhöhung der Patientenmotivation bewährt.

In jedem Fall bleiben die Einstellung des Artikulators (siehe 4.9) und evtl. die Kondylenpositionsanalyse (siehe 4.10) die letzten Arbeitsschritte zur Simulation der Kaufunktion. Beide bilden die Grundlage der individuellen Auswertung und Behandlungsplanung.

4.8.2 Achsiographie/Rotographie und Pantographie

Die Registrierung exzentrischer Kieferpositionen mittels Checkbissen bilden die Grundlage des **Standardvorgehens** zur Einstellung teiljustierbarer individueller Artikulatoren (siehe 4.9). Wie bereits ausgeführt, werden hierbei die Kondylenbahnneigung und die Bennettbewegung durch entsprechende Winkelwerte und anatomisch ausgeformte Kurvaturen nachgebildet (siehe 3.1 bis 3.3).

Eine darüber hinausgehende Individualisierung setzt grundsätzlich auch einen höheren Registrieraufwand am Patienten, etwa in Form einer **modifzierten Achsiographie** mit dem Artex Rotograph, voraus. Die kinematisch gewonnene Information über die individuelle Lokalisation der Scharnierachse ermöglicht zunächst eine individuelle schädelbezügliche Übertragung der Oberkieferposition mit Hilfe des Artex Rotofix Gesichtsbogens und der Scharnierachsstifte (s. 4.3.8). Bestandteile der **Rotographie** sind darüber hinaus eine graphische Auswertung der Kondylenbahnverläufe und -neigungen sowie eine vereinfachte geometrisch-mathematische Auswertung des immediate side shifts.

Diese Informationen ermöglichen neben der Programmierung der entsprechenden Winkelwerte zudem die Auswahl möglichst patientenkonformer kondylärer Führungselemente zur Simulation von Kondylenbahnen mit Krümmungsradien zwischen völlig planen 0 mm und stark gewölbten 9,5 mm (siehe 3.3.1). Der immediate side shift ist dabei zwischen 0 und 1,5 mm einstellbar (siehe 3.3.1, 3.3.2, 3.4.1 und 3.4.2).

Auch die Ergebnisse elektronischer Aufzeichnungen der Bewegungsbahnen lassen sich sinnvoll in Artex Artikulatoren übertragen. Die Grundlage hierfür ist zunächst eine computerunterstützte **elektronische Registrierung** mit dem ECR-System Artex Compugnath und deren anschließende Auswertung (siehe 4.9.1).

Die Durchführung achsiographischer Registrierungen sowie die Interpretation ihrer Ergebnisse setzt allerdings besondere Kenntnisse und intensive praktische Schulung voraus. Im Falle des Artex Compugnath ist hierfür neben dem ungewohnten Vorgehen auch die Beherrschung der entsprechenden Software erforderlich.

4.9 Einstellung des Artikulators

In der restaurativen Zahnheilkunde zielt die Einstellung des Artikulators auf eine naturgetreue Simulation der individuellen klinischen Kaufunktion ab. Der hierfür früher ebenfalls verwendete Begriff der „Programmierung" sollte zur Vermeidung von Mißveständnissen elektronischen Robotersystemen vorbehalten bleiben.

Analog zum natürlichen Vorbild ermöglichen die in Kapitel 3 beschriebenen teiljustierbaren individuellen Artikulatoren eine Einstellung sowohl der kondylären posterioren als auch der dentalen anterioren Führung. Je nach Ausstattung der Geräte kommen für die **posteriore Führung** einstellbare oder austauschbare individualisierte Führungselemente zur Simulation der Kondylenbahnneigung und Bennettbewegung zum Einsatz.

Die Voraussetzung für eine individuelle *Einstellung* dieser posterioren Führungselemente sind Wachsregistrate (Checkbisse) in den verschiedenen exzentrischen Positionen (siehe 4.8.1). Die Einstellung bleibt in diesem Fall auf individuelle *Winkelwerte* für die Kondylenbahnneigung und die Bennettbewegung beschränkt (siehe 4.9.1). Die in 4.8.2 angesprochenen kontinuierlichen Bewegungsaufzeichnungen ermöglichen darüber hinaus die individuelle Auswahl kondylärer Führungselemente mit weitgehend patientenidentischer Form der dadurch vorgegebenen *Intermediärbewegung*.

Im Bereich der dentalen **anterioren Führung** ermöglichen *justierbare* Frontzahnführungsteller eine gezielte Einstellung einzelner Führungen nach Winkelwerten. Die dreidimensionale Einstellung eines *individuellen* Frontzahnführungstellers hingegen gleicht eher einer „Gravur" der Bewegung des Inzisalstiftes.

Ein prägender Gegensatz zwischen der Einstellung der posterioren und der anterioren Führung ist demnach, daß die Einstellung der posterioren Führung in der Regel lediglich auf die Simulation der natürlichen „Ist"-Situation abzielt. Demgegenüber spielt bei der Einstellung der anterioren Führung neben diagnostischen Aspekten auch die geplante („Soll") Behandlungskonzeption eine wesentliche Rolle (siehe 4.9.3 und 4.9.4).

4.9.1 Einstellung der posterioren Führung im Arcon-Artikulator

Die **Grundlagen** der Justierung kondylärer Führungselemente nach Positionsregistraten wurden bereits im Rahmen der Registrierungen am Patienten beschrieben (siehe 4.8.1). Angesichts der Ergebnisse achsiographischer Untersuchungen, die bei der Mehrzahl aller Patienten sagittal gekrümmte Kondylenbahnen zeigen, versuchen moderne *Arcon-Artikulatoren* gekrümmten Bewegungsspuren durch analog geformte kondyläre Führungen zu entsprechen. In den Artikulatoren Artex AN und AL führen dafür einteilige kurvilineare Kondyleneinsätze die Oberfläche der Kondylenkugel auf einer sagittalen Kreisbahn mit einem Radius von 12,5 mm (Abbildung 4.9-1). Für die Bennettbewegung geben die gleichen Einsätze einen annähernd geraden Bewegungsverlauf vor (Abbildung 4.9-3). Bei den Arcon-Artikulatoren Artex AR und AP sind die kondylären Führungselemente zweigeteilt; in ihrer Funktion stimmen beide bis auf die Laterotrusion am Ende der Seitwärtsbewegung überein (Abbildung 4.9-2).

Zur Simulation eines nicht funktionsgestörten Kauorgans mit erhaltener eckzahngeschützter Okklusion ist die Einstellung der posterioren Führung durch zwei Positionen ausreichend: eine zentrische Ausgangsposition sowie je eine exzentrische Funktionsstellung. Dabei ist die *Ausgangsposition* mit dem Einartikulieren des Unterkiefermodells in habitueller oder zentri-

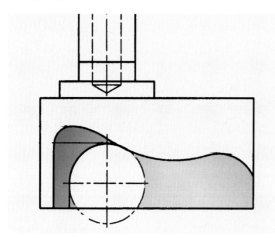

Abb. 4.9-1: Konstruktion der Standard-Kondylargehäuse-Einsätze („Kondyleneinsatz" mit Radius 12,5 mm) für die Arcon-Artikulatoren Artex AL und AN (seitliche Ansicht).

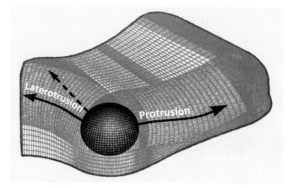

Abb. 4.9-2: Linkes Kondylargehäuse eines Artex AL bzw. AN von medio-disto-okzipital gesehen: die Kondylenkugel des Artikulatorunterteils läuft bei der Protrusion nach rechts oben; bei der Seitwärtsbewegung in „retrusiver Latero-Surtrusion" nach links-außen-hinten-oben. Beim Artex AR und AP ist der Shift-Winkel neutral eingestellt und simuliert eine latero-transtrusive Führung (nach links-außen, gestrichelte Linie).

scher Okklusion bereits festgelegt. Unter der Prämisse, die Form jener vorgegebenen Kurvaturen entspräche der Patientensituation, sind daher am Artikulator lediglich die entsprechenden Winkelwerte mit Hilfe der *exzentrischen* Positionsregistrate einzustellen. Eventuelle Abweichungen zwischen jenen Standard-Kondyleneinsätzen und den tatsächlichen Bewegungsbahnen des Patienten finden im Rahmen dieses Vorgehens keine Berücksichtigung.

Zur **Vorbereitung** muß zunächst sichergestellt sein, daß der Magnet in der metallenen Splitex-Trägerplatte des Artikulatoroberteils eingesetzt ist (Abbildung 4.9-4). Das Oberkiefermodell wird daraufhin am Artikulatoroberteil befestigt und ein eventuell noch vorhandenes Zentrikregistrat gegebenenfalls entfernt (Abbildung 4.9-5).

Zur Vorbereitung des Artikulators sind anschließend die Zentrikverriegelung und die Kondylenbahnneigung freizugeben. Grundsätzlich ist die Reihenfolge, in der diese beiden Arretierungen gelöst werden, austauschbar. Eine Ausnahme bildet in dieser Hinsicht der Artex AN, dessen Zentrikverriegelung aus praktischen Gründen auf jeden Fall *vor* der Fixierschraube für die Kondylenbahnneigung geöffnet werden sollte (Abbildung 4.9-6 und 4.9-7). Beim Arbeiten mit den Artex-Artikulatoren AN und AR erleichtert zudem die vorübergehende Entfernung der Protrusionseinstellhilfen mittels der seitlichen Inbusschrauben die nachfolgenden Arbeitsschritte (Abbildung 4.9-8 und 4.9-9).

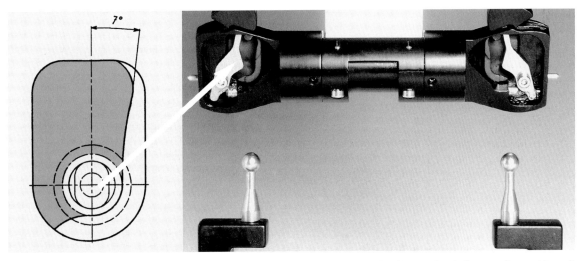

Abb. 4.9-3: Konstruktion des Standard-Kondylargehäuse-Einsatzes für die Arcon-Artikulatoren Artex AL und AN(„Kondyleneinsatz" mit Bennettführung ohne immediate side shift) ; links schematisch, rechts dargestellt am Artex AL

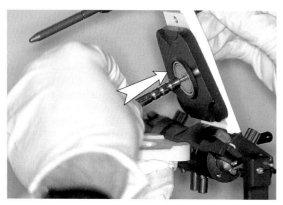

Abb. 4.9-4: Einsetzen des Magneten in die metallene Splitex-Trägerplatte des Artikulatoroberteils

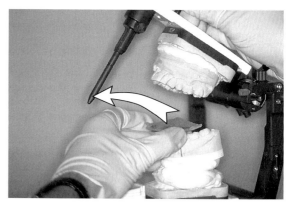

Abb. 4.9-5: Befestigung des Oberkiefermodells in der Splitex-Trägerplatte und Entnahme des letzten Zentrikregistrats

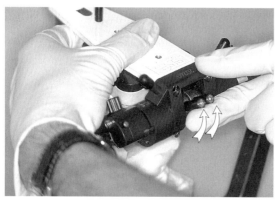

Abb. 4.9-6: Beim Artex AN sollte die Zentrikverriegelung vor den Fixierschrauben für die Kondylenbahnneigung geöffnet werden.

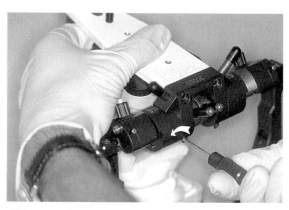

Abb. 4.9-7: Nach dem Lösen der Zentrikverriegelung werden die Fixierschrauben für die Kondylenbahnneigung geöffnet.

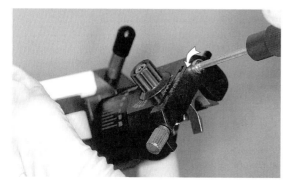

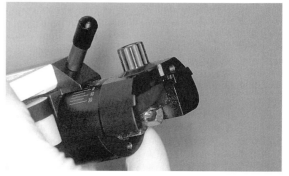

Abb. 4.9-8 und 4.9-9: Vorübergehendes Entfernen der Protrusionseinsätze (links) erhöht die Übersicht und erleichtert dadurch die Übertragung der exzentrischen Wachsregistrate am Artex AN (rechts)

Zum Einsetzen der wächsernen Positionsregistrate kann auch die Einstellung des Bennettwinkels gelöst sein. Aus geometrischen Gründen sollten beide Justierelemente zunächst auf einen Neigungswinkel von 10° als Ausgangswert eingestellt bleiben. Zuletzt wird nun noch der Inzisalstift angehoben und in dieser Position vorübergehend fixiert oder entfernt.

Zur **Einstellung der Kondylenbahnneigung** wird nun das Protrusionsregistrat auf die Unterkieferzahnreihe gelegt und das Artikulatoroberteil mit dem Oberkiefermodell vorsichtig in die Impressionen auf der Oberseite dieses Positionsregistrates geführt (Abbildung 4.9-10). In der Praxis wirft dieser Arbeitsschritt zuweilen Probleme auf, die durch unzureichende Impressionen bei „konventionellem Vorgehen" am Patienten verursacht sind. Abhilfe leistet eine zweizeitige Zuordnung in Verbindung mit den beiden im Kapitel 4.8.1 vorgeschlagenen *Modifikationen*:

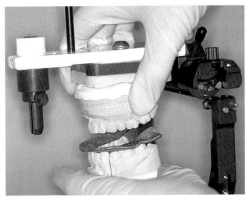

Abb. 4.9-10: Einsetzen des Artikulatoroberteils mit dem Oberkiefermodell in die Impressionen auf der Oberseite des ersten Positionsregistrates (Protrusionsregistrat)

▶ das Umknicken der Wachsregistrate auf der Mediotrusionsseite, sowie
▶ am Patienten die initiale Adaptation des Wachsregistrates an die Oberkieferzahnreihe.

Das Umknicken der Registrate auf der Mediotrusionsseite stellt zunächst einmal sicher, daß auch auf der Seite des schwingenden Kondylus deutliche Impressionen auf dem Wachsregistrat zustande kommen. Die Positionierung des Registrates auf dem Unterkiefermodell wird dadurch ebenso erleichtert wie die anschließende Ausrichtung des Oberkiefermodells auf dem Registrat. Die initiale Adaptation des Registrates an die Oberkieferzahnreihe stellt zudem sicher, daß zumindest zum Oberkiefer hin gut erkennbare Impressionen zustande kommen, was die spätere Ausrichtung des Oberkiefermodells auf dem Registrat ebenfalls erleichtert. Der „*Gabelgriff*" auf dem Artikulator*ober*teil läßt bei der Kontrolle der Plazierung genug Platz für das nachfolgende Umsetzen auf die linke Hand (Abbildung 4.9-11).

Die Kondylenkugeln berühren jetzt nicht mehr die Kondylargehäuse, sondern befinden sich *anterior* und *inferior* von ihrer ehemaligen (zentrischen) Position (Abbildung 4.9-12, links). Die eigentliche Einstellung der Kondylenbahnneigung erfolgt, indem lediglich die Kondylar-

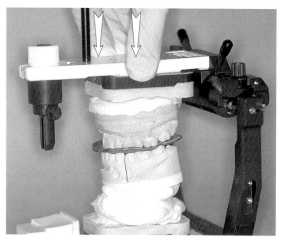

Abb. 4.9-11: Gut erkennbare Impressionen zum Oberkiefer hin erleichtern die Zuordnung des Oberkiefermodells; die vorherige Zuordnung des Wachsregistrates allein auf dem UK-Modell wiederum ist in der Regel unproblematisch

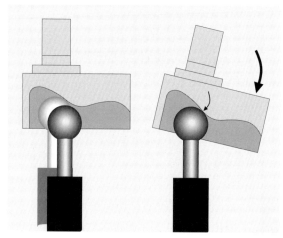

Abb. 4.9-12: Einstellen des Kondylenbahnneigungswinkels durch Absenken des Kondylargehäuses/ Kondyleneinsatzes bis zum ersten Kontakt an der Oberseite der Kondylenkugel.

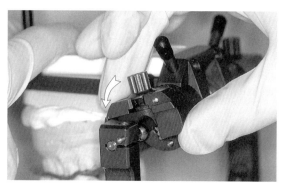

Abb. 4.9-13: Einstellen des Kondylenbahnneigungswinkels am Artex AN durch Absenken des Kondylargehäuses/Kondyleneinsatzes bis zum Erstkontakt auf der Oberseite der Kondylenkugel

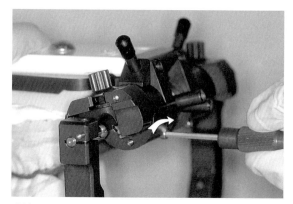

Abb. 4.9-14: Fixierung des eingestellten Kondylenbahnneigungswinkels mit Hilfe der entsprechenden Imbusschraube (hier auf der Rückseite des Artex AL).

gehäuse anterior soweit abgesenkt werden, daß sie die Kondylenkugeln an deren oberer Kontur leicht berühren (Abbildung 4.9-12, rechts).

Das Artikulatoroberteil darf sich dabei *nicht* aus seiner Position auf dem Wachsbiß bewegen. Zur Kontrolle bleibt daher eine Hand auf dem Artikulatoroberteil (Abbildung 4.9-13). Anschließend wird die gefundene Einstellung mit den entsprechenden Inbusschrauben an der Rückseite des Artikulatoroberteils fixiert (Abbildung 4.9-14).

Die Ablesung der eingestellen Kondylenbahnneigungswinkel beider Kiefergelenke
erfolgt an den entsprechenden Skalen auf der
Vorderseite der Kondylargehäuse (Abbildung
4.9-15). Zur Dokumentation der Werte sind
im Befundbogen zur Registrierung mit dem
Artex-System entsprechende Felder vorbereitet (Abbildung 4.9-16).

Die **Einstellung des Bennettwinkels** erfolgt
prinzipiell nach dem gleichen Schema. Das
Artikulatoroberteil mit dem Oberkiefermodell wird hiefür vorübergehend entfernt und
das Protrusionsregistrat gegen eines der beiden Laterotrusionsregistrate ausgetauscht
(Abbildung 4.9-17).

Wie bei der Einstellung des Kondylenbahnneigungswinkels muß nun die jeweilige
Fixierschraube für den Bennettwinkel auf
der Mediotrusionsseite gelöst werden. Im
Falle eines linken Laterotrusionsregistrates
bedeutet dies demzufolge, die Einstell-
schraube für den Bennettwinkel auf dem
rechten Kondylargehäuse zu lockern (Abbildung 4.9-18). Der hierdurch freigege-
bene gleichseitige Kondyleneinsatz kann
anschließend durch Drehen an der äußeren
Justierrändelschraube auf seinen Maximalwert verstellt werden (Abbildung 4.9-19).
Der einteilige Kondyleneinsatz des Artex
AN/AL bzw. die kondylären Führungen
beim Artex AR/AP werden dabei nach

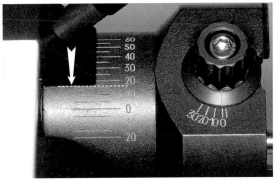

Abb. 4.9-15: Ablesung des eingestellten Kondylenbahnneigungswinkels an der entprechenden Skala
(hier an einem Artex AN)

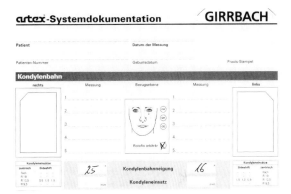

Abb. 4.9-16: Dokumentation der ermittelten Kondylenbahnneigungswinkel im Befundbogen zum Artex-
System

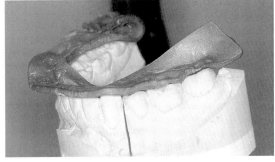

Abb. 4.9-17: Vorübergehende Entfernung von Artikulatoroberteil und Oberkiefermodell zum Austausch des Protrusionsregistrates durch das linke
Laterotrusionsregistrat

215

medial bis zum Anschlag rotiert (Abbildung 4.9-20). Die bereits eingestellte Kondylenbahnneigung bleibt unverändert. Das Artikulatoroberteil ist somit vorbereitet für das Einsetzen in das Laterotrusionsregistrat (Abbildung 4.9-21).

Analog der Einstellung der Kondylenbahnneigung befindet sich die Kondylenkugel nunmehr in mediotrusiv-exzentrischer Position. Verglichen mit den Ausgangspositionen der Kondylenkugeln (Abbildung 4.9-22) wandert dabei der „schwingende" Kondylus der Mediotrusionsseite im Verhältnis zum Kondylargehäuse *vorwärts, abwärts* und *einwärts*. Das Kondylargehäuse berührt der schwingende Kondylus zu diesem Zeitpunkt nicht mehr (Abbildung 4.9-23). Die eigentliche Einstellung der kondylären Führung der Lateralbewegung – also des Bennettwinkels – geschieht anschließend durch die Anlagerung der entsprechenden aufrech-

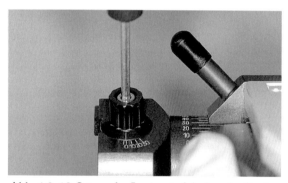

Abb. 4.9-18: Lösen der Justierrändelschraube für den Bennettwinkel auf dem rechten Kondylargehäuse zur Einstellung der gleichseitigen Mediotrusionsbewegung (bei Laterotrusion nach links)

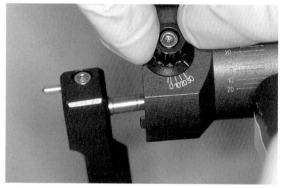

Abb. 4.9-19: Freigabe des Kondyleneinsatzes durch Drehen der Justierrändelschraube nach innen bis auf deren Maximum

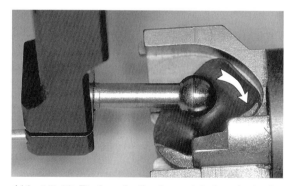

Abb. 4.9-20: Drehen der Justierrändelschraube (siehe Abb. 4.9-19) schwenkt den Kondyleneinsatz bis zum medialen Anschlag (am Beispiel des Artex AN)

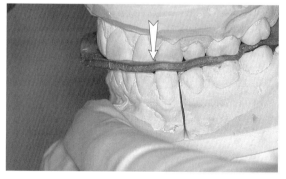

Abb. 4.9-21: Einsetzen des Oberkiefermodells/ Artikulatoroberteils in die Oberseite des linken Laterotrusionsregistrates

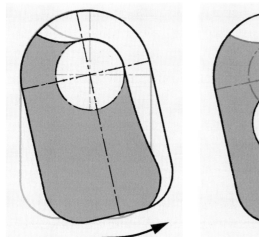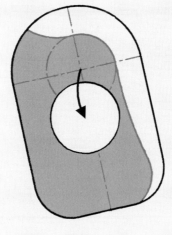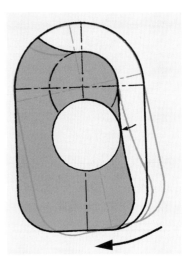

Abb. 4.9-22 bis 4.9-24: Einstellung des Bennettwinkels bei der Mediotrusionsbewegung des rechten Kondylus (Aufsicht): Der Kondyleneinsatz wird maximal einwärts geschwenkt und somit geöffnet (links). Nach dem Einsetzen des Artikulatoroberteils in das linke Laterotrusionsregistrat ergibt sich diese Zwischenposition des Kondylargehäuses/Kondyleneinsatzes (Mitte). Durch Schwenken des Kondyleneinsatzes nach lateral bis zur ersten Berührung der Kondylenkugel erfolgt nun das Einstellen des Bennettwinkels (rechts).

ten Führungsfläche an die mediale Kontur der Kondylenkugel (Abbildung 4.9-24). Im Falle der Laterotrusionsbewegung nach links bedeutet dies, den zuvor maximal nach innen geschwenkten rechten Kondyleneinsatz wieder auswärts zu bewegen, bis ein erster Kontakt auf der medialen Seite der rechten Kondylenkugel entsteht (Abbildungen 4.9-25 und 4.9-26). Das Artikulatoroberteil darf sich hierbei nicht auf dem Wachsregistrat bewegen.

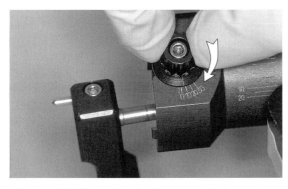

Abb. 4.9-25: Einstellen des Bennettwinkels am Artex AN durch Rotation des Justierrändels/Schwenken des Kondyleneinsatzes bis zum Erstkontakt auf der medialen Seite der Kondylenkugel

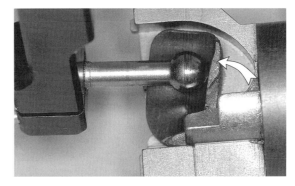

Abb. 4.9-26: Schwenken des Kondyleneinsatzes bis zum Erstkontakt auf der medialen Siete der Kondylenkugel am Artex AN

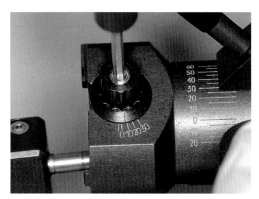

Abb. 4.9-27: Fixierung des eingestellten Bennet-winkels mit Hilfe der silberfarbenen Imbus-schraube und Ablesung der eingestellten Win-kelwerte an der ringförmigen Skala (hier auf der Oberseite eines Artex AL).

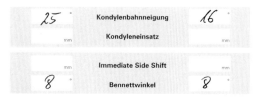

Abb. 4.9-28: Die ermittelten Bennettwinkel im Befundbogen zum Artex-System.

Zur abschließenden Fixierung der eingestellten Werte werden die zuvor gelösten Inbus-schrauben wieder angezogen (Abbildung 4.9-27). Der eingestellte Bennettwinkel ist an den ringförmigen Skalen auf der Kondylargehäuse-oberseite ablesbar und wird im Befundbogen zur Registrierung mit dem Artex-System dokumen-tiert (Abbildung 4.9-28).

Zur internen **Qualitätssicherung** ist die Auswir-kung der zylindrischen Krümmung kondylärer Führungselemente auf die tatsächlichen Bewe-gungsrichtungen bei unterschiedlichen Bennett-winkeln zu beachten. Die Tatsache, daß die kon-dylären Führungselemente der Artex Arcon-Artikulatoren zylindrisch gekrümmt sind bewirkt, daß die tatsächliche Bewegungsführung der Kondylen sich in Abhängigkeit vom Bennettwinkel ändert.

Das *konventionelle Vorgehen* sieht zunächst die Einstellung der Kondylenbahnneigung bei voll eingeschwenktem Kondyleneinsatz bzw. maximalem Bennettwinkel vor. Sofern sich der anschließend gefundene Bennettwinkel als deutlich geringer herausstellt (Differenz > 5°), sollte daher zur Qualitätssicherung eine Kontrolle bzw. Korrektur der Einstellung der Kon-dylenbahnneigung erfolgen.

Das hier vorgeschlagene *modifizierte Vorgehen* zielt darauf ab, diesen zusätzlichen Arbeits-schritt zu vermeiden, indem schon vor der Einstellung der Kondylenbahnneigung der Ben-nettwinkel mittelwertig auf 10° eingestellt wird. Dieses Vorgehen ist nur in Ausnahmefällen hinderlich, wenn die registrierte protrusive Grenzposition außerhalb der Medianen lag und somit Kollisionen zwischen den Kondylenkugeln und den medialen Führungsflächen der Kondyleneinsätze auftreten. In derartigen Fällen ist der Bennettwinkel zur Einstellung der Kondylenbahnneigung im Sinne des konventionellen Vorgehens vorübergehend zu erhöhen.

4.9.2 Einstellung der posterioren Führung im Non-Arcon-Artikulator

Im Rahmen dieser Darstellung finden eventuelle Abweichungen zwischen den Standard-Kondyleneinsätzen und den tatsächlichen Bewegungsbahnen des Patienten keine Berücksichtigung. Insofern wäre eine Einstellung der entsprechenden Winkelwerte auch auf der Basis der Non-Arcon-Artikulatoren Artex TS/TK und TR möglich. Das praktische Vorgehen bei der Ermittlung der entsprechenden Einstellwerte mittels Positionsregistraten ist bei Verwendung von Non-Arcon-Artikulatoren jedoch generell schwieriger, aufwendiger und weniger flexibel.

Als praktikabler *Einsatzrahmen von Non-Arcon-Artikulatoren* bietet es sich daher an, auf der Basis von Positionsregistraten die posteriore Führung in einem Arcon-Artikulator einzustellen und anschließend in ein Non-Arcon-Gerät zu übertragen. Für die Einstellung der Kondylenbahnneigung in Mediotrusion ist in diesem Fall eine Korrektur des am Arcon-Artikulator gefundenen Einstellwertes nach der beschriebenen **Korrekturtabelle** erforderlich (siehe 3.4).

Hierdurch wird bei der Mediotrusionsbewegung der mit einem Protrusionsregistrat eingestellte Kondylenbahnneigungswinkel in Abhängigkeit vom jeweiligen Bennettwinkel korrigiert. Die hierzu verwendeten Korrekturtabellen beruhen nach *Feyen* auf der Formel:

**Kondylenbahnneigung in Protrusion x cos [Bennettwinkel]
= korrigierte Kondylenbahnneigung auf der Mediotrusionsseite**

Für die Artikulatoren Artex TS/TK und TR gilt demnach die folgende, von *Jakstat* berechnete Korrekturtabelle (Abbildung 4.9-29). Nach erfolgter Einstellung des Kondylenbahnneigungswinkels in Protrusion und des Bennettwinkels kann hierin der korrigierte Kondylenbahnneigungswinkel für die Mediotrusionsbewegung abgelesen werden.

Sofern vorgesehen ist, im weiteren Behandlungsverlauf regelmäßig Non-Arcon-Artikulatoren und die entsprechend korrigierten Werte einzusetzten, sollte die Dokumentation auf dem Befundbogen zum Artex System einen entsprechenden Hinweis enthalten (Abbildung 4.9-30).

Alle bei der Einstellung eingestellten Werte sind medizinische Untersuchungsdaten und als solche in der Patientenkarte – z.B. mit Hilfe des Formblattes zum Artex System – zu dokumentieren. Damit stehen sie später für weitere Arbeiten, etwa für zusätzliche Präparationsmodelle, zur Verfügung, ohne daß erneute Positionsregistrate erforderlich wären.

Korrekturtabelle für Kondylenbahnneigungswinkel															
Kondylen-bahn-neigung / Bennettwinkel →															
	1	2	4	6	8	10	12	14	16	18	20	22	24	26	28	30
5	5,0	5,0	5,0	5,0	5,0	4,9	4,9	4,9	4,8	4,8	4,7	4,6	4,6	4,5	4,4	4,3
10	10,0	10,0	10,0	9,9	9,8	9,7	9,5	9,2	8,8	8,4	7,9	7,3	6,7	6,0	5,3	4,6
15	15,0	15,0	15,0	14,9	14,9	14,8	14,7	14,6	14,4	14,3	14,1	13,9	13,7	13,5	13,2	13,0
20	20,0	20,0	20,0	19,9	19,8	19,7	19,6	19,4	19,2	19,0	18,8	18,5	18,3	18,0	17,7	17,3
25	25,0	25,0	24,9	24,9	24,8	24,6	24,5	24,3	24,0	23,8	23,5	23,2	22,8	22,5	22,1	21,7
30	30,0	30,0	29,9	29,8	29,7	29,5	29,3	29,1	28,8	28,5	28,2	27,8	27,4	27,0	26,5	26,0
35	35,0	35,0	34,9	34,8	34,7	34,5	34,2	34,0	33,6	33,3	32,9	32,5	32,0	31,5	30,9	30,3
40	40,0	40,0	39,9	39,8	39,6	39,4	39,1	38,8	38,5	38,0	37,6	37,1	36,5	36,0	35,3	34,6
45	45,0	45,0	44,9	44,8	44,6	44,3	44,0	43,7	43,3	42,8	42,3	41,7	41,1	40,4	39,7	39,0
50	50,0	50,0	49,9	49,7	49,5	49,2	48,9	48,5	48,1	47,6	47,0	46,4	45,7	44,9	44,1	43,3
55	55,0	55,0	54,9	54,7	54,5	54,2	53,8	53,4	52,9	52,3	51,7	51,0	50,2	49,4	48,6	47,6
60	60,0	60,0	59,9	59,7	59,4	59,1	58,7	58,2	57,7	57,1	56,4	55,6	54,8	53,9	53,0	52,0
65	65,0	65,0	64,8	64,6	64,4	64,0	63,6	63,1	62,5	61,8	61,1	60,3	59,4	58,4	57,4	56,3
70	70,0	70,0	69,8	69,6	69,3	68,9	68,5	67,9	67,3	66,6	65,8	64,9	63,9	62,9	61,8	60,6
75	75,0	75,0	74,8	74,6	74,3	73,9	73,4	72,8	72,1	71,3	70,5	69,5	68,5	67,4	66,2	65,0
80	80,0	80,0	79,8	79,6	79,2	78,8	78,3	77,6	76,9	76,1	75,2	74,2	73,1	71,9	70,6	69,3
85	85,0	84,9	84,8	84,5	84,2	83,7	83,1	82,5	81,7	80,8	79,9	78,8	77,7	76,4	75,1	73,6
90	90,0	89,9	89,8	89,5	89,1	88,6	88,0	87,3	86,5	85,6	84,6	83,4	82,2	80,9	79,5	77,9

Abb. 4.9-29: Tabelle für die Korrektur des Kondylenbahnneigungswinkels bei Mediotrusionsbewegungen in Abhängigkeit vom Bennettwinkel (*Jakstat*)

Im Rahmen einer neuen Behandlungssituation oder einer neuen Montage in den Artikulator sind jene numerischen Angaben jedoch nur verwendbar, wenn das Oberkiefermodell räumlich identisch ausgerichtet wurde – schließlich bezieht sich der Kondylenbahnneigungswinkel per definitionem auf eine bestimmte Referenzebene und mithin auf eine schädelbezügliche Position (siehe 4.3.6).

4.9.3 Einstellung der anterioren Führung mit individuellem Frontzahnführungsteller

Mit der Einstellung der Kondylenbahnneigung und des Bennettwinkels wurde die Simulation im Artikulator der posterioren Führung des Kiefergelenkes weitgehend angenähert. In gleicher Art und Weise ist es möglich, auch die *anteriore Führung* des *Artikulators* den anatomischen Gegebenheiten des *Patienten* anzupassen.

Da die anteriore Führung im wesentlichen durch die dentale Morphologie bestimmt wird, sind hierzu deren Vorgaben auf den Artikulator zu übertragen. In der Praxis dient hierzu ein **individueller Frontzahnführungsteller,** der durch Einarbeiten von Funktionsbewegungen des Inzisalstiftes in plastisches Autopolymerisat hergestellt wird.

Erforderlich ist eine solche Individualisierung des Artikulators zur funktionsgerechten Restauration der Frontzähne, wie im Falle der angestrebten harmonischen Okklusion (siehe 2.2). Dabei wird die anteriore Führung des Patienten an Hand der Studienmodelle ausgeformt und anschließend in die Restauration übernommen. Ohne diese individuelle Einstellung der anterioren Führung ist bei einer Versorgung mit Kronen und Brücken die korrekte Restauration der Frontzahnlänge sowie des anterioren Funktionsmusters nicht gewährleistet. Hierdurch wird noch einmal deutlich, daß eine funktionsorientierte *restaurative Zahnheilkunde* nicht der Behandlung funktionsgestörter Kausysteme vorbehalten ist, sondern *primär der Vermeidung iatrogener Funktionsstörungen dient.*

In diesem Sinne sind z.B. etwaige Mediotrusions- bzw. Balancekontakte *vor* der Ausformung des Schneidezahnführungstellers zu entfernen. Umgekehrt kann – wie im vorlieg-

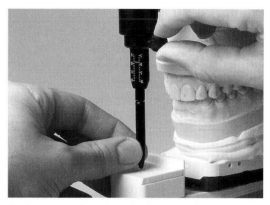

Abb. 4.9-30: Anheben des Inzisalstiftes um mindestens einen Millimeter

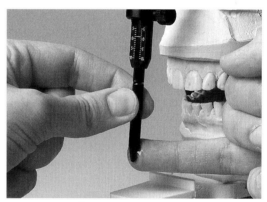

Abb. 4.9-31: Öffnen des Artikulators und Isolierung des Inzisalstiftes

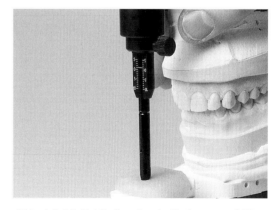

Abb. 4.9-32: Schließen des Artikulators und Eintauchen des Inzisalstiftes in das Autopolymerisat

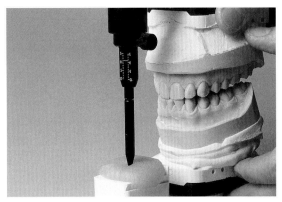

Abb. 4.9-33: „Gravur" dental geführter protrusiv-retrusiver Grenzbewegungen in das Autopolymerisat

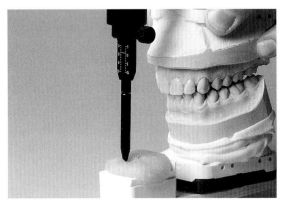

Abb. 4.9-34: „Gravur" dental geführter laterotrusiver Grenzbewegungen in das Autopolymerisat

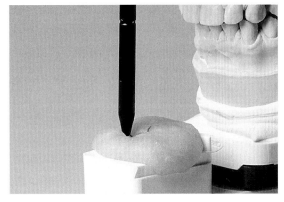

Abb. 4.9-35: Ausgeformter individueller Frontzahnführungsteller (nach Wax Up)

nden Fall – zur Wiederherstellung einer harmonischen Front-Eckzahnführung zunächst eine Testmodellation in Wachs („Wax-Up") auf den Situationsmodellen ausgeführt und anschließend in die Ausformung des Schneidezahnführungstellers übertragen werden.

Das praktische **Vorgehen** ergibt sich demnach aus der jeweiligen Zweckbestimmung. Generell wird, um eine ausreichende Materialstärke des Autopolymerisats zu ermöglichen, der Inzisalstift vorab um mindestens einen Millimeter angehoben (Abbildung 4.9-30), und der Artikulator geöffnet. Anschließend erfolgt die Isolierung der Spitze des Inzisalstiftes mit einer dünnen Schicht Vaseline (Abbildung 4.9-31). Als Registriermaterial dient nach Herstellerangaben angemischtes Autopolymerisat (GC Dental Pattern Resin oder Heraeus Kulzer Paladur). Dieses wird nach Entfernung des aufsteckbaren Telleraufsatzes auf den Frontzahnführungsteller gegeben und der Artikulator geschlossen. Der Inzisalstift sollte hierbei in das noch plastische Autopolymerisat eindringen (Abbildung 4.9-32). Alle Funktionsbewegungen werden nun unter Zahnkontakt bis zur vollständigen Polymerisation ausgeführt (Abbildung 4.9-33 bis 4.9-35).

4.9.4 Einstellung der anterioren Führung mit justierbarem Frontzahnführungsteller

Eine Alternative zur Herstellung eines individuellen Frontzahnführungstellers bietet der **justierbare Frontzahnführungsteller** in Verbindung mit einem speziellen Inzisalstift. Der serienmäßige Frontzahnführungsteller sowie der Inzisalstift sind in diesem Fall zu entfernen. Zum **Einbau** muß der justierbare Frontzahnführungsteller so in das Artikulator*unter*teil eingesetzt werden, daß der dreieckige Vorsprung an der rot eloxierten Basis in die Aufnahme am Artikulator hineinragt. Ähnlich der Befestigung des serienmäßigen Frontzahnführungstellers wird er dort fest eingeschraubt. Der

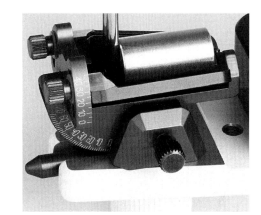

Abb. 4.9-36: Position des Metallzylinders zur Ausrichtung des Inzisalstiftes auf dem justierbaren Inzisalteller

ebenfalls rot eloxierte stiftartige Vorsprung zeigt dabei nach anterior (Abbildung 4.9-36). Der spezielle Inzisalstift mit radial abgerundeter Spitze wird in die entsprechende Führung des Artikulatoroberteils bis zum Anschlag eingeschoben, fest eingeschraubt und in der Nullstellung fixiert (Abbildung 4.9-37). Lediglich die beiden Inbusschrauben an der Oberseite bleiben zunächst gelöst (Abbildung 4.9-38).

Zur korrekten **Grundjustierung** ist die sagittale Neigung des Frontzahnführungstellers mit Hilfe der roten Rändelschraube auf der linken Unterseite zunächst auf 0° einzustellen; die lateralen Führungsflächen müssen nach ihrer Einstellung mit Hilfe der beiden Rändelschrauben an der Vorderseite um 30° aufgerichtet stehen. Auf die einander nunmehr zugeneigten Führungsflächen wird anschließend zur Justierung so weit posterior wie möglich der mitgelieferte silberfarbene Metallzylinder gelegt (Abbildung 4.9-36). Zur erstmaligen Ausrichtung wird nun der Inzisalstift mit dem Finger so vor dem metallenen Justierzylinder plaziert, daß zwischen beiden Oberflächen ein gleichmäßiger Kontakt entsteht (Abbildung 4.9-39).

Die Justierung des Inzisalstiftes in der *Sagittalen* ist damit vorerst abgeschlossen. Zur Ausrichtung in der *Transversalen* ist der Stift horizontal zu verschieben. Seine abgerundete Spitze muß mittig zentriert in gleichmäßigen Kontakt mit den beiden aufgestellten Führungsflächen kommen. In dieser Position werden die beiden Inbusschrauben fest angezogen (Abbildung 4.9-40).

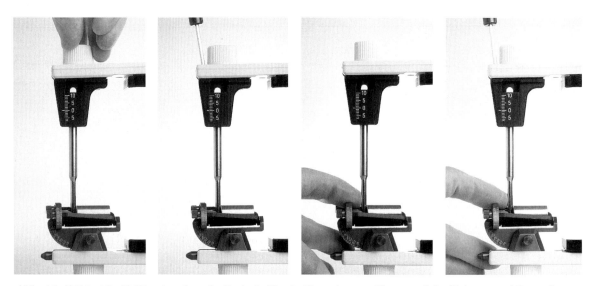

Abb. 4.9-37 bis 4.9-40 Einschrauben des Inzisalstiftes in Kontakt zum Unterrand des Führungsschlitzes, Lösen der Imbusschrauben auf der Oberseite, Ausrichten des Inzisalstiftes vor dem Metallzylinder und Fixierung der Imbusschraube (von links nach rechts).

Bei korrekter Einstellung des Frontzahnführungstellers darf sich auch bei Veränderungen von dessen sagittaler Einstellung das Artikulatoroberteil nicht bewegen (Abbildungen 4.9-41 und 4.9-42). Andernfalls ist zunächst mit Hilfe des Metallzylinders die korrekte Positionierung des Inzisalstiftes und des justierbaren Führungstellers in der Sagittalen zu kontrollieren. Falls eine Korrektur dieser fehleranfälligen Einstellungen keine Verbesserung bewirkt, ist die Justierung des Artikulators selbst mit Hilfe des Splitex-Normkontrollsockels zu überprüfen.

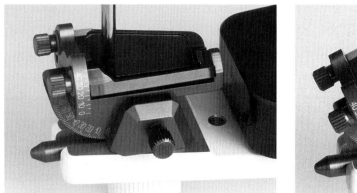
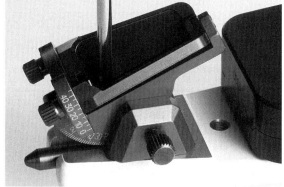

Abb. 4.9-41 und 4.9-42: Bei Veränderungen der sagittalen Neigung des Frontzahnführungstellers darf sich das Artikulatoroberteil nicht bewegen (Kontrolle am Normkontrollsockel).

Nach dieser vorbereitenden Grundeinstellung ermöglichen die drei bereits erwähnten Rändelschrauben eine **Einstellung auf den jeweiligen Behandlungsfall**. Ausgehend von der Nullposition aller drei Rändelschrauben hat sich hierbei das folgende Vorgehen bewährt:

▶ Zur *Einstellung der sagittalen Neigung* ist zunächst eine protrusive Kieferrelation einzustellen, in der Praxis also das Artikulatoroberteil nach posterior bis in Kopfbißstellung zu bringen (Abbildung 4.9-43). In dieser Position wird zunächst die Rändelschraube an der Unterseite links gelöst und der Frontzahnführungsteller dann posterior soweit angehoben, bis an der Oberfläche der erste Kontakt zum radialen Inzisalstift entsteht. Das erneute Fixieren der Rändelschraube schließt diese Einstellung in der Sagittalen ab (Abbildung 4.9-44).

▶ Zur *Einstellung der transversalen Neigung* ist im ersten Arbeitsschritt eine Laterotrusion nach rechts einzustellen. In der Regel bewegt sich der radial geformte Inzisalstift dabei über die linke Führungsfläche und hebt von deren Oberfläche ab (Abbildung 4.9-45). An der Vorderseite wird nun die Rändelschraube für die Einstellung der linken Führungsfläche gelöst und die betroffene Fläche bis zum Kontakt mit dem Inzisalstift angehoben (Abbildung 4.9-46). Mit der Wiederbefestigung der Rändelschraube in dieser Position wird die Justierung des Frontzahnführungstellers bei der Laterotrusion nach rechts abgeschlossen. Für die anschließende Justie-

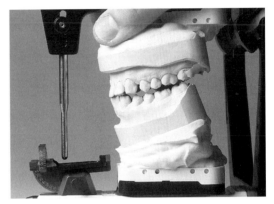

Abb. 4.9-43: Abheben des justierbaren Frontzahnführungstellers in protrusiv-exzentrischer Position

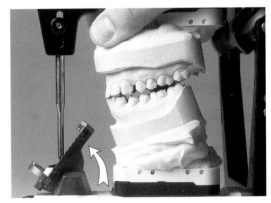

Abb. 4.9-44: Einstellung der sagittalen Neigung des Tellers mit der seitlichen Rändelschraube

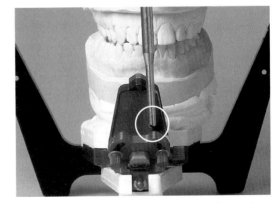

Abb. 4.9-45: Abheben des justierbaren Frontzahnführungstellers in rechts-laterotrusiver Position

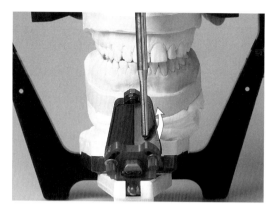

Abb. 4.9-46: Einstellung der transversalen Neigung mit der vorderen rechten Rändelschraube

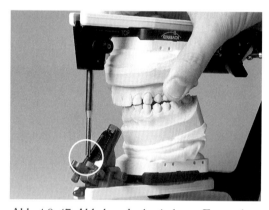

Abb. 4.9-47: Abheben des justierbaren Frontzahnführungstellers in links-laterotrusiver Position

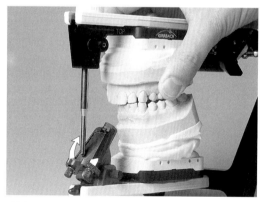

Abb. 4.9-48: Einstellung der transversalen Neigung mit der vorderen rechten Rändelschraube

rung des Frontzahnführungstellers bei der Seitwärtsbewegung nach links wird der gleiche Vorgang in entgegengesetzter Richtung wiederholt (Abbildungen 4.9-47 und 4.9-48).

Die eingestellten Führungswinkel sind als medizinische Befunde abschließend in der Karteikarte, z.B. auf dem Befundbogen zum Artex-System (im Kommentarfeld) zu notieren.

Im Gegensatz zur Ausformung eines individuellen Frontzahnführungstellers ermöglicht dieses System die stufenlose Simulation verschieden steiler anteriorer Führungen und damit die Beurteilung der Auswirkung verschiedener Behandlungskonzeptionen, etwa zur Wiederherstellung der eckzahngeschützten Okklusion (siehe 1.1). Das in Fortsetzung dieses Gedankens entwickelte Konzept der progressiven Gruppenführung *(Slaviçek, Reusch)* sieht dabei vor, die fronto-laterale Führung zunächst auf den Eckzahn zu beschränken und eventuelle spätere Abrasionsverluste durch die nachfolgenden Prämolaren, maximal durch den mesio-bukkalen Höcker des ersten Oberkiefermolaren, abzufangen (siehe 2.2). Zur Umsetzung dieses Modellationskonzeptes wird der justierbare Frontzahnführungsteller für jeden Zahn individuell eingestellt, wobei die Neigung zur Molarenregion hin fortschreitend abnimmt. Dabei erlaubt der justierbare Frontzahnführungsteller mit geringem Einstellaufwand eine reproduzierbare Simulation der anterioren Führung zur Gestaltung der dynamischen Okklusion.

4.10 Kondylenpositionsanalyse

Den Abschluß des praktischen Vorgehens bildet in dieser Darstellung die *Kondylenpositions-analyse* unter Einsatz des CPM. Wie bereits bei der Beschreibung der restaurativen Arbeits-mittel und -techniken (siehe 2.3) angesprochen, ermöglicht dieses Kondylenpositionsmeß-instrument

▶ den metrischen Vergleich mehrerer Registrate *einer* Kondylenposition auf Übereinstimmung

▶ die Vermessung potentiell *unterschiedlicher* Kondylenpositionen in statischer Okklusion.

In der Praxis bedeutet dies, den Kontrollsockel weiterhin für die Kontrolle der Montage ein-zusetzen, zumal der split cast in das eingesetzte Gleichschaltungssystem Splitex bereits inte-griert ist (siehe 4.7.1). Beim Vergleich der Kondylenposition in zentrischer Kontaktposition und in habitueller Okklusion hingegen bleibt die Aussagekraft des Kontrollsockels ver-gleichsweise beschränkt, während das Meßinstrument eine metrische Analyse der unter-schiedlichen Kondylenpositionen ermöglicht. Angesichts der einfachen und präzisen Hand-habung des CPM hat es sich dabei durchgesetzt, bei gegebener Indikation die Kontrolle der Registrate und die Kondylenpositionsanalyse im CPM durchzuführen.

Angesichts der Ausrichtung dieses Arbeitsbuches auf die Restauration physiologisch unauf-fälliger Kauorgane unter Vermeidung unnötiger iatrogener Traumata ist die *Bewertung* des Arbeitsschrittes Kondylenpositionsanalyse im anschließenden Ausblick auf die erweiterten Anwendungsmöglichkeiten restaurativer Arbeitstechniken beschrieben (siehe 5.3).

4.10.1 Kontrolle der Kieferrelationsbestimmung im CPM

Nach der schädelbezüglichen Übertragung des *Oberkiefer*modells per arbiträrem Gesichts-bogen und der Übertragung des *Unterkiefer*modells in statischer Okklusion ist weiterhin regelmäßig die *Kontrolle der Montage* mittels „split cast" erforderlich, wofür in der Regel der Splitex-Kontrollsockel Verwendung findet. Das spaltfreie Schließen des Kontrollsockels bestätigt dabei die korrekte und fehlerfreie Montage des Unterkiefermodells.

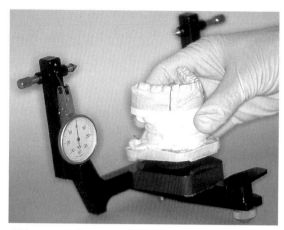

Abb. 4.10-1: Umsetzen des Unterkiefermodells vom Artikulator in das CPM.

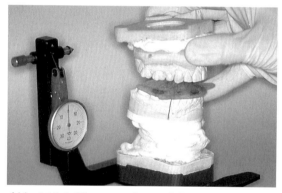

Abb. 4.10-2: Umsetzen des zur Montage verwendeten Zentrikregistrats auf das Unterkiefermodell und Positionierung des Oberkiefermodells

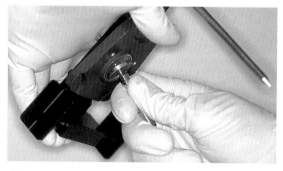

Abb. 4.10-3: Entfernung des Magneten in der metallenen Splitex-Sockelplatte des CPM-Oberteils vor dem Aufsetzen auf das Oberkiefermodell

Sofern das Unterkiefermodell per Zentrikregistrat in zentrischer Kondylenposition eingesetzt wurde, erfolgt die *Kontrolle der Zentrikregistrate* auf Übereinstimmung aber nicht mehr am Kontrollsockel im Artikulator, sondern nach Umsetzung der Modelle und Registrate im CPM.

Da in Kondylenpositionsmeßinstrumenten – und mithin auch im CPM – definitionsgemäß die kondylären Gelenke durch Zeiger ersetzt sind, muß die **Umsetzung der Modelle** vom Artikulator in das CPM mit dem Unterkiefermodell beginnen (Abbildung 4.10-1). Auf der Unterkieferzahnreihe wird dann zuerst das zur Montage verwendete Zentrikregistrat positioniert und anschließend in den Impressionen auf der Registratoberseite das Oberkiefermodell plaziert (Abbildung 4.10-2).

Das weitere Vorgehen kann wahlweise *mit* oder *ohne* eingesetzten Magneten in der metallenen Splitex-Sockelplatte des CPM-Oberteils erfolgen. Mit *eingesetztem Magneten* reduziert sich die Anzahl der allein durch die Schwerkraft zusammengefügten Grenzflächen. Dies stellt potentiell eine Erleichterung dar, wenngleich die verbleibenden Grenzflächen trotzdem eine Stabilisierung des CPM-Oberteils erfordern. Nach *Entfernung des Magneten* gelingen hingegen die folgenden Arbeitsschritte etwas leichter (Abbildung 4.10-3). Den Abschluß der Vorbereitung des CPM bildet die Befestigung von Selbstklebeetiketten, wie sie auch für den Artex Rotograph gebräuchlich sind, an den sagittalen Registrierflächen des CPM-Oberteils (Abbildung 4.10-4).

Das CPM-Oberteil wird nun – mit oder ohne Magnet – auf die Basis des Oberkiefermodells aufgesetzt. Die anstelle von Kondylenkugeln in des CPM-Unterteil eingesetzten Messingzeiger bzw. Schreibstifte müssen dabei zur Vermeidung unbeabsichtigter Markierungen der selbstschreibenden Etiketten vorübergehend zurückgezogen sein. Dies beeinflußt auch die Einstellung der Meßuhr für den transversalen Versatz des Kondylus (Abbildung 4.10-5).

Um später auch auf dem Selbstschreibe-Etikett die Markierung der zentrischen Kondylenposition des Montageregistrates vom zweiten Registrat unterscheiden zu können, wird nun mit der einen Hand zwischen Schreibstift und Etikett eine farbige (rote) Okklusionsprüffolie gehalten; die andere Hand stabilisiert derweil das CPM-Oberteil (Abbildung 4.10-6).

Die **erste Markierung** erfolgt nun durch Anstoßen der Schreibstifte. Auf den beiden sagittalen Selbstschreibe-Etiketten bildet sich dadurch je ein scharf begrenzter

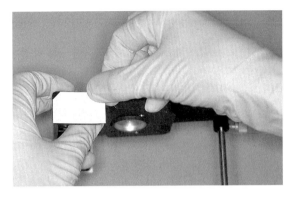

Abb. 4.10-4: Anbringen der Selbstklebeetiketten am CPM-Oberteil für die Auswertung in der Sagittalen

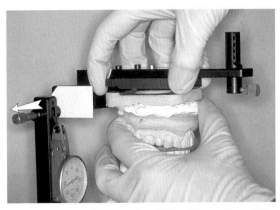

Abb. 4.10-5: Aufsetzen des CPM-Oberteils auf die Basis des Oberkiefermodells (Messing-Schreibstifte im CPM-Unterteil zurückgezogen)

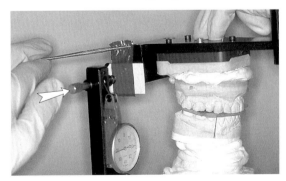

Abb. 4.10-6: Farbige Okklusionsprüffolie ermöglicht später die Unterscheidung der zentrischen Montageposition von weiteren Markierungen auf dem Selbstschreibe-Etikett

schwarzer Punkt, umgeben von einer farbigen „Korona" (Abbildung 4.10-7). Da die transversale Position des rechten Schreibstiftes auch die Meßuhr einstellt, muß zu diesem Zeitpunkt der erste Meßwert für den transversalen Versatz abgelesen und auf dem Befundbogen dokumentiert werden (s.u.).

Das dritte, auf dem Inzisaltisch aufgeklebte Etikett zur Vermessung des anterioren transversalen Versatzes wird in der gleichen Art und Weise wie die sagittalen Selbstschreibe-Etiketten markiert (Abbildung 4.10-8). Diese letzte Aufzeichnung dient allerdings primär der Kontrolle und Visualisierung, da eine Rotation des Unterkiefers bereits an den beiden Sagittalaufzeichnungen ablesbar ist. Eine Erfassung der anterioren *Höhe des Inzisalstiftes* erfolgt im Rahmen dieses Vorgehens nicht – sie bleibt der Auswertung der vertikalen Dimension im Rahmen der Fernröntgenanalyse nach *Slavicek* vorbehalten.

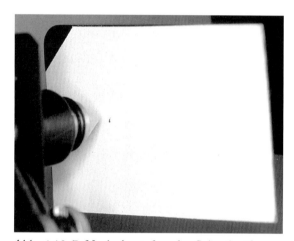

Abb. 4.10-7: Nach Anstoßen der Schreibstifte aus Messing verbleibt eine schwarze Markierung mit einer farbigen „Korona" von der Okklusionsfolie

Zur eigentlichen Kontrolle der Kieferrelationsbestimmung wird nun wie im Artikulator das erste *Montageregistrat* gegen das zweite *Kontrollregistrat* ausgetauscht. Die nachfolgende **zweite Markierung** der Positionen beider Kondylen sowie des Inzisalstiftes sowie die Ablesung der Meßuhr erfolgen in gleicher Weise wie zuvor, allerdings ohne farbige Okklusionsprüffolie.

Unter Berücksichtigung der Hinweise zur Kieferrelationsbestimmung in zentrischer Kondylenposition können *identische Markierungen* beider Registrate als Beleg für zuverlässige Zentrikregistrate angesehen werden (siehe 4.7.2).

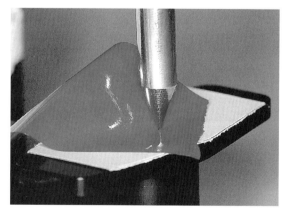

Abb. 4.10-8: Aufzeichnung des transversalen Versatzes am Inzisalstift mit schwarzer Selbstschreibemarkierung und farbiger „Korona"

4.10.2 Kontrolle der Übereinstimmung von zentrischer Kondylenposition und habitueller Okklusion

Zur Kontrolle der Übereinstimmung von zentrischer Kondylenposition und habitueller Okklusion wird das Zentrikregistrat entfernt und das Oberkiefermodell *ohne* Registrat in maximaler Interkuspidation positioniert (Abbildung 4.10-9). Im Falle einer Auflösung der Stützzonen *nach* vorheriger Kieferrelationsbestimmung in habitueller Okklusion werden die entsprechenden Registrate zur Einstellung verwendet.

Wie bei der vorherigen Kontrolle der Kieferrelationsbestimmung gibt es Argumente für das Aufsetzen des CPM-Oberteils mit oder ohne eingesetzten Magneten. Die eigentliche **dritte Markierung** erfolgt technisch wie in den beiden vorherigen Fällen beschrieben an den beiden sagittalen Selbstschreibe-Etiketten, ergänzt durch die Ablesung der Meßuhr für den transversalen Versatz (Abbildung 4.10-10).

Auch hier kann die dritte Markierung auf dem inzisalen Schreibetikett den Versatz in transversaler Richtung verdeutlichen (Abbildung 4.10-11). Nach der Markierung aller drei Etiketten und der Ablesung der Meßuhr empfiehlt es sich, zunächst das

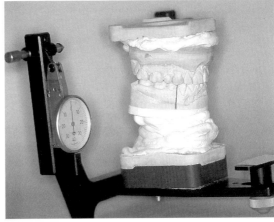

Abb. 4.10-9: Positionierung des Oberkiefermodells *ohne* Registrat in maximaler Interkuspidation zur Kontrolle der Übereinstimmung von zentrischer Kondylenposition und habitueller Okklusion

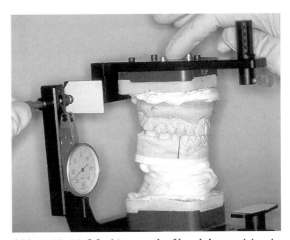

Abb. 4.10-10: Markierung der Kondylenposition in habitueller Okklusion am rechten sagittalen Selbstschreibe-Etikett und Ablesung der Meßuhr für den transversalen Versatz

CPM zu öffnen und die beiden Modelle sowie die Registrate entweder zurück in den Artikulator zu setzten oder aber bis zur weiteren Verwendung vorübergehend zu archivieren.

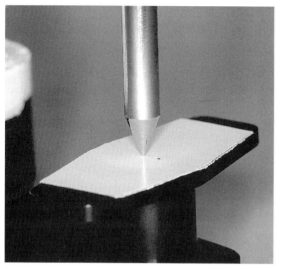

Abb. 4.10-11: Markierung der transversalen Position des Inzisalstiftes auf dem inzisalen Schreibetikett in habitueller Okklusion zum Vergleich mit der zentrischen Kondylenposition (kein transversaler Versatz)

Zur **Auswertung der Kondylenpositionsanalyse** sind im Befundbogen zur Registrierung mit dem Artex-System entsprechende Felder vorbereitet (siehe 2.3.5). Das in der Mitte als Miniatur wiedergegebene CPM gibt die Orientierung der daneben angezeichneten sagittalen Selbstschreibe-Etiketten sowie des anterioren Schreibetikettes auf dem Inzisaltisch vor.

Die daneben abgedruckte *Meßuhr* ermöglicht die analoge Eintragung am CPM numerisch abgelesener transversaler Kondylenpositionen. Hierfür hat es sich bewährt, die abgelesenen Werte in jener Farbe anzuzeichnen, die der „Korona" um die Punktmarkierungen auf dem Schreibetikett entspricht. Alternativ oder zusätzlich bietet es sich an, diese abgelesenen Meßwerte als arabische Zahlen in den daneben vorbereiteten Feldern einzutragen. Die Reihenfolge dieser Felder entspricht der chronologischen Reihenfolge der Aufzeichnungen (Abbildung 4.10-12).

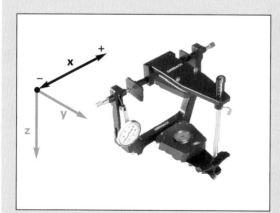

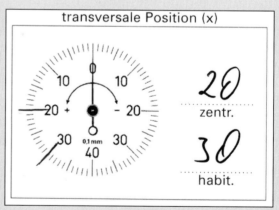

Abb. 4.10-12: Eintragung am CPM abgelesener transversaler Kondylenpositionen in die stilisierte Meßuhr oder die nebenstehenden Zahlenfelder und Auswertung der Differenz (Versatz des UK nach links erhält Vorzeichen „+")

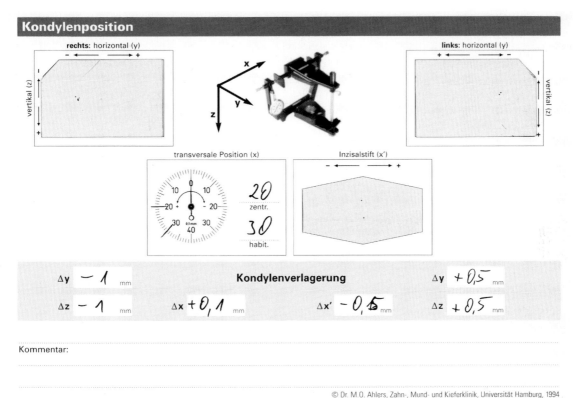

Abb. 4.10-13: Einkleben der selbstklebenden Selbstschreibe-Etiketten in den dafür vorbereiteten Feldern des Befundbogens zur instrumentellen Registrierung mit dem Artex-System

Nach der Erfassung der „vergänglichen" transversalen Meßwerte werden die Selbstschreibe-Etiketten, welche die Information vergleichsweise dauerhafter tragen, vom Ober- und Unterteil des CPM abgelöst und in die dafür vorbereiteten Felder eingeklebt (Abbildung 4.10-13).

Auf dem zahnärztlichen Schreibtisch sind die Selbstschreibeetiketten allerdings vergleichsweise ungeschützt, so daß im ungünstigen Fall die registrierte Information versehentlich überschrieben wird und dadurch wieder verloren geht. Um dies zu vermeiden, sollten die Etiketten durch transparente Aufkleber geschützt sein, sobald sie auf den Befundbogen aufgeklebt sind. Hierfür besonders geeignet sind Transparenzfolien, deren äußere Kontur die der eigentlichen Selbstschreibe-Etiketten überragt. Dadurch wird ein späteres unbeabsichtigtes Ablösen der zu diesem Zeitpunkt nur noch mäßig klebenden Selbstschreibe-Etiketten von ihrer Unterlage verhindert. Da im weiteren Verlauf die graphischen Aufzeichnungen auf den

Etiketten metrisch vermessen werden sollen, bietet es sich an, von vornherein transparente Etiketten mit einer [mm]-Rasterung zu verwenden. Derartige Etiketten sind im Handel erhältlich (siehe Anhang Instrumente und Material) und ermöglichen neben der dauerhaften Archivierung eine einfache Auswertung der Meßergebnisse.

Die Daten sind dabei so zu lesen, daß *von* der ursprünglichen Markierung der zentrischen Kondylenposition („Soll") *zur* jeweils zuletzt aufgezeichneten Markierung (in habitueller Okklusion, Ist-Zustand oder „Haben") gemessen wird. Sofern eine Differenz auftritt, wird diese als Zahlenwert in die weiter unten vorbereiteten Zahlenfelder eingetragen.

Neben dem Zahlenwert erfordert die **eindeutige Beschreibung der kondylären Verlagerungen** allerdings eine zusätzliche Angabe der Richtung. Als diesbezüglicher Stand der Technik kann ein von *Edinger* und *Klett* veröffentlichter Vorschlag zur dreidimensionalen Beschreibung der Kondylenposition gelten, der auch für andere Systeme Verwendung gefunden hat (siehe Anhang Literatur). Das zugrundeliegende Schema läßt sich vereinfachend wie folgt beschreiben: Ausgangspunkt der Betrachtung ist der rechte Kondylus. Von posterior betrachtet ermöglicht die aus den Ingenieurwissenschaften bekannte "Dreifingerregel", die gespreizten Daumen, Zeige- und Mittelfinger je einer von drei Verlagerungsachsen zuzuordnen. Dadurch kommen folgende Berechnungen zustande:

- ▶ **Daumen:** transversaler Versatz des Kondylus („**x**-Achse"). Die Differenz „Δx" erhält bei Verlagerung in habitueller Okklusion nach medial ein „+"-Vorzeichen, Verlagerungen nach lateral werden negativ bezeichnet.

- ▶ **Zeigefinger:** sagittal-anteriorer Versatz des Kondylus („y-Achse"). Die Differenz „Δy" erhält bei Verlagerung in habitueller Okklusion nach anterior ein „+"-Vorzeichen, Rückverlagerungen werden negativ bezeichnet.

- ▶ **Mittelfinger:** sagittal-kaudaler Versatz des Kondylus („z-Achse"). Die Differenz „Δz" erhält bei Verlagerung in habitueller Okklusion nach kaudal ein „+"-Vorzeichen, Kranialverlagerungen werden negativ bezeichnet.

Die Graphik links neben dem Miniatur-CPM stellt diese Achs- und Vorzeichenzuordnungen dreidimensional anschaulich dar (Abbildung 4.10-14). Die drei Vektoren beschreiben die genannten Verlagerungsrichtungen. Alle Verlagerungen im Sinne der Vektoren sind

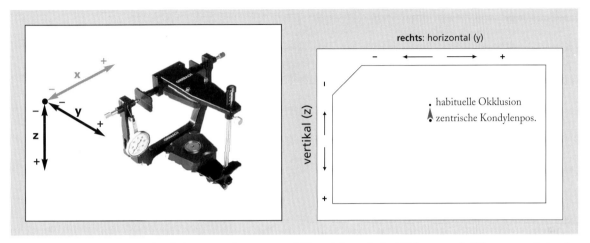

Abb. 4.10-14: Darstellung der Achsenzuordnungen und Vorzeichen als drei Vektoren mit Wertezuwachs in der Richtung der Strahlen und negativem Vorzeichen in Gegenrichtung

„positiv"; Verlagerungen in der Gegenrichtung hingegen werden mit negativen Vorzeichen belegt. Dies entspricht in der Regel übrigens auch der klinischen Wertung entsprechender Verlagerungsbefunde.

Zur **Auswertung** werden jetzt die einzelnen Selbstschreibe-Etiketten nacheinander auf Differenzen zwischen den beiden markierten Positionen untersucht und diese durch Ablesen an der [mm]-Skala vermessen. Als zusätzliche Orientierungshilfe sind am Rande der Etiketten die einzelnen Ebenenbezeichnungen sowie das Vorzeichen eventueller Verlagerungen noch einmal angegeben.

Zur später leicht ablesbaren *Dokumentation* stehen für jede Meßstrecke direkt unter den ausgewerteten Etiketten sowie unter der Meßuhr in einer grauen Auswertungsbox weiß unterlegte Zahlenfelder zur Verfügung. Die darin eingetragenen Einzelwerte bilden den *Befund* der Kondylenpositionsanalyse numerisch ab.

Ein **Kommentarfeld** erlaubt die Bewertung der Befunde und gegebenenfalls die Formulierung einer *Diagnose*. Diese bildet im Falle behandlungsbedürftiger Verlagerungen des Unterkiefers die Grundlage einer befundbezogenen Funktionstherapie (siehe 5.3).

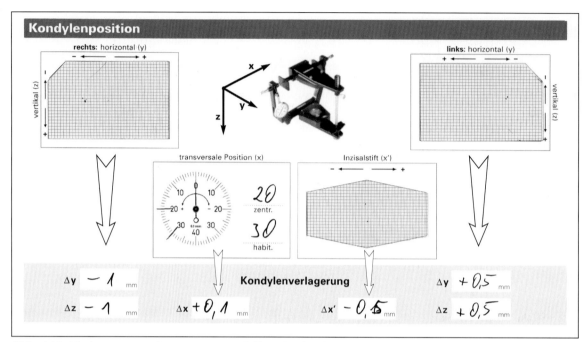

Abb. 4.10-15: Auswertung der vermessenen Selbstschreibe-Etiketten und der Meßuhr durch Eintragung der Differenzen als Δx, Δy und Δz.

5. Zusammenfassung und Ausblick

Das vorliegende Arbeitsbuch stellt ein Behandlungskonzept zur funktionsgerechten Restauration nicht funktionsgestörter Kauorgane vor. Im Rahmen eines Sanierungskonzeptes sind hiermit Restaurationen so herzustellen und zu gestalten, daß sie sich in eine funktionell physiologische Situation atraumatisch einfügen. Den inhaltlichen Schwerpunkt bilden daher praxisnahe, anschaulich illustrierte Darstellungen der erforderlichen restaurativen *Arbeitstechniken*. Die hierzu erforderlichen *Arbeitsmittel* sind am Beispiel des Artex-Systems beschrieben; das Vorgehen ist aber auf vergleichbare Instrumentensysteme problemlos übertragbar.

5.1 Zusammenfassung des restaurativen Vorgehens

Zur Abgrenzung der *Indikation* wird nach Hinweisen zur aktuellen Nomenklatur das ursprünglich von *Krogh-Poulsen* angegebene Untersuchungsverfahren der „kleinen Funktionsanalyse" in aktualisierter Form beschrieben. Auf der Grundlage der hierbei erhobenen Screening-Befunde erfolgt die initiale Unterscheidung funktionell unauffälliger von funktionsgestörten Kauorganen.

▶ Funktionell auffällige Kauorgane, in denen das Kräftegleichgewicht zwischen Okklusion, Parodontium, Kiefergelenksfunktion und Muskeltonus bereits gestört ist, bedürfen zunächst ergänzender klinischer und instrumenteller Untersuchungen (siehe 5.2 - 5.3).

▶ Das im Rahmen dieses Bandes geschilderte Vorgehen bleibt daher auf die systematische Restauration funktionell unauffälliger Kauorgane unter Erhalt oder Verbesserung des Kräftegleichgewichts im Kauorgan beschränkt.

Das hierzu beschriebene praktische Vorgehen folgt dem Konzept eines integrierten Qualitätsmanagements. Dieses sieht zahlreiche Selbstkontrollen vor, die zu verschiedenen Zeitpunkten die Festlegung des medizinisch jeweils erforderlichen Mindestaufwands ermöglichen.

So erfolgt bei entsprechender Indikation die schädelbezügliche *Registrierung der Oberkieferposition* zunächst mit Hilfe eines arbiträren Gesichtsbogens (siehe 2.3.1 und 4.3). Die Übertragung dieser Registrierung in das Artikulatoroberteil findet unter Vermeidung üblicher Fehlerquellen mit Hilfe eines gleichgeschalteten Übertragungsstandes statt (siehe 4.4).

Für die *Zuordnung des Unterkiefermodells in statischer Okklusion* ist zunächst eine Entscheidung notwendig, ob die habituelle Okklusion beibehalten werden kann oder ob eine Zuordnung in zentrischer Kondylenposition erforderlich ist (siehe 2.3.2) Die hierfür vorgestellten Methoden der Kieferrelationsbestimmung sind in zahlreichen wissenschaftlichen Untersuchungen auf ihre Reproduzierbarkeit hin überprüft (siehe Anhang Literatur). Im Rahmen dieser Darstellung steht daher primär die praktische Umsetzung im Vordergrund (siehe 4.5).

Je nach Festlegung der Lagebeziehung wird das Unterkiefermodell demzufolge in den Artikulator eingesetzt (siehe 4.6). Zur anschließenden *Kontrolle der Montage* ist dabei in die Splitex-Modellsockel ein Kontrollsockel integriert (siehe 4.7.1). Bei einer Kieferrelationsbestimmung in zentrischer Kondylenposition ermöglicht dieser „split cast" eine *Kontrolle der Zentrikregistrate*. Weist das Kauorgan des Patienten keine funktionelle Störung auf, ist davon auszugehen, daß mehrere Registrate übereinstimmen werden (siehe 4.7.2). Eine zusätzliches Zentrikregistrat mit höherer Bißsperrung („hohes Registrat") ermöglicht zugleich die *Kontrolle der arbiträren Scharnierachsenübertragung* (siehe 4.7.3). Für die beiden letztgenannten Arbeitsschritte sowie zur Vermessung unterschiedlicher Kondylenpositionen stellen moderne Simulationssysteme entsprechende Meßinstrumente bereit (siehe 4.10).

Die *Simulation der Kaufunktion* im individuellen Artikulator bleibt aber nicht allein auf die statische Lagebeziehung beschränkt, sondern gibt auch die *dynamische Okklusion* wieder. Bei entsprechender Indikation erfolgt hierzu eine Aufzeichnung protrusiver und laterotrusiver Grenzpositionen mittels exzentrischer Positionsregistrate (siehe 4.8).

Die Übertragung dieser Positionen ermöglicht eine *Einstellung der posterioren Führungen* individueller Artikulatoren nach dem natürlichen Vorbild (siehe 4.9.1 - 4.9.2). Zusätzlich kann die anteriore Führung des Artikulators in individuelle Frontzahnführungsteller eingraviert werden (siehe 4.9.3). Alternativ stehen hierfür auch justierbare Frontzahnführungsteller zur Verfügung (siehe 4.9.4). Diese Einstellinstrumente ermöglichen zudem die Simulation einer therapeutisch korrigierten anterioren Führung (siehe 5.4). Sofern für die Herstellung der Restaurationen ein Non-Arcon-Artikulator Verwendung findet, sollte die eingestellte Kondylenbahnneigung bei der Mediotrusionsbewegung korrigiert werden (siehe 4.9.2)

Zusammengenommen ermöglichen diese Arbeitsschritte und Kontrollen eine Reproduktion der Kaufunktion des Patienten in ihren Grenzbewegungen. Sollten die integrierten Kontrollen zeigen, daß das beschriebene Vorgehen die Patientensituation im Einzelfall nicht ausreichend exakt wiedergeben kann, erlauben zusätzliche Maßnahmen eine entsprechende Korrektur und Anpassung (siehe 5.2).

Die Anwendung und Integration aller Maßnahmen in den Behandlungsablauf gibt das vollständige Fließdiagramm wieder (Abbildung 5.1-1).

5.2 Grenzen des beschriebenen Vorgehens

Wie eingangs beschrieben, schränken zwei Faktoren das Indikationsspektrum des dargestellten Vorgehens ein:

▶ umfangreiche Restaurationen und mangelhafte Übereinstimmung der systemimmanenten arbiträren Festlegungen, sowie

▶ klinische Situationen, die über die eingangs beschriebene Indikationbeschränkung hinausgehen.

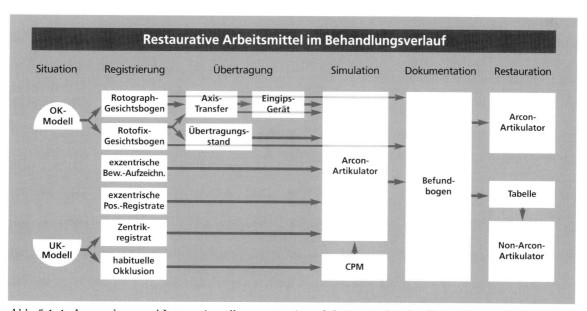

Abb. 5.1-1: Anwendung und Integration aller restaurativen Arbeitsmittel in den Behandlungsverlauf

5.2.1 Abweichungen von den arbiträren Festlegungen

Die Grenzen des Vorgehens auf der Basis der arbiträren Übertragung sind offensichtlich erreicht, wenn nach einer Kieferrelationsbestimmung in zentrischer Kondylenposition die Prüfkaskade (siehe 4.7) eine mangelhafte Übereinstimmung der Scharnierachse aufzeigt (siehe 4.7.3). Nach erfolgreicher Kontrolle der Übertragung und bestätigter Übereinstimmung der Zentrikregistrate weist dabei das hohe Registrat eine **Abweichung der Scharnierachse** nach. Diese frühzeitige Information ermöglicht der Praxis, entweder von vornherein mehr Aufwand und Zeit für spätere Korrekturen einzuplanen oder die Fehlerursache zu beseitigen.

Als Alternative zur arbiträren Scharnierachsenlokalisation stehen dafür kinematische Verfahren zur Verfügung. Die Übereinstimmung arbiträr und kinematisch lokalisierter Scharnierachsen wird in verschiedenen wissenschaftlichen Arbeiten unterschiedlich angegeben (vgl. *Zuckermann*). Die Ursache hierfür scheint u.a. in den jeweiligen Lokalisationstechniken zu liegen.

Bißsperrung und inzisale Verlagerung			
Abweichung arb. Achse	Inzisale Bißsperrung	Inzisale Verlagerung posterior	anterior
5 mm	5 mm	0,3	0,4
10 mm	5 mm	0,6	0,8
5 mm	10 mm	0,6	0,8
10 mm	10 mm	1,2	1,5

Abb. 5.2-1: Auswirkungen erheblicher Bißsperrungen auf die Lokalisation bei Zentrikregistraten (*Zuckerman*)

So konnten *Teteruck* und *Lundeen* zeigen, daß arbiträr unter Verwendung eines Schnellübertragungsbogens mit Ohroliven lokalisierte Scharnierachsen besser mit der kinematisch lokalisierten Achse übereinstimmen, als nach konventionellem arbiträrem Vorgehen. Gerade im Zusammenhang mit Zentrikregistraten größerer Bißsperrung können derartige Abweichungen der Scharnierachse erhebliche okklusale Auswirkungen verursachen (*Zuckermann*, siehe Abbildung 5.2-1). Für diese Fälle steht zur kinematischen Scharnierachslokalisation der Artex Rotograph zur Verfügung.

Eine weitere Ursache für mangelhafte Übereinstimmungen zwischen der Patientensituation und den Simulationsmöglichkeiten des Systems sind **Abweichungen der dynamischen Okklusion**. Das beschriebene Vorgehen bleibt hier auf die Aufzeichnung von Momentaufnahmen beschränkt, die im Rahmen der beschriebenen Indikationsstellung medizinisch ausreichen. Durch diese

Registrate sowie die Simulationsmöglichkeiten individueller Artikulatoren *nicht* ausreichend reproduzierbare klinische Situationen gehen in der Regel auch an anderer Stelle über die Indikationsbeschränkung hinaus.

5.2.2 Abweichungen von der Indikationsbeschränkung

Sofern restaurative oder schmerztherapeutische Maßnahmen in einem Kauorgan vorgesehen sind, das von der beschriebenen funktionell physiologischen Situation abweicht, ist eine angemessene Untersuchung erforderlich.

Im Vordergrund steht dabei zunächst die ausführliche Befunderhebung des stomatognathen Systems bzw. „klinische Funktionsanalyse" (siehe ausführliche Darstellung im gleichnamigen Folgeband). Hinzu kommt bei Hinweisen für eine Beteiligung okklusaler Faktoren die instrumentelle Okklusionsanalyse, wobei das praktische Vorgehen auf den im Rahmen dieses Arbeitsbuches beschriebenen Arbeitstechniken beruht. Sofern der Befund der klinischen Funktionsanalyse dies nahelegt, sind darüber hinaus ergänzende fachärztliche Untersuchungen erforderlich (Bildgebende Diagnostik, Orthopädie, Physiotherapie, Psychotherapie).

Besonders massive Funktionsstörungen und/oder chronifizierte Schmerzen sind dabei in der Regel nur durch eine interdisziplinäre Behandlung verschiedener Spezialisten der genannten und anderer Fachgebiete erfolgreich therapierbar. Definitiven zahnärztlichen Restaurationen vorgeschaltet ist dabei in der Regel eine interdisziplinäre *Vorbehandlung,* in der die zahnärztliche Komponente auf der Therapie mit geeigneten Okklusionsschienen und andere Aufbißbehelfe beruht (siehe 5.3).

Wie in der Einleitung zu Kapitel 2 bereits angesprochen, deuten zahlreiche Studien und publizierte Einzelfallbeschreibungen aber darauf hin, daß bereits manifestierte Funktionsstörungen durch okklusale Korrekturen oder umfangreiche Restaurationen allein häufig nicht therapierbar sind. Andererseits ist gerade bei maßgeblicher Beteiligung okklusaler Ursachen eine dauerhafte Heilung nur unter Korrektur der Okklusionsstörungen möglich. Das Zusammenspiel der instrumentellen und klinischen bzw. fachärztlichen Maßnahmen schildert das umseitige Fließdiagramm (Abbildung 5.2-2).

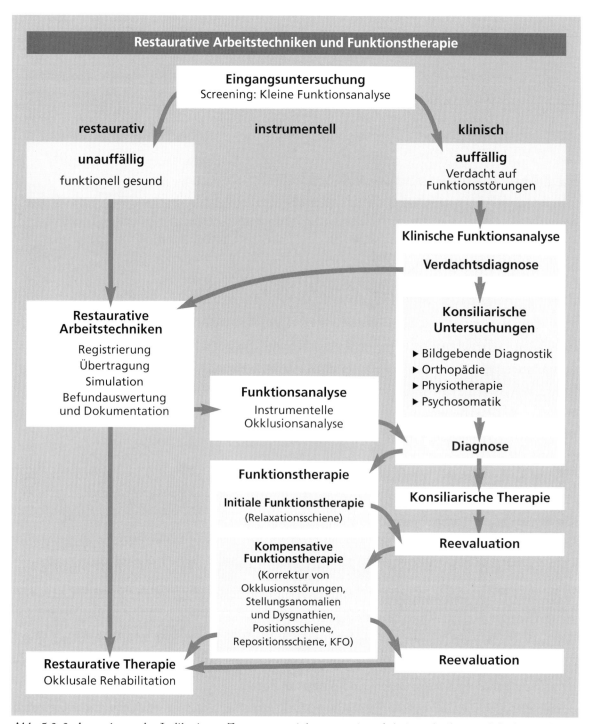

Abb. 5.2-2: Ausweitung der Indikation – Zusammenspiel restaurativer Arbeitstechniken und funktionstherapeutischer Maßnahmen

5.3 Ausblick – Funktionstherapie

Bei der Korrektur von Okklusionstörungen ist analog zur Registrierung der verschiedenen Okklusionsbeziehungen zu unterscheiden zwischen

▸ der Korrektur der gestörten statischen Okklusion, sowie

▸ der Korrektur der gestörten dynamischen Okklusion.

Beide Maßnahmen stützen sich auf das in diesem Arbeitsbuch beschriebene praktische Vorgehen, bedürfen aber - wie jede medizinische Therapie - einer Diagnose und der Absicherung durch entsprechende Differentialdiagnostik (siehe 2.).

5.3.1 Korrektur der gestörten statischen Okklusion

Eine Störung der statischen Okklusion führt entweder zur Auslenkung einzelner Zähne oder zur Verlagerung der Unterkieferposition. Je nach Ursache können derartige Verlagerungen in Richtung zur Schädelbasis (Kompression) oder von dieser weg erfolgen (Distraktion). Äthiologisch spielen bei der *Distraktion* sowohl Kippungen im Seitenzahnbereich als auch iatrogene Einflüsse ein wesentliche Rolle. Die gleichen Faktoren können - neben Abrasionen mit Höhenverlust im Bereich der tragenden Höcker und/oder Stützzonenverlust - auch für die *Kompression* verursachend sein.

Die Folgen einer gestörten statischen Okklusion sind vielfältig. Überlastete Einzelzähne erleiden okklusale und/oder zervikale Traumata der Zahnhartsubstanzen. Weichen Einzelzähne aus, begünstigt oder verursacht dies Erkrankungen des Parodontiums. Entsprechende Schmerzzustände sind demzufolge direkt den betroffenen Zähnen zuzuordnen. Weicht ein die Okklusion störender Einzelzahn *nicht* aus oder haben die verbliebenen Einzelzähne keine ausreichende Höhe, kommt es zur Verlagerung des Unterkiefers und damit der Kondylen, was wiederum eine Traumatisierung der beteiligten Gelenkstrukturen zur Folge hat. Die Symptomatik ist in diesem Fall durch Bewegungseinschränkungen oder -auffälligkeiten, Knack- oder Reibegeräusche sowie Schwellungen und Druckdolenzen geprägt. Hiermit einhergehende Schmerzen sind häufig überlagert von muskulären Fehlbelastungen ähnlicher Symptomatik.

Die *Diagnostik* beruht dabei auf der Auswertung der Kondylenpositionsanalyse im CPM. Im Vordergrund steht dabei die Auswertung der sagittalen Befunde (Δ y und Δ z, siehe 4.10). Eine

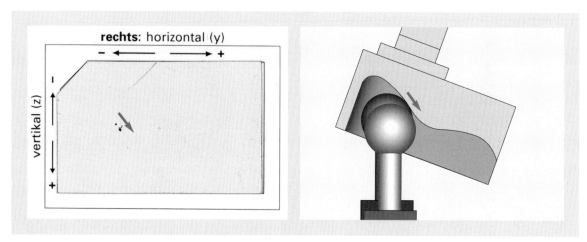

Abb. 5.3-1: Therapie des Kompressionsgelenkes durch Ausgleich der registrierten Verlagerung (Darstellung des Prinzips, Justierung im Artikulator erfolgt per Distraktions- und Protrusionseinstellung)

Verlagerung der Kondylen in habitueller Okklusion nach kranial würde dabei als Kompression angesprochen ($\Delta z < 0$), in umgekehrter Richtung als Distraktion ($\Delta z > 0$).

Diese Unterscheidung ist von erheblicher Bedeutung, da nur die *Therapie* einer distrahierten Kondylenposition die subtraktive Korrektur von der Okklusionshindernisse erlaubt. Verschiedene Autoren haben ausführliche, gut illustrierte Anleitungen zur systematischen Einschleiftherapie verfaßt (siehe Anhang Literatur).

Im Gegensatz zur Distraktion verlangt die Diagnose Kompression (Δz des betreffenden Gelenkes ist negativ) eine additive Therapie durch Wiederaufbau bzw. Ersatz der verlorengegangenen Zahnhartsubstanz (siehe Abbildung 5.3-1). Sofern der Höhenverlust im Beschwerdefall mit muskulären Dysfunktionen einhergeht, ist eine distrahierende Vorbehandlung mit speziell konstruierten Okklusionsschienen und ggf. physiotherapeutischer Dehnung der betreffenden Muskulatur indiziert. Nach der ersten Vorbehandlung mit einer *Relaxationsschiene* kommt es dabei in der Regel zu einer Entspannung der Kaumuskulatur. Die Kondylenpositionsanalyse ist anschließend mindestens einmal zu wiederholen. Das Ergebnis bildet die Grundlage der kompensativen Therapie mit einer speziell konstruierten *Repositionsschiene*. Der Betrag der hierin eingearbeiteten Distraktion entspricht genau dem Betrag der Kompression und gleicht diese mithin aus. Erst nach einem beschwerdefreien Intervall wird die therapeutische Kondylenposition schließlich in die endgültige Restauration überführt.

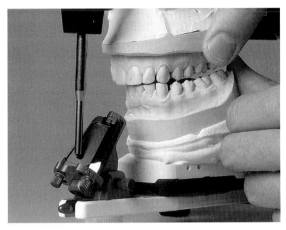 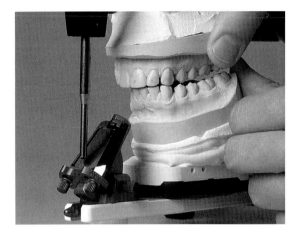

Abb. 5.3-2: Einstellung einer therapeutischen anterioren Führung und diagnostischer Neuaufbau („Wax Up") der eckzahngeschützten Okklusion

Abb. 5.3-3: Zum Vergleich die Einstellung der anterioren Führung nach der klinischen Situation (kein Stiftkontakt auf der so eingestellten Führungsfläche)

5.3.2 Korrektur der gestörten dynamischen Okklusion

Die Korrektur der dynamischen Okklusion hängt kausal eng mit der Korrektur der statischen Okklusion zusammen. Vor dem Hintergrund der im vorigen Abschnitt angesprochenen Entstehung der Kompression wird aber klar, daß eine hierfür verantwortliche übermäßiger Abrasion zunächst durch eine gestörte dynamische Okklusion auffällt. Ein Ansatzpunkt zur Prävention von Störungen in statischer Okklusion ist daher die Korrektur einer derartig gestörten dynamischen Okklusion. Klinisch kann die Störung der dynamischen Okklusion aber auch ohne die Symptomatik eines Kompressionsgelenkes zu muskulären und/oder athrogenen Beschwerden führen.

Die *Diagnose* basiert auf der in der klinischen Funktionsanalyse durchgeführten Auswertung der dynamischen Situation, ergänzt durch die Beurteilung der exzentrischen Okklusion im individuellen Artikulator.

Die *Therapie* folgt den bereits im Zusammenhang mit dem individuellen oder justierbaren Frontzahnführungsteller beschriebenen Prinzipien. Dabei ermöglicht der justierbare Frontzahnführungsteller, mit geringem Aufwand eine therapeutische Veränderung der klinischen Situation (vgl. Abbildung 4.9-48) im Sinne der eckzahngeschützten Okklusion vorzugeben und per „Wax Up" auf Funktion und Ästhetik zu überprüfen (siehe Abbildungen 5.3-2 und 5.3-3).

Anhang

Instrumente und Materialien

Zur leichteren Umsetzung des vorgestellten Behandlungskonzeptes sind nachfolgend noch einmal die wichtigsten, im Text genannten Instrumente und Materialien aufgeführt. Zur besseren Orientierung wurde dabei die Gliederung aus den Abschnitten ‚Artikulatoren‘ und ‚Praktisches Vorgehen‘ übernommen.

▶ Abformung

Abformlöffel

- Block-Abformlöffel (Girrbach Dental)
- Rimlock Abformlöffel (Krupp)
- Algilock Abfomlöffel (Hager und Werken)

Abdämmung

- Periphery Wax (Surgident/Sigma Dental)
- Boxing Wax Sticks (Kerr)

Technicol Bond (Girrbach Dental)

Alginat Aroma Fine Normal Set (GC Dental)

▶ Modellherstellung

New Fujirock (GC Dental)

▶ Gesichtsbogen

Artex Rotofix (Girrbach Dental)

Artex Rotograph (Girrbach Dental)

Nasionadapter höhenverstellbar (Girrbach Dental)

Artexmeter (Girrbach Dental)

3D-Support einzeln

Bißgabel „partiell"

- Bite Compound (GC Dental)
- Impression Compound, grün o. braun (Kerr)
- Bite Tabs (Panadent)
- Impress (E&D Dental Products)
- Futar Occlusion (Kettenbach)
- Regidur (Bisico)
  in Verbindung mit Silikon-Adhäsiv

▶ Übertragung

Axis-Transfer (Girrbach Dental)

- Teleskopbeine mit Wasserwaage
- SAM- bzw. Whip Mix-Auflagetisch
- Gabelbock (mit T-Gabel)

Transfer mit Übertragungsschlitten
(Girrbach Dental)

▸ Übertragungsschlitten
▸ Gabelbock (mit T-Gabel)

Transfer mit Übertragungstisch
(Girrbach Dental)

▸ Übertragungstisch
▸ Übertragungstisch mit Splitex-Sockel
▸ Montagetisch mit Splitex-Profil einzeln

Artifix Artikulationsgips (Girrbach Dental)

▸ Artikulatoren

Arcon-Artikulatoren (Girrbach Dental)

▸ Artex AN, AR, AL, AP, AV

Non-Arcon-Artikulatoren (Girrbach Dental)

▸ Artex TS, TK, TR

Artex Eingipsgerät (Girrbach Dental)

Condylen-Positions-Meßinstrument CPM
mit Splitex-Sockel

Inzisalstiftzubehör (Girrbach Dental)

▸ Stiftträger für geraden Stift
▸ Winkelstift

Splitex-System (Girrbach Dental)

▸ Plattenset
▸ Schlüssel einteilig
▸ Mutterplattenset
▸ Umbausatz für SAM-Artikulatoren komplett

▸ Kieferrelationsbestimmung

In habitueller Okklusion

▸ Impress (E&D Dental Products)
▸ Futar Occlusion (Kettenbach)
▸ Pro Temp Garant (ESPE)

In zentrischer Kondylenposition:
chairside-gefertigter Anterior Jig

▸ Aqualizer (Jean Bausch)
▸ Impression Compound, grün (Kerr)
▸ Durafill (Heraeus Kulzer)
▸ dentaglide (Sigma Dental Systems Emasdi)

Zentrikregistrat mit erhärtendem Gips

▸ Centridur Spritzen (EVE Dentalfabrik)
▸ Centridur 600g Nachfüllpkg. mit Meßlöffel

Zentrikregistrat mit Wachsplatte

▸ Alu-Bisswachs Platten (Girrbach Dental)
▸ Super Bite (Bosworth), oder
▸ Temp Bond (Kerr)
▸ Aluwax Bite and Impression Wax
  (Aluwax Dental Products)

Zentrikregistrat mit Metallfolienschablone

▸ Soft Metal Dental Foil, entspr. ADA No.19
▸ Stanzzange (Lederverarbeitung)
▸ Super Bite (Bosworth)

Zentrikregistrat mit Sliding Guide/Leaf Wafer

▸ Woelfel Sliding Guide (Girrbach Dental)
▸ Woelfel Leaf Wafer (Girrbach Dental)
▸ Impress (E&D Dental Products)

Zentrikregistrat mit Kunststoffplatte

- Palavit LLC (Heraeus Kulzer)
- Supertec (DMG)
- Aluwax Bite and Impression Wax
  (Aluwax Dental Products)
- Super Bite (Bosworth)
- Temp Bond (Kerr)
- Melitta Toppits Frischhaltefolie

Zentrikregistrat
mit Plattenregistrat aus Autopolymerisat
und integriertem Aufbiß
bei kontrollierter Bißsperrung

- Ostron 100 transparent blue (GC Dental)
- Melitta Toppits Frischhaltefolie
- Klebewachs
- Pattern Resin (GC Dental)
- Aluwax Bite and Impression Wax
  (Aluwax Dental Products)

▶ exzentrische Positionsregistrate
(Checkbisse)

- Alu-Bißwachs Zahnbogen
  (Girrbach Dental)
- Regi Wax (Girrbach Dental)
- Vigano Bißnahmeplatten hart
  (Vigano Dental)

▶ Frontzahnführungsteller

Telleraufsätze, 10°, 20° und 35°

Kunststoff zur individuellen Ausformung

- Ostron 100 transparent blue (GC Dental)
- Pattern Resin (GC Dental)
- Paladur (Heraeus Kulzer)

Justierbarer Frontzahnführungsteller

▶ Okklusionsprüfung

- Shimstock-Metall-Folie 8 μm
  (Roeko Hanel)
- Arti-Fol Artikulationsfolie 8 μm
  (Jean Bausch)
- GHM Okklusionsprüffolie 10 μm
  (Roeko Hanel)

▶ Dokumentation und Auswertung

Befundbogen (Girrbach Dental)
- Artex-Systemdokumentation
- transparente Schutzetiketten
  zur Abdeckung
- Aufkleber Kleine Funktionsanalyse
  (denaConcept/Girrbach Dental, i.V.)
- Aufkleber PAR-Befund
- Selbstschreibe-Etiketten für Rotograph

Literatur

Wie bereits zu Anfang erläutert, basiert das Konzept der vorliegenden Monographie auf dem derzeitigen Stand der Wissenschaft. Um dem Leser über das vorliegende Manuskript hinaus Gelegenheit zu geben, Themen und Inhalte zu vertiefen, sind nachfolgend einige Publikationen nach Themenschwerpunkten geordnet aufgeführt. Die Literaturflut wird dabei auch in diesem Fachgebiet immer größer und schon rein zahlenmäßig unüberschaubar. Das nachfolgende Literaturverzeichnis kann daher keinen Anspruch auf Vollständigkeit erheben, sondern berücksichtigt schwerpunktmäßig deutschsprachige Übersichtswerke und Lehrbuchkapitel in alphabetischer Reihenfolge der Autoren.

Zahlreiche Originalarbeiten aus wissenschaftlichen Periodika sind zur Thematik der Kieferrelationsbestimmung in habitueller und zentrischer Okklusion zitiert. Das im Kapitel 4.5 vorgestellte Konzept der „Kieferrelationsbestimmung in zentrischer Okklusion mit Plattenregistrat aus Autopolymerisat und integriertem Aufbiß bei kontrollierter Bißsperrung" ist auf dieser Grundlage entstanden. Die Reproduzierbarkeit der hierbei erzielten Ergebnisse, sowie der Herstellungsgang der Registrate sind mittlerweile in mehreren Originalarbeiten dargestellt.

Einführung in die Funktion des Kauorgans und ihre Simulation

Fuhr, K., Reiber, Th.: Arcon- oder Non-Arcon-Artikulatoren? In: Ketterl, W. (Hrsg.): Deutscher Zahnärztekalender 1986. Hanser, München 1986, S.70-83.

Edinger, D., Klett, R.: Wiedergabe von String-Condylocomp-LR3-Registraten mit dem Robotersystem ROSY. Dtsch Zahnärztl Z 48 (1993) 343-344

Freesmeyer, W.B. (Hrsg.): Klinische Prothetik. Bd. 1., Hüthig, Frankfurt 1995.

Guichet, N.F.: Occlusion – A Teaching Manual, 2nd Ed. Denar, Anaheim, (Ca./USA) 1977.

Jüde, H.D., Kühl, W., Roßbach, A.: Reproduktion der Kieferposition und -bewegungen zur Gestaltung der Okklusion. In: Jüde, H.D., Kühl, W., Roßbach, A.: Einführung in die zahnärztliche Prothetik, 5. Auflage. Deutscher Ärzte Verlag, Köln 1996.

Koeck, B., Lückerath, W.: Instrumentelle Funktionsdiagnostik. In: Koeck, B. (Hrsg.): Praxis der Zahnheilkunde, Bd. 8 (Funktionsstörungen des Kauorgans) 3. Auflage. Urban & Schwarzenberg, München 1995, S. 117-149.

Körber, K.H.: Zahnärztliche Prothetik, Bd. I: Funktionslehre, Gnathologie und Traumatologie, 2. unveränderte Auflage. Theme, Stuttgart 1980

Lee, R.: Esthetic and its Relationship to Function. In: Rufenacht, C.R.: Fundamentals of Esthetics. Quintessenz, Chicago 1990. S. 137-209

Lehmann, K.M., Hellwig, E.: Einführung in die restaurative Zahnheilkunde, 7. Auflage. Urban & Schwarzenberg, München 1993., S. 55-74

Lotzmann, U.: Die Prinzipien der Okklusion – Eine Einführung in das okklusionsgerechte Arbeiten für Zahntechniker. Neuer Merkur, München 1985.

Marxkors, R.: Propädeutik der zahnärztlichen Prothetik, 4. Auflage. Hüthig, Heidelberg 1985.

Marxkors, R.: Gebißfunktion. In: Marxkors, R.: Lehrbuch der zahnärztlichen Prothetik, 2. Aufl. Hanser, München 1993, S. 299-307.

Shilligburg, H.T., Hobo, S.T., Whitsett, L.D.: Fundamentals of Fixed Prosthodontics, 2nd Edition. Quintessenz, Chicago 1981, S. 55-78 und S. 270-298.

Sperr, W.: Ergebnisse der Axiographie und deren Auswirkung auf die konservierende Zahnheilkunde. Quintessenz 12 (1983) 2343.

Strub, J.: Curriculum Prothetik. Quintessenz, Berlin 1995.

Teteruck, W.R., Lundeen, H.C.: The accuracy of an ear face-bow. J Prosthet Dent 16 (1966) 1039

Zuckerman, G.R.: The geometry of the abritrary hinge axis as it relates to the occlusion. J Prosth Dent 48 (1982) 725.

Kieferrelationsbestimmung in statischer Okklusion

Ahlers, M.O., Edinger, D.: Vermessung der Unterkieferposition bei verschiedenen Zentrikregistraten unter Einsatz des Robotersystems ROSY. Dtsch Zahnärztl Z 50, 486-490 (1995).

Ahlers, M.O., Möller, K.: Herstellung eines Plattenregistrates mit integriertem Aufbiß. dentallabor 44/10/1996.

Alexander, S.R., Moore, R.N., DuBois, L.M.: Mandibular condyle position: comparison of articulator mountings and magnetic resonance imaging. Am J Orthod Dentofac Orthop 104, 230 (1993).

Balthazar, Y.M., Ziebert, G.J., Donegan, S.J.: Effect of interocclusal records on transverse axis position. J Prosthet Dent 52, 804 (1984).

Carr, A.B., Donegan, S.J., Christensen, L.V., Ziebert, G.J.: An electrognathographic study of aspects of ‚deprogramming‘ of human jaw muscles. J Oral Rehabil 18, 143 (1991).

Dupas, P.H., Picard, B., Lefevre, C., Graux, F.: Centric relation and programming semiadjustable articulators with the universal jig. Part I: Technique. J Prosthet Dent 64, 134 (1990).

Fenlon, M.R., Woelfel, J.B.: Condylar position recorded using leaf gauges and specific closure forces. Int J Prosthodont 6, 402 (1993).

Genieser, A., Jakstat, H.: Zur Eignung verschiedener Materialien für die Verschlüsselung der Stützstiftregistrierung. Dtsch Zahnärztl Z 46, 769 (1991).

Jüde, H.D., Vogel, A., Jakstat, H. Genieser, A.: Über den Einfluß der Kieferschlußkraft auf das Ergebnis der Stützstiftregistrierung in der Sagittalen. Dtsch Zahnärztl Z 45, 561 (1990).

Jüde, H.D., Jakstat, H., Vogel, A., Genieser, A.: Das Ergebnis der Stützstiftregistrierung in Abhängigkeit von Kraft und veränderter Stiftposition in der Transversalen. Stomatol 41, 273 (1991).

Helkimo, M., Ingervall, B.: Recording of the retruded position of the mandible in patients with mandibular dysfunction. Acta Odontol Scand 36, 167 (1978).

Hellsing, G., McWilliam, J.S.: Repeatability of the mandibular retruded position. J Oral Rehabilit 12, 1 (1985).

Kinderknecht, K.E., Wong, G.K., Billy, E.J., Li, S.H.: The effect of a deprogrammer on the position of the terminal transverse horizontal axis of the mandible. J Prosthet Dent 68, 123 (1992).

Lauritzen, A.: Atlas of occlusal analysis. Johnson, Boulder/Colorado 1974.

Lucia, V.O.: A technique for recording centric relation. J Prosthet Dent 14, 492 (1964).

Piehslinger, E., Celar, A., Celar, R., Jaeger, W., Slavicek, R.: Reproducibility of the condylar reference position. J Orofac Pain 7, 68 (1993).

Reusch, D., Feyen, J., Cramer, R.: Arbeitsanleitung Referenz-System: Montage des Unterkiefers mittels zentrischem Registrat. Girrbach Dental, Pforzheim 1995, S. 36.

Rosner, D., Goldberg, G.F.: Condylar retruded contact position and intercuspal position correlation in dentulous patients. Part I: Three-dimensional analysis of condylar registrations. J Prosthet Dent 56, 230 (1986).

Schulz-Bongert, J.: Konzept der restaurativen Zahnheilkunde. Klages, Berlin 1980, S. 85.

Shafagh, I., Yoder, J.L., Thayer, K.E.: Diurnal variance of centric relation position. J Prosthet Dent 34, 574 (1975).

Shafagh, I, Amirloo, R.: Replicability of chinpoint guidance and anterior programmer for recording centric relation. J Prosthet Dent 42, 402 (1979).

Shilligburg, H.T., Hobo, S.T., Whitsett, L.D.: Fundamentals of Fixed Protsthodontics, 2nd Edition. Quintessenz, Chicago 1981, S. 259-270.

Simon, R.L., Nicholls, J.L.: Variability of passively recorded centric relation. J Prosthet Dent 44, 21 (1980).

Sindledecker, L.: Effect of different centric relation registrations on the pantographic representation of centric relation. J Prosthet Dent 46, 271 (1981).

Teo, C.S., Wise, M.D.: Comparison of retruded axis articulator mountings with and without muscle force. J Oral Rehabil 8, 363 (1981).

Utz, K.-H., Duvenbeck, H., Oettershagen, K.: Variation der terminalen Scharnierachsenposition bei verschiedenen Registriermethoden. Schweiz Monatsschr Zahnmed 111, 412 (1990)

Woelfel, J.B.: Sliding and gliding the mandible into the retruded arc without pushing. Compend Contin Educ Dent 12, 615 (1991).

Wöstmann, B., Vehring, A.: Zur Genauigkeit der Übertragung der Kieferrelation durch verschiedene interokklusale Registrate in den Artikulator. Dtsch Zahnärztl Z 49, 554 (1994).

Wood, G.N.: Centric relation and the treatment position in rehabilitating occlusions: a physiologic approach. Part I: Developing an optimum mandibular posture. J Prosthet Dent 59, 647 (1988).

Wirz, J.: Klinische Material- und Werkstoffkunde. darin: Löffelmaterialien und ihre Eigenschaften. Quintessenz, Berlin (1993) S. 20-32.

Aufnahmeuntersuchung und Screening-Tests

Ahlers, M.O., Jakstat, H.: Klinische Funktionsanalyse des Kauorgans – Interdisziplinäres Vorgehen mit optimierten Befundbögen. dentaConcept, Hamburg 1998.

de Jong, K.J.M., Abraham-Inpijn, L.: A risk-related patient administered questionnaire for dental practice. Int Dent J 44 (1994) 471-494.

Duncan R. C. Heaven T., Weems R. A., Firestone A. R., Greer D. F. Patel J. R.: Using computers to diagnose and plan treatment of approximal caries detected in radiographs. J. Am Dent Assoc 126: 873-882, 1995.

Frank, P., Rahn, R.: Zahnärztliche Anamnese und Befunderhebung. Hanser, München 1993.

Hellwig, E., Klimek, J., Attin, T.: Einführung in die Zahnerhaltung. Urban & Schwarzenberg 1995, S. 70-81

Helkimo, M.: Studies of function and dysfunction of the masticatory system II. Index for anamnestic and clinical dysfunction and occusal state. Swed Dent J 67, 101 (1974).

Lussi A., Firestone A., Schoenberg V., Hotz P., Stich H.: In vivo diagnosis of fissure caries using a new electrical resistance monitor. Caries Res 29 (2): 81-87, 1995.

Rateitschak, K.H., Rateitschak-Pluess, E.M, Wolff, H.F.: Parodontologie, 2. Aufl., Thieme, Stuttgart 1989, S. 115-128.

Ricketts D. N., Kidd E. A., Smith B. G., Wilson R. F.: Clinical and radiographic diagnosis of occlusal caries: a study in vitro. J. Oral Rehabil 22: 155-120, 1995.

Ricketts D. N., Kidd E. A., Wilson R. F.: A re-evaluation of electrical resistance measurements for the diagnosis of occlusal caries. Br Dent J. 178: 11-17, 1995.

Siebert, G.: Zahnärztlich-funktionell bedingte Gesichts- und Kopfschmerzen: 2. Untersuchungen zur Ätiologie, Diagnostik, Differentialdiagnostik, Anamnesen. In: Siebert, G.: Gesichts- und Kopfschmerzen. Hanser, München 1992, S. 55-64.

Siebert, G.: Atlas der zahnärztlichen Funktionsdiagnostik. Hanser, München 1995.

Spranger, H., Baum, E.: Früherkennung von Risikopatienten in der Zahnarztpraxis. Der Freie Zahnarzt 2 (1998) 53-57.

Svenson B., Welander U., Anneroth G., Soderfeldt B.: Exposure parameters and their u effects on diagnostic accurrancy. Oral Surg Oral Med Oral Pathol 78: 544-550, 1994.

Yassin O. M. : In vitro studies on the effect of a dental explorer on the formation of an artificial carious lesion. ASDC J Dent Child 62: 111-117, 1995.

Funktionsdiagnostik und -therapie des Kauorgans

Ahlers, M.O., Jakstat, H.: Klinische Funktionsanalyse des Kauorgans – Interdisziplinäres Vorgehen mit optimierten Befundbögen. dentaConcept, Hamburg 1998.

Bauer, A., Gutowski, A.: Gnathologie – Einführung in die Theorie und Praxis. Quintessenz, Berlin 1975.

Clark, G.T., Solberg, W.K.: Perspektiven der Kiefergelenksstörungen. Quintessenz, Berlin 1988.

Dawson, P.E.: Evaluation, Diagnosis and Treatment of Occlusal Problems, 2nd Edition. Mosby, 1989.

Drücke, W., Klemt, B.: Kiefergelenk und Okklusion. Quintessenz, Berlin 1980.

Freesmeyer, W.B.: Zahnärztliche Funktionstherapie. Hanser, München 1993.

Fuhr, K., Reiber, Th.: Klinische Funktionsdiagnostik. In: Koeck, B. (Hrsg.): Praxis der Zahnheilkunde, Bd. 8 (Funktionsstörungen des Kauorgans), 3. Auflage. Urban & Schwarzenberg, München 1995, S. 73-113.

Guichet, N.F.: Synopsis - Clinical Management of Occlusion/TMJ. 4th Revision. Niles Guichet Associates, Anaheim, Ca./USA 1984.

Graber, G.: Funktionelle Gebißanalyse. In: Schwenzer, N. (Hrsg): Zahn-, Mund- und Kieferheilkunde, Band 3 (Prothetik und Werkstoffkunde). Thieme, Stuttgart 1982.

Hanel, G.: Funktionsphysiologisch orientierte Praxis - Eien Leitfaden für den allgemeinen Praktiker. Quintessenz, Berlin 1984, S. 179-203

Jüde, H.D., Kühl, W., Roßbach, A.: Prinzipien der prothetischen Therapie des Lückengebisses. In: Jüde, H.D., Kühl, W., Roßbach, A.: Einführung in die zahnärztliche Prothetik, 5. Auflage. Deutscher Ärzte Verlag, Köln 1996.

Koeck, B., Lückerath, W.: Instrumentelle Funktionsdiagnostik. In: Koeck, B. (Hrsg.): Praxis der Zahnheilkunde, Bd. 8 (Funktionsstörungen des Kauorgans) 3. Auflage. Urban & Schwarzenberg, München 1995, S. 115-149.

Lotzmann, U.: Die klinische Funktionsanalyse - Grundlage für Diagnose und Therapie. In: Lotzmann, U.: Okklusionsschienen und andere Aufbißbehelfe. Neuer Merkur, München 1983, S.17-30

Lotzmann, U.: Die instrumentelle Funktionsanalyse - wertvolle diagnostische Ergänzung. In: Lotzmann, U.: Okklusionsschienen und andere Aufbißbehelfe. Neuer Merkur, München 1983, S.31-76

Marxkors, R.: Entstehung und Behandlung von Myoarthropathien. In: Marxkors, R.: Lehrbuch der zahnärztlichen Prothetik, 2. Aufl. Hanser, München 1993, S. 313-329.

Okeson, J.(Hrsg.), American Academy of Orofacial pain: Orofacial Pain – Guidelines for Assessment, Diagnosis and Management. Quintessenz, Chicago 1995

Ramfjord, S.P., Ash, M. jr.: Anatomie und Physiologie des mastikatorischen Systems. In: Ramfjord, S.P., Ash, M. jr.: Physiologie und Therapie der Okklusion. Quintessenz, Berlin 1968, S. 15-28.

Ramfjord, S.P., Ash, M. jr.: Funktionelle Störungen des mastikatorischen Systems. In: Ramfjord, S.P., Ash, M. jr.: Physiologie und Therapie der Okklusion. Quintessenz, Berlin 1968, S. 87-152.

Reusch, D., Lenze, P.-G., Fischer, H.: Rekonstruktion von Kauflächen und Frontzähnen. Selbstverlag, Westerburg 1990.

Siebert, G.: Zahnärztlich-funktionell bedingte Gesichts- und Kopfschmerzen. In: Siebert, G.: Gesichts- und Kopfschmerzen. Hanser, München 1992, S. 49-96.

Siebert, G.: Atlas der zahnärztlichen Funktionsdiagnostik, 3. Aufl., Hanser, München 1996.

Solberg, W.K., Clark, G.T.: Das Kiefergelenk. Quintessenz, Berlin 1983.

Solberg, W.K., Clark, G.T.: Kieferfunktion. Quintessenz, Berlin 1985.

Einschleiftherapie

Engelhardt, P.: Einschleiftherapie im natürlichen Gebiß. In: Koeck, B. (Hrsg.): Praxis der Zahnheilkunde, Bd. 8 (Funktionsstörungen des Kauorgans), 3. Auflage. Urban & Schwarzenberg, München 1995, S. 243-279.

Hanel, G.: Funktionsphysiologisch orientierte Praxis - Eien Leitfaden für den allgemeinen Praktiker. Quintessenz, Berlin 1984, S.207-240

Motsch, A.: Funktionsorientierte Einschleiftechnik für das natürliche Gebiß. Hanser, München 1978.

Ramfjord, S.P., Ash, M. jr.: Diagnose und Behandlung von funktionellen Störungen im mastikatorischen System. In: Ramfjord, S.P., Ash, M. jr.: Physiologie und Therapie der Okklusion. Quintessenz, Berlin 1968, S. 153-243.

Rateitschak, K.H., Rateitschak-Pluess, E.M., Wolff, H.F.: Parodontologie, 2. Auflage: Funktion – funktionelle Therapie. Thieme, Stuttgart 1989, S. 325-340.

Schienentherapie

Freesmeyer, W.B.: Aufbißbehelfe. In: Koeck, B. (Hrsg.): Praxis der Zahnheilkunde, Bd. 8 (Funktionsstörungen des Kauorgans), 3. Auflage. Urban & Schwarzenberg, München 1995, S. 215-241.

Hanel, G.: Funktionsphysiologisch orientierte Praxis - Eien Leitfaden für den allgemeinen Praktiker. Quintessenz, Berlin 1984, S.310-328

Lotzmann, U.: Okklusionsschienen und andere Aufbißbehelfe. Neuer Merkur, München 1983.

Ramfjord, S.P., Ash, M. jr.: Schienen in okklusaler Therapie. In: Ramfjord, S.P., Ash, M. jr.: Physiologie und Therapie der Okklusion. Quintessenz, Berlin 1968, S. 283-304.

Reusch, D., Lenze, P.-G., Fischer, H.: Rekonstruktion von Kauflächen und Frontzähnen. Selbstverlag, Westerburg 1990.

Restauration unter Rekonstruktion der Okklusion

Gordon, S.R., Stoffer, W.M., Connor, S.A.: Location of the terminal hinge axis and its effect on the second molar cusp position. J Prosth Dent 52 (1984) 99.

Koeck, B., Utz, K.-H.: Rekonstruktive Maßnahmen. In: Koeck, B. (Hrsg.): Praxis der Zahnheilkunde, Bd. 8 (Funktionsstörungen des Kauorgans), 3. Auflage. Urban & Schwarzenberg, München 1995, S. 281-321.

Kordaß, B., Velden, P.: Der individuelle okklusale Kompaß - Computergestützte Aufzeichnungen der okklusalen Funktion für die Aufwachstechnik nach Polz und Schulz. dentallabor XLIV (1996) 1595-1601.

Marxkors, R.: Funktioneller Zahnersatz. 3. Aufl. Hanser, München 1988.

Polz, M.H.: Biomechnische Grundlagen des okklusalen Kauflächenreliefs. Die Zahntechnik 39 (1981) 126-134

Polz, M.H.: Die biomechanische Aufwachstechnik bei Inlay- und Onlayrestaurationen. In Caesar, H.H. (Hrsg.): Inlay- und Onlaytechniken. Neuer Merkur, München 1987, S. 9-69

Ramfjord, S.P., Ash, M. jr.: Okklusion in der operativen und rekonstruktiven Zahnheilkunde. Diagnose und Therapie funktioneller Störungen im Kiefergelenk und in den Muskeln. In: Ramfjord, S.P., Ash, M. jr.: Physiologie und Therapie der Okklusion. Quintessenz, Berlin 1968, S. 271-282.

Ramfjord, S.P., Ash, M. jr.: Diagnose und Therapie funktioneller Störungen im Kiefergelenk und in den Muskeln. In: Ramfjord, S.P., Ash, M. jr.: Physiologie und Therapie der Okklusion. Quintessenz, Berlin 1968, S. 305-328.

Schärer, P. Strub, J., Belser, U.: Schwerpunkte der modernen kronen- und brückenprothetischen Behandlung. Quintessenz, Berlin 1979.

Schmierer, A.: Die retrusive Surtrusion des Laterotrusionskondylus. Zahnarzt-Magazin 4 (1991) 24-36

Schulz, D.: Die naturgemäße Aufwachstechnik. In: Suckert, R. (Hrsg.): Okklusionskonzepte, Kapitel 4. Neuer Merkur 1992

Schulz-Bongert, J.: Konzept der restaurativen Zahnheilkunde. Klages, Berlin 1980.

Schuyler, C.H.: The function and importance of incisal guidance in oral rehabilitation. J Pros Dent 10 (1960) 711-724

Shilligburg, H.T.jr., Hobo, S., Whitsett, L.D.: Fundamentals of Fixed Prosthodontics, 2nd Ed. Quintessenz, Chicago 1981.

Wise, M.D.: Vom Mißerfolg in der Rekonstruktion zum Erfolg in der Praxis. Quintessenz, Berlin 1996.

In Vorbereitung

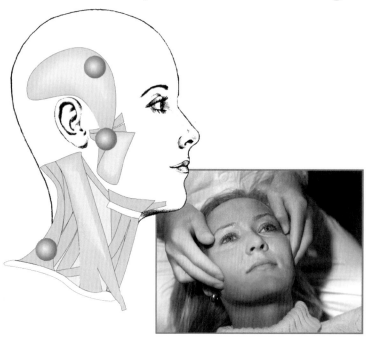

M. Oliver Ahlers, Holger A. Jakstat

Klinische Funktionsanalyse

Interdisziplinäres Vorgehen mit optimierten Befundbögen

dentaConcept

ISBN 3-933465-02-8

**Voraussichtlicher Erscheinungstermin:
September 1998**

▶ **Funktionsstörungen des Kauorgans**

▷ Einteilung
▷ Ätiologie / Pathogenese
▷ Epidemologie

▶ **Funktionsdiagnostik**

▷ Indikationsstellung mittels Screening-Tests
▷ Klinische Funktionsanalyse
▷ (Verdachts-)Diagnose

▶ **Konsiliarische Untersuchungen**

▷ Bildgebende Diagnostik
▷ Orthopädie
▷ Physiotherapie
▷ Psychosomatik

▶ **Funktionstherapie**

▷ Initiale Therapie (Vorbehandlung)
▷ Kompensative Therapie
▷ Behandlungsmanagement
▷ Effektive Dokumentation